"十四五"国家重点出版物出版规划项目

国医大师李今庸医学全集

内经教研心法

李今庸　编著

学苑出版社

图书在版编目（CIP）数据

内经教研心法/李今庸编著. —北京：学苑出版社，2023.7
（国医大师李今庸医学全集）

ISBN 978 - 7 - 5077 - 6687 - 5

Ⅰ.①内…　Ⅱ.①李…　Ⅲ.①《内经》- 研究　Ⅳ.①R221

中国国家版本馆 CIP 数据核字（2023）第 104684 号

责任编辑：黄小龙
出版发行：学苑出版社
社　　　址：北京市丰台区南方庄 2 号院 1 号楼
邮政编码：100079
网　　　址：www.book001.com
电子邮箱：xueyuanpress@163.com
联系电话：010 - 67601101（营销部）、010 - 67603091（总编室）
印 刷 厂：北京兰星球彩色印刷有限公司
开本尺寸：710 mm×1000 mm　1/16
印　　张：18.75
字　　数：279 千字
版　　次：2023 年 7 月第 1 版
印　　次：2023 年 7 月第 1 次印刷
定　　价：99.00 元

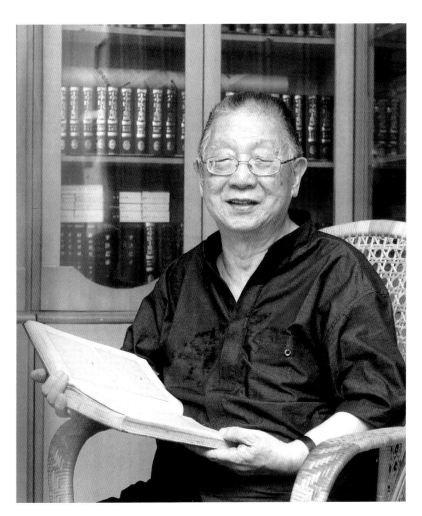

　　李今庸，男，1925年出生，湖北枣阳市人，当代著名中医学家，中医教育学家，湖北中医药大学终身教授，国医大师，国家中医药管理局评定的第一批全国老中医药专家学术经验继承工作指导老师。

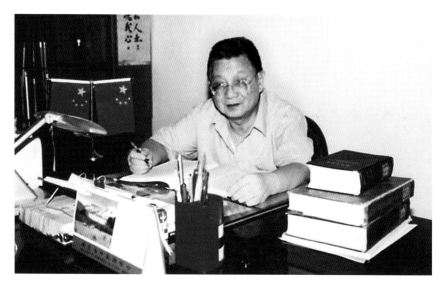

李今庸教授主持湖北省中医药学会工作20余年

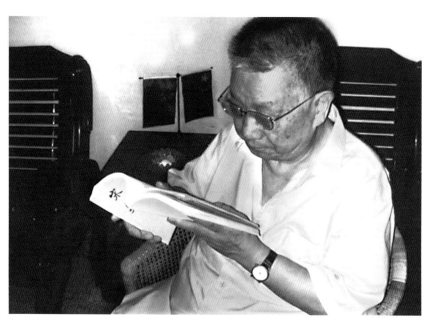

李今庸教授在研读史书

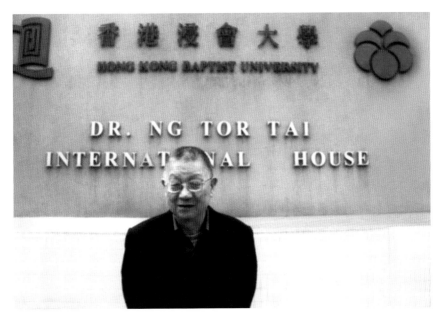

李今庸教授在香港浸会大学讲学期间留影

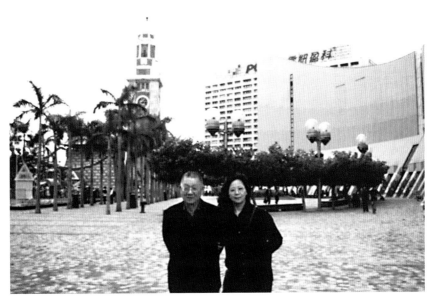

李今庸教授在香港讲学期间与女儿李琳合影

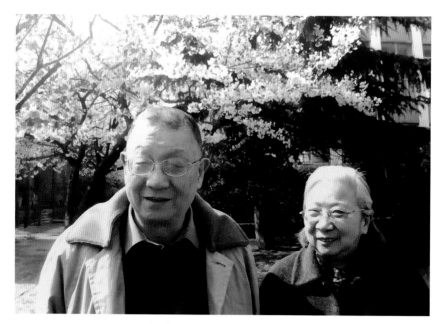

李今庸教授与夫人齐立秀合影

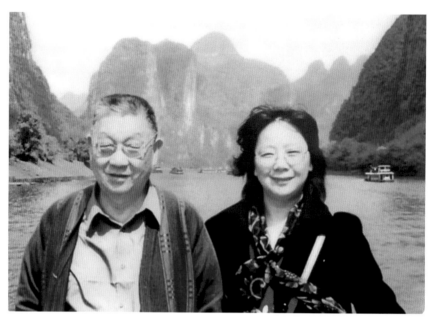

李今庸教授与女儿李琳合影

中国的长期封建社会中，创造了灿烂的古代文化。清理古代文化的发展过程，剔除其封建性的糟粕，吸收其民主性的精华，是发展民族新文化提高民族自信心的必要条件，但是决不能无批判地兼收并蓄。

摘自《新民主主义论》

李今庸教授书法（一）

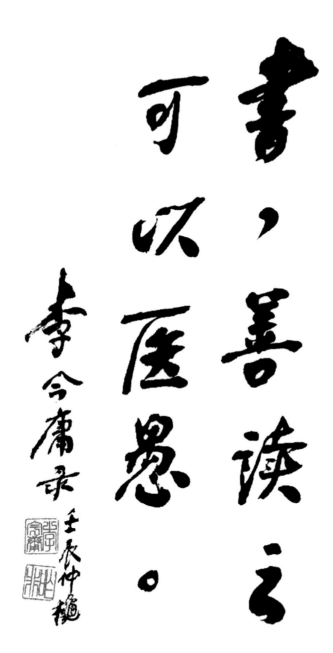

书，善读之可以医愚。

李今庸录 壬辰仲秋

李今庸教授书法（二）

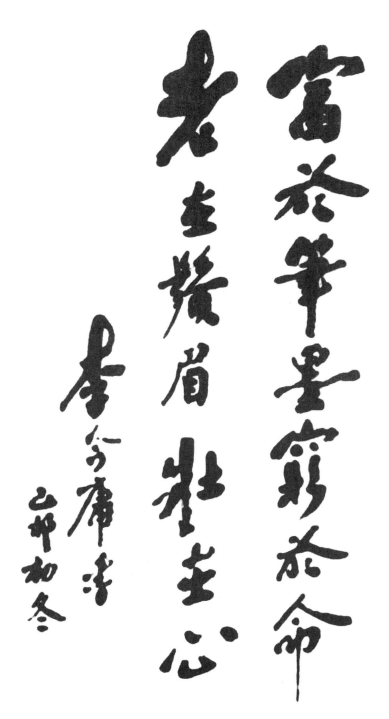

富於筆墨窮於命
老去鬚眉壯志心

李今庸書
乙卯初冬

李今庸教授书法（三）

鞠躬顾职，岂能尽如人意；渴诛斯任，但求无愧我心。

李今庸教授书法（四）

通古博今研岐黄　精勤不倦育桃李

（代总序）

李今庸先生，字昨非，1925 年出生于湖北省枣阳市唐家店镇一个世医之家。今庸之名取自《三字经》："中不偏，庸不易。"意为立定志向，矢志不移，永不改易。昨非，语出陶渊明《归去来兮辞》："实迷途其未远，觉今是而昨非。"含有不断修正自己错误认识的意思。书斋曰莲花书屋，义出周敦颐《爱莲说》："出淤泥而不染，濯清涟而不妖。"李今庸先生平生行止，诚如斯言。《孟子·滕文公章句上》说："舜何人也，予何人也，有为者亦若是。"他把这句话作为座右铭。

李今庸先生从医 80 载，执教 62 年，在漫长的医教研生涯中积累了宝贵的治学经验。其治学之道，建造了弟子成才的阶梯，是后学登堂入室的通途。听其教、守其道、恭其行者，多能登堂入室，攀登高峰。

博学强志　医教研优

李今庸先生 7 岁入私塾读书，开始攻读《论语》《孟子》《大学》《中庸》《礼记》等儒家经典，他博闻强志，日记千言，常过目成诵。1938 年随父学医，兼修文学，先后研读《黄帝内经》《针灸甲乙经》《难经》《伤寒论》《金匮要略》《脉经》《诸病源候论》《千金要方》《千金翼方》《外台秘要》《神农本草经》等，随后其父又命其继续攻读历代各家论著和各科著作，并指导他阅读《毛诗序》《周易》《尚书》等书。对于《黄帝内经》，他大约只用了一年的时间，即将其内容烂熟于心。现在只要提到《黄帝内经》的某一内容，他都能不假思索明确无误地给你指出，本段内容是在《素问》或《灵枢》的某一篇，所以被人们誉为"《内经》王""活字典"。

1961 年，时任湖北中医学院副院长的蒋立庵先生，将一本《江汉论坛》杂志给了李今庸先生。他认真阅读后，敏锐地意识到蒋老是希望他掌握校勘训诂学的知识，以便有效地研究整理古典医籍。从 20 世纪 60 年代初开始，他先后阅读了大量有关古代小学类书籍。通过认真阅读《说文解字》《说文解字注》《说文通训定声》《说文解字义证》《说文解字注笺》等，他对许学相当熟悉，又广泛阅读了雅学、韵书以及与小学有关的书籍。从此，他掌握了治学之道，并以此助推医教之道。

一般而言，做学问应具备三个条件：一为深厚的家学，二为名师指点，三为个人勤奋。这三点李今庸先生都具备了，所以先生才有了今天的成就。

李今庸先生在 1987 年到 1999 年间，先后被中国中医研究院（现中国中医科学院）研究生部、张仲景国医大学、长春中医学院（现长春中医药大学）等单位聘为客座教授和临床教授，为这些单位的中医药人才培养做出了贡献。1991 年 5 月被确认为第一批全国老中医药专家学术经验继承工作指导老师，同年获国务院政府特殊津贴；1999 年被中华中医药学会授予全国十大"国医楷模"称号；2002 年获"中医药学术最高成就奖"；2006 年获中华中医药学会"中医药传承特别贡献奖"；2011 年被国家中医药管理局确定为全国名老中医药专家传承工作室建设项目专家；2013 年 1 月被国家中医药管理局确定为首批中医药传承博士后合作导师，为国家培养中医药高层次人才。

校勘医典　著作等身

李今庸先生在治学上锲而不舍，勇攀高峰，正所谓"路漫漫其修远兮，吾将上下而求索"。他在 20 世纪 60 年代就步入了校勘医典这条漫长而又崎岖的治学之路。在这方面他着力最勤，费神最深，几乎是举毕生之力。他曾说道：首先要善于发现古书中的问题，然后对所发现的问题进行深入研究考证，并搜集大量的古代文献加以证实。当写成文章时，又必须考虑所选用文献的排列先后，使层次分明，说明透彻，让人易于读懂。如此每写一篇文章，头痛数日不已，然而他仍乐此不疲。虽是辛苦，然也获得了丰硕的成果。经一番整理后，不仅使这些古籍中的文字义理畅达，而且其医学理论也明白易晓，从而使千百年的疑窦涣然冰释，实有功于后学。

李今庸先生首创以治经学方法研究古典医籍。他将清朝乾嘉时期所兴起的治经学方法，引入到古医籍的研究整理之中。他依据训诂学、校勘学、音韵学、古文字学的基本原理，以及方言学、历史学、古文献学、考古学和历代避讳规律等相关知识，结合中医药学理论和临床实际经验，对古医书中的疑难问题进行了深入研究。对古医书中有问题的内容，则采用多者刈之、脱者补之、隐者彰之、错者正之、难者考之、疑者存之的方法，细心疏爬。他治学态度严谨，一言之取舍必有据，一说之弃留必合理。其研究所涉及的范围相当广泛，如《素问》《灵枢》《难经》《甲乙经》《太素》《伤寒论》《金匮要略》《神农本草经》《肘后方》《新修本草》《千金要方》《千金翼方》《马王堆汉墓帛书》以及周秦两汉典籍中有关医学的内容。每有得则笔之以文，其研究的千古疑难问题多达数百处。从 20 世纪 50 年代末至现在，他发表了诸如"析疑""揭疑""考释""考义"类文章 200 多篇。2008 年，他在外地休养的时候，凭记忆又搜集了古医书中疑难之处 88 条；同时，还从《吕氏春秋》高诱训解的文字中，总结出声转可通的文字 121 例，其中部分内容现已整理成文，由此可见先生对古医籍疏爬之勤。

设帐杏坛　传道授业

李今庸先生执教已 62 个春秋，在中医教育学上，开创和建立了两门中医经典学科（《黄帝内经》《金匮要略》）。他先后长期系统性地给师资班、西学中班、本科生、研究生等各类不同层次学生讲授《金匮要略》《黄帝内经》《难经》及《中医学基础》等课程。自 1978 年开始，又在全国中医界率先开展《内经》专业研究生教育。同时，李今庸先生还担任北京中医两院（中国中医研究院、北京中医学院）研究生班《金匮要略》授课老师。1973 年起，李今庸先生受邀赴原北京中医学院、原上海中医学院讲授《中医学基础》；1978 年起，并先后赴辽宁、广西、上海等地的中医药院校讲授《黄帝内经》《金匮要略》等经典课程。

李今庸先生非常重视教材建设。1958 年，他首先在原湖北中医学院筹建金匮（内科）教研组，并担任组长，其间独立编写了《金匮讲义》，作为本院本科专业使用。1963 年独立编写了全国中医学院第二版试用教材《金匮要略讲义》，从而将《金匮》这一学科推向了全国；1973 年，为适应社会上的需求，对该书稍作润色，作为全国中医学院第三版试用教材再版发行。1960 年，独立编写了《医经选讲义》《内经讲义》（原文），供湖北中医学院本科专业使用；1961年，独立编写了《难经选读》《黄帝内经素问讲义》（原文），供湖北中医学院本科专业、西医学习中医班使用；1962年，独立编写了中医学院讲义《内经》（蓝本）；1963年，赴江西庐山参加了全国中医学院第二版试用教材《内经讲义》的审稿定稿。1974、1976年分别协编全国中医学院教材《中医学基础》；1977、1979年，主编《内经选编》《内经选读》，作为原湖北中医学院中医研究生班前期课程中的《内经》试用教材，并亦供中医本科专业使用，该教材受到全国《内经》教师的好评；1978年，参与编著高等中医药院校教学参考丛书《内经》；1982年主编高等中医药院校本科生、研究生两用教材《黄帝内经选读》，1987年为光明中医函授大学编写出版了《金匮要略讲解》。几十年来，李今庸先生为中医药院校教材建设，倾注了满腔心血。

李今庸先生注重师资队伍建设。先生在主持原湖北中医学院内经教研室工作时，非常重视对教师的培养。1981年，他在教研室提出了"知识非博不能返约，非深不能至精"的思想。他要求教师养成"读书习惯和写作习惯"。为配合教师读书方便，他在教研室创建了图书资料库室，收藏各类图书800余册，并随时对教师的学习情况进行督促检查。1983年，他组织主持教研室教师编写刊印了《黄帝内经索引》；同时，他又组织主持教研室教师编写了《新编黄帝内经纲目》，作为本院及部分兄弟院校《内经》专业研究生学位使用教材。通过编辑书籍及教学参考资料，提高教师的专业水平。在对教师的使用上，尽量做到人尽其才，才尽其用。通过十几年坚持不懈努力，现已培养出一批较高素质的中医药教师队伍。

在半个多世纪的中医药教学生涯中，先生主张择人而教、因材施教，注重传授真知和问答教学。他要求学生学习中医时必须树立辩证唯物主义和历史唯物主义思维方式，将不同时代形成的医学著作和理论体系置于特定历史时代背景中研究，重视经典著作教学和学生临床实践。1962年，先生辅导高级西医离职学习中医班集体写作《从藏府学说看祖国医学的理论体系》一文，全文刊登于《光明日报》，并被《人民日报》摘要登载、《中医杂志》全文收载，在全国产生了很大影响。

扎根一线　累起沉疴

李今庸先生在 80 年的医疗实践中，形成了独特的医疗风格、完整的临床医学思想，积累了大量的临床经验。其一，形成了完整的临床医学指导思想，即坚持辩证历史唯物主义思想指导下的"辨证论治"；其二，独创个人临床医疗经验病证证型治疗分类约 580 余种，著有《李今庸临床经验辑要》《中国百年百名中医临床家丛书·李今庸》《李今庸医案医论精华》等临床著作。

李今庸先生通晓中医内外妇儿及五官各科，尤长于治疗内科和妇科疾病。在 80 年的临床实践中，他在内伤杂病的补泻运用上形成了自己独特的风格，即泻重痰瘀，补主脾肾。脾肾两藏，一为后天之本，一为先天之本，是人体精气的主要来源。二藏荣则一身俱荣，二藏损则一身俱损。因此，在治虚损证时，补主脾肾。在临床运用中，具体又有所侧重，小儿重脾胃，老人重脾肾，妇女重肝肾。慢性久病，津血易滞，痰瘀易生，痰瘀互结互病，易成窠囊。他对于此类病证的治疗是泻重痰瘀，或治其痰，或泻其瘀，或痰瘀同治。他临床经验丰富，辨证准确，用药精良，常出奇兵以制胜，其经验可见于《国医大师李今庸医学全集》中。

李今庸先生非常强调临床实践对理论的依赖性，他常说："治病如同打仗一样，没有一定的医学理论做指导，就不可能进行正确的医疗活动。"如 1954 年长江流域发大水，遭受特大洪涝灾害之时，奔赴一线的李今庸"抗洪抢险防病治病"工作队，以中医理论为指导，运用中药枯矾等，成功控制住了即将暴发的急性传染性消化道疾病；再如一壮年男子，突发前阴上缩，疼痛难忍，呼叫不已，李今庸先生据《素问·厥论》"前阴者，宗筋之所聚"，《素问·痿论》"阳明者，五藏六府之海，主润宗筋"的理论，为之针刺足阳明经之归来穴，留针 10 分钟，病愈，后数十年未再发，此案正印证了其善于以经典理论对临床的指导运用。李老常言："方不在大，对证则效；药不在贵，中病即灵。"

从 1976 年起，李老应邀赴北京、上海、南京、南宁、福州、香港、韩国大田等多地讲学，传授临床经验，深入开展中外学术交流。

振兴中医　奔走疾呼

李今庸先生作为一代中医药思想家，从未停止过对中医药学理论、临床、教育的反复深入思考。1982 年、1984 年，他两次同全国十余名中医药专家联名上书党中央、国务院，建议成立国家中医药管理总局，加强党对中医药事业的领导，受到中央领导重视和采纳。1986 年国务院批示，1988 年，国家中医药管理局挂牌成立。其后，又积极支持组建中医药专业出版社。1989 年，中国中医药出版社成立。2003 年，向党中央和国务院领导写信陈述中医药学优越性和东方医学特色，建议制定保护和发展中医药的法规，同年，国务院颁布《中华人民共和国中医药条例》。

李老在担任湖北省政协常委及教科文卫体委员会副主任期间，深入基层考察调研，写了大量提案及信函建议。在湖北省第五届政协会议上，提出"请求省委、省政府批准和积极筹建'湖北省中医管理局'，以振兴我省中医药事业"等提案。2006 年，湖北省中医药管理局成立。

1980 年、1983 年等分别向省委、省政府致信建议召开李时珍学术会议，成立李时珍研究会，开展相关研究，为在全国范围内形成纪念李时珍学术活动氛围奠定了坚实根基。

1986 年李老当选为湖北省中医药学会理事长。此后，主持湖北省中医药学会工作长达二十余年。组织举行"鄂港澳台国际学术交流大会""国际传统医学大会"等各种大型中医药学术研讨会和国际学术交流会议。期间，连续数年主编有《湖北中医药信息》《中医药文化有关资料选编》等。

近年来，李老对中医药学术发展方向继续进行深入思考与研究。认为中西医学不能互相取代，只能在发展的基础上取长补短，必须努力促使西医中国化、中医现代化，先后撰写和发表了《论中医药学理论体系的构成和意义》《发扬中医药学特色和优势提高民族自信心和自豪感》《试论我国"天人合一"思想的产生及中医药文化的思想特征》《中医药学应以东方文化的面貌走向现代化》《关于中西医结合与中医药现代化的思考》《略论中医学史和发展前景》等文章。

今将李今庸先生历年写作刊印、出版和未出版的各种学术著作，集中起来编辑整理，勒成一部总集，定名为《国医大师李今庸医学全集》，予以出版，一则是彰显李老半个多世纪以来，在中医药学术上所取得的具有系统性和创造性的重要成就，二则是为中医药学的传承留下一份丰厚的学术遗产。

李今庸先生历年写作并刊印和出版的各种著作数十部，附列如下（以年代先后为序）：

《金匮讲义》，李今庸编著，原湖北中医学院中医专业本科生用教材。1959 年，内部油印。

《中医学概论》，李今庸编著，原湖北中医学院中医专业本科生用教材。1959 年，内部刊印。

《内科学讲义》，李今庸编著，原湖北中医学院中医专业本科生用教材。1960 年，内部刊印。

《医经选讲义》，李今庸编著，原湖北中医学院中医专业本科生用教材。1960 年，内部刊印。

《内经讲义》，李今庸编著，原湖北中医学院中医专业本科生用教材。1960 年，内部刊印。

《难经选读》，李今庸编著，原湖北中医学院中医专业本科生用教材。1961 年，内部刊印。

《黄帝内经素问讲义》，李今庸编著，原湖北中医学院中医专业本科生用、高级西医离职学习中医班用教材，1961 年，内部刊印。

《内经》（蓝本），李今庸编著，原中医学院讲义，中医专业本科生用教材，1962 年 4 月，内部刊印。

《金匮要略讲义》（蓝本），李今庸编著，原中医学院讲义，中医专业本科生用教材，1963 年 4 月，内部刊印。

《金匮要略讲义》，李今庸编著，全国中医学院中医专业本科生用第二版统一教材。1963 年 9 月，上海科学技术出版社出版。

《中医概论》，李今庸编著，原湖北中医学院中医专业本科生用教材，1965 年 9 月，内部刊印。

《内经教学参考资料》，李今庸编著，原湖北中医学院中医专业教学参考用书。1965 年 12 月，内部刊印。

《中医学基础》，李今庸编著，原湖北中医学院中医专业用教材。1971 年，内部铅印。

《金匮要略释义》，李今庸编著，中医临床参考丛书，全国中医学院西医学习中医者、中医专业用第三版统一教材。1973 年 9 月，上海科学技术出版社出版。

《内经选编》，李今庸编著，原湖北中医学院中医专业用教材，1973 年，内部刊印。

《中医基础学》，李今庸编著，原湖北中医学院中医专业本科生用教材。1974年，内部刊印。

《内经选编》，李今庸编著，原湖北中医学院中医专业本科生及研究生前期用教材，1977年，内部刊印。

《内经选读》，李今庸主编，原湖北中医学院中医专业本科生及研究生前期用教材。1979年5月，内部刊印。

《黄帝内经选读》，李今庸主编，原湖北中医学院中医专业本科生、研究生两用教材。1982年，内部刊印。

《内经函授辅导资料》，李今庸主编，原湖北中医学院中医专业函授辅导教材。1982年，内部刊印。

《读医心得》，李今庸著，研究中医古典著作中理论部分的学术专著。1982年4月，上海科学技术出版社出版。

《中医学辩证法简论》，李今庸主编，全国中医院校教学教材参考用书。1983年1月，山西人民出版社出版。

《黄帝内经索引》，李今庸主编，原湖北中医学院中医《内经》专业教学参考用书。1983年12月，内部刊印。

《读古医书随笔》，李今庸著，运用考据学知识和方法研究古典医籍的学术专著。1984年6月，人民卫生出版社出版。

《金匮要略讲解》，李今庸著，全国高等中医函授教材。1987年5月，光明日报出版社出版，后由人民卫生出版社于2008年更名为《李今庸金匮要略讲稿》再版。

《新编黄帝内经纲目》，李今庸主编，中医内经专业研究生学位教材，以及西医学习中医者教学参考用书。1988年11月，上海科学技术出版社出版。

《奇治外用方》，李今庸编著，运用现代思想和通俗语言，对中医药古今奇治外用方治给予整理的专著。1993年1月，中国中医药出版社出版。

《湖北医学史稿》，李今庸主编，是整理和研究湖北地方医学史事的专门著作。1993年5月，湖北科学技术出版社出版。

《李今庸临床经验辑要》，李今庸著，作者集数十年临床医疗实践之学术思想和临证经验的总结专著。1998年1月，中国医药科技出版社出版。

《古代医事编注》，李今庸编著，选录了古代著名典籍笔记中关于中医药医事史料文献而编注的人文著作。1999年，内部手稿。

《中华自然疗法图解》，李今庸主编，刮痧疗法、按摩疗法、针灸疗法和天然药食疗法等中医自然疗法治病图解的专著。2001年1月，湖北科学技术出版社出版。

《中国百年百名中医临床家丛书·李今庸》，李今庸著，作者集多年临床学术经验之专著。2002年4月，中国中医药出版社出版。

《中医药学发展方向研究》，李今庸著，研究中医药学发展方向的专著。2002年9月，内部刊印。

《古医书研究》，李今庸著，继《读古医书随笔》之后，再以校勘学、训诂学、音韵学、古文字学、方言学、历史学以及古代避讳知识等，研究考证中医古典著作的学术专著。2003年4月，中国中医药出版社出版。

《中医药治疗非典型传染性肺炎》，李今庸编著，选用报刊上有关中医药治疗"非典"（严重急性呼吸综合征）的内容，集而成册。2003年8月，内部刊印。

《汉字、教育、中医药文化资料选编》（1-6编），李今庸编著，选用报刊上发表的有关文字文化、教育和中医药文化资料而汇编的专门集册。2003—2009年，内部刊印。

《舌耕馀话》，李今庸著，作者在兼任政协等多项社会职务期间，从事中医药事业的医政医事专门著作。2004年10月，中国中医药出版社出版。

《古籍录语》，李今庸编著，选录古代典籍中关于启迪思想，予人智慧，为人道德之锦句名言而编著的人文专著。2006年8月，内部刊印。

《李今庸医案医论精华》，李今庸著，作者临床验案精选和中医学术问题研究的专著。2009年4月，北京科学技术出版社出版。

《李今庸中医科学理论研究》，李今庸著，中医科学基础理论体系和基本学术思想研究的专著。2015年1月，中国中医药出版社出版。

《李今庸黄帝内经考义》，李今庸著，作者历半个世纪对《黄帝内经》疑难问题研究的学术专著。2015年1月，中国中医药出版社出版。

《李今庸临床用方集粹》，李今庸著，是收集荟萃作者数十年临床医疗经验用方的专著。2015年1月，中国中医药出版社出版。

《李今庸读古医书札记》，李今庸著，辑作者历年来在全国各地刊物上发表的关于古典医籍和古典文献的考释、考义、揭疑、析疑类文章的学术著作。2015年4月，科学出版社出版。

《李今庸特色疗法》，李今庸主编，整理和总结了具有中医学特色的穴敷疗法、艾灸疗法、拔罐疗法、耳穴贴压法等治疗病证的专著。2015年4月，科学出版社出版。

《李今庸经典医教与临床研究》，李今庸著，作者集中医经典教学和经典性临床研究的教研专著。2016年1月，科学出版社出版。

《李今庸医惑辨识与经典讲析》，李今庸著，对有关经典医籍、医学疑问的解疑辨惑及经典著作课堂讲解分析的学术专著。2016年1月，科学出版社出版。

《李今庸临床医论医话》，李今庸著，作者关于中医临床的医学论述和医语医话的学术专著。2017年3月，中国中医药出版社出版。

通古博今研岐黄　精勤不倦育桃李

《李今庸中医思考·读医心得》，李今庸著，作者独立思考中医药学实质和中医药学术发展方向性研究的学术专著。2018年3月，学苑出版社出版。

《续古医书研究》，李今庸著，为《古医书研究》续笔，再以开创性的中医治经学方法继续研究中医古典著作之学术力作。

另有待出版著作（略）。

李琳　湖北中医药大学

2018年5月1日

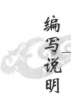

编写说明

一、本书是在《黄帝内经选读》教材的基础上编写的，其学术观点与教材保持一致，而在原文的解释及分析的详略方面，则与教材互为补充，相互印证。

二、"词语解释"部分，一方面增加了部分新词语的解释，另一方面对教材中已注的部分难度较大的词语加以补充注释。对教材中注释比较清楚的词语则省略不释，以免重复。

三、"原文分析"全面地讨论了原文的基本内容，其分析的重点是原文的学术观点及教材中解释较略的地方，至于教材中解释较详的部分则相对简略。但是，为了反映理论的系统性、完整性，分析中亦保留了与教材中解释相重复的部分内容。

四、本书主要是围绕教材的学术观点引用了历代部分医家的注文，用以加深对原文的理解，而对其他不同学术观点的注文则未予引用，以免增加学习者的负担和困难。

编者
1982 年 10 月

目录

绪　言

一、《黄帝内经》的成书及沿革

《黄帝内经》是我国现存医学文献中较早的一部典籍。其成书的确凿年代，目前尚无定论，但据有关专家学者考证，《黄帝内经》大部分内容，成编于战国后期（约公元前 300 年），秦汉时续有补充。因此，《黄帝内经》不是出自一时一人之手笔，而是古代劳动人民长期同疾病做斗争的经验总结，是一部经过许多医学家多次修订的医学巨著。全书通过黄帝与岐伯、伯高、雷公诸臣问答的形式，广泛地讨论了医学及与医学有关的问题，书名冠以"黄帝"，实属伪托之辞。

《黄帝内经》成书后，历经东汉、魏晋、南北朝等朝代的变更，加之连年战争，原本早已散失不全。现在通行的《素问》是由唐代太仆令王冰重新编次、补注，又经宋代林亿、高保衡等人重新校正过的版本，《灵枢经》则是由宋代的史崧将家藏旧本重新整理而保存下来的。

二、《黄帝内经》在祖国医学中的地位和作用

我国是世界文明古国之一，我们中华民族曾经为人类创造了极其光辉灿烂的科学文化，中医药学就是其中的一项。《黄帝内经》作为祖国医学现存的第一部巨著，在祖国医学中居于突出的重要地位。它对中医药学的发展和保障人民健康都起着巨大作用。

1. 总结了秦汉以前的医学知识和医疗经验，基本上形成了祖国医学理论体系

秦汉以前，我们的祖先在长期的生活、生产实践和与疾病做斗争的过程中，逐渐积累了丰富的医疗经验，也获得了一些医学知识。但限于

历史条件，这些知识和方法大都是零乱的、肤浅的、感性的认识，而《黄帝内经》第一次比较全面地收集了这些医疗经验和医学知识，并以古代朴素的唯物论和辩证法思想，即以阴阳五行学说为思想方法，对它加以总结和整理，比较系统地阐述了我国秦汉时期及其以前的医学理论、观点和多种医疗方法，基本形成了祖国医学独特的理论体系，为中医学的发展奠定了坚实的基础。因此，可以说《黄帝内经》的问世是祖国医学发展史上的一个里程碑。

2. 指导了中医理论和实践的发展

《黄帝内经》以后的两千多年来，中医学无论在医学理论还是在医疗实践方面，都大大地丰富和发展了，出现了许多著名的医学和新的医学流派。但就其学术思想和继承性来说，基本上还是在《黄帝内经》理论的基础上发展起来的，具体如下。

《难经》对脏腑、经验、诊法，特别是脉诊理论的论述，就是对《黄帝内经》有关理论的继承和阐发。

《伤寒杂病论》的六经辨证，是在《素问·热论》基础上对热病理论的继承和创新。

《中藏经》是对《黄帝内经》脏腑虚实寒热理论的进一步发展。

《脉经》是对《黄帝内经》《难经》《伤寒杂病论》中脉学理论的汇集和发展。

《针灸甲乙经》是对《素问》《灵枢》和《明堂孔穴针灸治要》三部书中关于脏腑、经络、俞穴、针法等内容的汇编、阐释和发展。

其他如隋朝人巢元方的《诸病源候论》，金元时期的刘、张、李、朱四大家和明清的温病学派等，无一不是受《黄帝内经》的启发而对其中部分理论原则的继承和发展。因此，《黄帝内经》是祖国医学理论的渊薮，被推崇为"医学之始""医家之宗"。

3. 将为中医的进一步发展和提高做出新的贡献

《黄帝内经》作为祖国医学理论的渊薮，曾经指导了中医学的发展。由于《黄帝内经》中尚有不少宝贵的科学内容有待继续发掘和深入研究，因此，随着对其有关理论和内容的发掘、研究，《黄帝内经》将为中医学的进一步发展和提高做出新的贡献。近年来，人们运用大系统理论、生物控制论、时间生物学、气象医学、环境医学等新兴学科的理论对《黄帝内经》开展了多方面的综合研究。事实证明：上述学科的许多理论和观点，都可以在《黄帝内经》中找出相同或相似的记载。这不仅显示了《黄帝内经》旺盛的生命力及其科学价值，而且还说明对《黄帝内经》的系统发掘和深入研究，必将对世界医学的发展做出重要贡献。

三、《黄帝内经》的基本内容及其学术特点

《黄帝内经》包括《素问》和《灵枢》两部，各81篇，共15万余字，篇幅浩瀚，内容十分丰富。它不仅阐明了阴阳五行、养生、脏象、经络、病因病机等中医学基础理论，而且论述了病证、诊法、治则、方药、针刺、导引、按跷等中医的临床医学知识，此外，还记载了一些古代天文、地理、历法、气象、生物等与医学有关的知识。

从学术上讲，其主要特点有如下三个。

1. 以阴阳五行学说为思想方法

《黄帝内经》的作者，把当时比较进步的哲学思想——阴阳五行学说运用于医学之中，借以阐明人体生理活动的规律，概括病因、病性、病位以及发病的机理，指导诊断、治疗和养生等临床实践，使阴阳五行学说，成为祖国医学不可分割的重要组成部分。

2. 以整体恒动观作为基本观点

《黄帝内经》以整体恒动观为基本观点来认识人体及人与自然的密切关系。

（1）人体是一个有机的统一体。

这个统一体主要表现在以下三个方面。其一，五脏一体。五脏是人体生命活动的中心，它们在生理上密切联系，互相配合；病理上则互相影响，互相传变。其二，人身一体。在人身这个整体中，一方面五脏通过六腑、五官、五体、九窍等构成一个整体；另一方面每一组器官又与五脏六腑发生密切联系。其三，天人一体。人生活在自然界中，人体脏腑气血等无时无刻不受自然界的影响发生着适应性的变化，以保持人与自然的统一协调。

（2）人体是一个恒动的生命体。

《黄帝内经》认为，人体是一个恒动不息的生命体，升降出入是这个生命体运动的基本形式。在人体中，脏腑有升降出入的运动，气血有流行环周的变化。只有运动才有生命的存在。一旦停止运动则生命亦随之结束，故《素问·六微旨大论篇第六十八》说："成败倚伏生乎动，动而不已，则变作矣。……不生不化，静之期也。"

3. 以脏象经络学说为理论核心

《黄帝内经》中基本上形成了祖国医学理论体系，这个理论体系的核心就是脏象经络学说。

（1）脏腑、经络是人体生理活动的基础。

五脏化生并贮藏精、气、神；六腑传化水谷、排泄糟粕；经络运行血气，沟通全身等，由此形成了人体的各种生理活动，故脏腑、经络是人体生理活动的基础。

（2）脏腑、经络是人体病理变化的根本。

由于脏腑、经络是人体生理活动的基础，全身的其他组织器官均受其支配和影响，因此，人体的各种疾病，都是脏腑、经络功能失调的反映，而脏腑、经络是人体病理变化的根本。

（3）脏象经络学说是诊治疾病的理论依据。

脏象经络学说，揭示了脏腑、经络的生理功能、病理变化以及相互之间及其与外界环境之间的关系，为诊治疾病提供了理论依据。根据脏象经络学的理论，审察疾病的病机，并施以正确的治疗，则病邪可祛，正气可复，疗效显著。

四、《黄帝内经》课的性质、目的、要求及方法

1. 性质

《黄帝内经》是系统学习、研究和深入中医理论的一门必修课。它既是提高中医基础理论的经典著作，又包含不少临床医疗的具体内容。因此，它是提高中医理论修养和临床医疗水准，培养具有高水平的合格中医师的重要保障。

2. 目的和要求

目的在于通过深入教学研，加深对中医基础理论的理解，提高辨证施治的理论水平；同时，《黄帝内经》成书较早，文字古奥，结构严谨，体现了古汉语的特点，通过教学研《黄帝内经》，还有助于培养阅读古典医籍的能力，为进一步研究中医理论打下良好的基础。

通过教学研，重点掌握《黄帝内经》关于养生、阴阳五行、脏象、经络、病机、常见病证及诊法、治疗等学术理论的基本原则和特点；重点教学研部分指导意义较大的原文；了解分析综合、提要钩玄、参阅注释及校勘训诂等阅读古典医籍的一般知识和方法；了解《黄帝内经》的学术理论与后世中医理论和医疗实践的源流关系。

3. 教学研方法

教学研《黄帝内经》内容多、难度大，但只要下定决心，刻苦钻研，方法得当，还是可以深入其中的。

（1）着重掌握医理，适当注意文字。

《黄帝内经》年代久远，几经传抄，脱简错讹不少，且文字古奥，言简意赅，往往一词多义，互文变文，通假异读，比比皆是。研究时应着重分析医理，掌握原文的学术观点。有时为了正确理解经义，需要适当考查其文字，对文字的环境、音义和语法结构等进行剖析，以求弄个明白。

（2）以教材为主，适当参阅注释。

历代注《黄帝内经》者60多家，由于各人看问题的角度不同，对同一问题，众说纷纭。如果只是参阅注家而又不能自决，则常使人无所适从。因此，原则上要以教材内容为主，有条件者也可适当参阅张介宾的《类经》等参考书。

（3）注意分析归纳，做好教学研记录。

教学研《黄帝内经》要求具有高度自觉的、认真的态度，按照规定的进度，教学研全部内容，通过分析，归纳出每段原文的基本内容，并且注意有关章节原文的互相联系，做好教学研记录。

（4）坚持科学态度，切记轻易取舍。

《黄帝内经》是两千多年前的著作，限于当时的历史条件，人们观察和认识事物的观点和方法，自然与今天有所不同。我们教学研《黄帝内经》，必须坚持辩证唯物主义和历史唯物主义的观点，采取实事求是的科学态度，在弄通原文本义的基础上，吸取精华，扬弃糟粕，古为今用，把继承与发掘、整理与提高有机地结合起来，切忌轻率否定或望文生义，以免影响对《黄帝内经》学术思想的正确理解和掌握。

（5）联系实际，研以致用。

《黄帝内经》的科学价值，不仅仅在于它为中医学理论的发展奠定了基础，还在于它能有效地指导医疗实践。因此，教学研《黄帝内经》，必须做到理论联系实际，研以致用，进一步加深对经文的理解。

第一章 养 生

第一节 概 述

一、养生和养生学的含义

1. 养生

"养生"一词，在医学著作中首见于《黄帝内经》，《灵枢·本神》有"智者之养生也"、《素问·灵兰秘典论》有"以此养生则寿"等语。"养生"的含义，与《素问·上古天真论》的"道生"、杨上善《黄帝内经太素》的"摄生"相同，均是保养生命、防病抗衰、延年益寿的意思。

2. 养生学

养生学是研究保持人体健康、延长寿命的一门学问。它的重点是研究外在环境和内在情志变化与人体健康的关系，从而提出防止外邪侵袭、避免情志刺激等诸种防病保健、抗衰延寿的措施。

二、《黄帝内经》养生学的主要内容

《黄帝内经》养生学的主要内容包括以下几个方面。

（1）调养精神。

（2）锻炼身体。

（3）节制饮食。

（4）起居有常，劳逸适度。

（5）适应环境气候，避免外邪侵袭。

三、《黄帝内经》养生学的基本特点

《黄帝内经》养生学的基本特点，主要有以下三个方面。

1. 把顺应自然作为养生的重要原则

《素问·宝命全形论》说："人以天地之气生，四时之法成。"人类生活在自然界，自然界中存在着人类赖以生存的必要条件。同时，自然界的变化又常常直接或间接地影响着人体，而人体受自然界的影响，也必然相应地发生生理或病理上的变化。因此，《黄帝内经》强调要"顺四时而适寒暑""服天气，而通神明"，并提出了"春夏养阳，秋冬养阴"等原则，指出了人类不仅要被动地适应自然，而且要掌握自然规律，主动地使人体与自然统一起来，只有这样，才能提高健康水平。

2. 把调和情志、保养精神作为养生的重要措施

情志失调、精神耗伤，是发生疾病、导致早衰的内在因素。要保持健康、延长寿命，就必须调和情志、保养精神。因此，《黄帝内经》把调和情志和保养精神作为养生的重要措施。在调和情志方面，它指出要"恬惔虚无""无思想之患""无患嗔之心"，使之"各从其欲，皆得所愿"；在保养精神方面，它指出要"传精神""积精全神"，使"形体不敝，精神不散"。

3. 重视保养正气在养生中的主导作用

人体正气旺盛，邪气就不易侵入，人体就不会得病，生命就会长久；若人体正气虚弱，就会发生疾病和导致早衰。故《黄帝内经》很重视保养正气在养生中的主导作用，认为"正气存内，邪不可干"，指出了各种养生方法都应以保护和强壮正气为基本原则，坚持了这个原则，就能达到"僻邪不至，长生久视"的目的。

第二节　原文精选

一、《灵枢·本神第八》

智者之养生也，必顺四时[1]而适寒暑[2]，和喜怒[3]而安居处，节

阴阳而调刚柔。如是，则僻邪不至，长生久视。

【词语解释】

［1］四时：指春、夏、秋、冬四季。

［2］寒暑：此处代表春温、夏热、秋凉、冬寒等四时气候变化。

［3］和喜怒：和，调和。喜怒，此处代表喜、怒、忧、思、悲、恐、惊等精神情志活动。

【原文分析】

本段主要指出了养生的基本要求和最终目的。

1. 养生的基本要求

（1）顺应四时气候变化。

人类生活在自然界中，与天地之气息息相应，天地四时的气候变化必然对人体产生各种影响。只有顺应天地四时的气候变化，才能保持健康，延长寿命。故原文指出"必顺四时而适寒暑"。

（2）调和情志，安定居处。

在一般情况下，七情是人体对客观外界事物的不同反映，属正常的精神活动范围，并不致病。但是，若有突然、强烈或长久的情志刺激，就会导致脏腑气血功能紊乱，从而发生疾病，影响寿命。因此，调节情志，避免突然、强烈或长久的情志刺激，是保持健康、延长寿命的条件之一。

此外，安定居处，有规律的生活作息等，对于延长寿命，亦有重要意义。所以原文强调要"和喜怒而安居处"。

（3）节制房事，保养精气。

原文所谓"节阴阳"，就是要节制性生活。因为性生活不节制，房事过度，常使精气耗伤，导致早衰。所以，适当节制性生活，避免耗伤精气，以协调人身阴阳，是延长寿命的重要条件。

2. 养生的最终目的

遵循上述顺应四时气候变化、调节情志、安定居处、有规律的生活作息、节制房事、避免伤耗精气等养生原则，就可使体内阴阳协调，正气强盛，"僻邪不至"，达到"长生久视"的目的。

【参考资料】

马莳："智者善于养生，上顺天时，下尽人事，为能节阴阳而调刚柔，所以僻邪不至，而能长生久视于天地之间也。"

二、《素问·上古天真论篇第一》

上古之人，其知道者，法于阴阳，和于术数，食饮有节，起居有常，不妄作劳，故能形与神俱，而尽终其天年，度百岁乃去。今时之人不然也，以酒为浆，以妄为常，醉以入房，以欲竭其精，以耗散其真[1]，不知持满，不时御神，务快其心，逆于生乐[2]，起居无节，故半百而衰也。

【词语解释】

[1] 以欲竭其精，以耗散其真：此二句为互文。以，介词，作"由于"讲。耗，当作"好"，与"欲"同义，即贪欲嗜好的意思。精、真，即指精气。全句意为由于贪欲过度而使精气耗竭。

[2] 务快其心，逆于生乐：务，勉力也。逆，此处与"务"为互文，故亦作"勉力"讲。逆于生乐，即逆乐于性。全句意为勉强求得心情愉快，性情欢乐。

【原文分析】

本段指出了达到长寿的主要方法和导致早衰的基本原因。

1. 达到长寿的主要方法

达到长寿的主要方法如图 1-1。

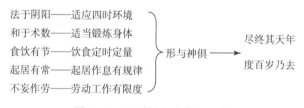

图 1-1　达到长寿的主要方法

达到长寿的主要方法，是遵循上述养生法则，顺应自然界阴阳之气的变化，适当采用导引、按跷、吐纳等手段锻炼身体，饮食要有节制，避免偏嗜及不洁，生活作息有规律，劳动工作有限度，房事亦要节制。这样，就能保持形体健康，精神充沛，活到自然界所赋予的寿限。

2. 导致早衰的基本原因

导致早衰的基本原因如图 1 – 2。

以酒为浆——饮食没有节制
醉以入房——房事没有节制
起居无节——起居作息无规律
以妄为常——违背正常的生活方式
不知持满——不知保持精气盈满
不时御神——不善于使用神气

以欲竭其精
以耗散其真 → 半百而衰

务快其心
逆于生乐 }只是贪图一时的心快性乐

图 1 – 2 导致早衰的基本原因

导致早衰的基本原因是违背养生法则，饮食无节制，以不正常的生活习惯代替正常的生活习惯，酗酒无度，房事不节，以致阴精耗竭，真气耗散，不知保持精气充满，不善于使用神气，只图一时的心快性乐，而不顾养生的要求，起居作息亦无规律，致使形体衰弱，精神败坏，像这样的人，活到五十岁左右，形体动作就衰惫了。

【参考资料】

张介宾："欲不可纵，纵则精竭。精不可竭，竭则真散。盖精能生气，气能生神，营卫一身，莫大乎此。故善养生者，必宝其精，精盈则气盛，气盛则神全，神全则身健，身健则病少，神气坚强，老而益壮，皆本乎精也。"

三、《素问·上古天真论篇第一》

夫上古圣人之教下也，皆谓之虚邪贼风，避之有时[1]，恬惔虚无，真气从之，精神内守[2]，病安从来。是以志闲[3]而少欲，心安而不惧，形劳而不倦，气从以顺，各从其欲，皆得所愿。故美其食，任其服，乐其俗[4]，高下不相慕[5]，其民故曰朴。

【词语解释】

[1] 虚邪贼风，避之有时：指根据不同时令气候变化的规律，及时地防避虚邪贼风的侵袭。

　　[2] 精神内守：精气和神气守持于内而不衰。

　　[3] 志闲：志，意志，此处泛指思想活动。志闲，是言思想上安闲清静。

　　[4] 美其食，任其服，乐其俗：意为无论吃什么食物都觉得味道甘美，随便穿什么衣服都感到舒适，不管生活在怎样的风俗习惯之中都觉得快乐。

　　[5] 高下不相慕：高，指地位"尊贵"。下，指地位"卑贱"。慕，倾慕，羡慕。全句意为：无论地位高低，都不互相倾慕。

【原文分析】

本段主要指出了养生防病的关键之一是外避邪气，内调精神。

1. 外避邪气

虚邪贼风为四时不正之气，是外界的致病因素。因此，只有随时避免虚邪贼风的侵袭，才能保持真气调顺，使疾病无从发生。故原文强调，对于"虚邪贼风"，要"避之有时"。

2. 内调精神

原文指出要"恬惔虚无""志闲而少欲，心安而不惧""美其食，任其服，乐其俗，高下不相慕"。这是因为：情志失调、过度的精神刺激是常见的内在致病因素，要消除这个内在的致病因素，必须做到思想上清心寡欲，乐观愉快。唯有这样，人体的真气才能调顺，精神才能充沛，疾病就不会发生。

兹将原文内容归纳如图 1-3。

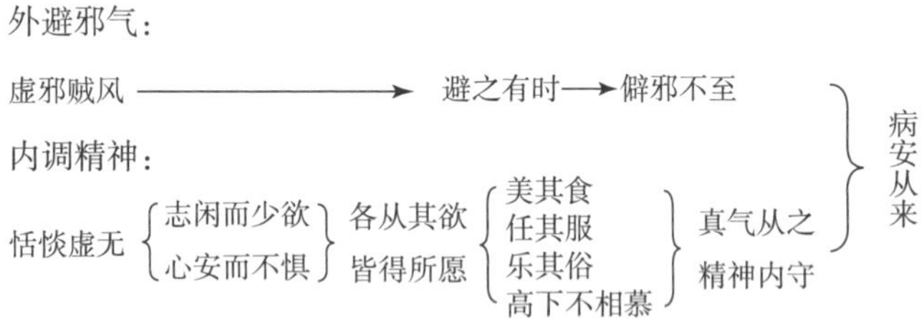

外避邪气：

虚邪贼风 ───────────→ 避之有时 → 僻邪不至

内调精神：

恬惔虚无 { 志闲而少欲　心安而不惧 } 各从其欲　皆得所愿 { 美其食　任其服　乐其俗　高下不相慕 } 真气从之　精神内守 } 病安从来

图 1-3　外避邪气，内调精神

【参考资料】

张志聪："言上古之人，得圣人之教化，内修养生之道，外避贼害之邪，所以年皆度百岁，而动作不衰。"

张介宾："高忘其贵，下安其分，两无相慕，皆归于朴。"

四、《素问·生气通天论篇第三》

苍天之气，清净[1]则志意[2]治，顺之则阳气固，虽有贼邪[3]，弗能害也，此因时之序。故圣人传精神[4]，服天气，而通神明。失[5]之则内闭九窍，外壅肌肉，卫气散解，此谓自伤，气之削也。

【词语解释】

[1] 清净：清，明亮而不混浊；净，通"静"，平静而不妄动。清静，是言天地阴阳之气清静调顺而无异常变化。

[2] 志意：此处代表"神"，即人的精神思维活动。

[3] 贼邪：虚邪贼风，此处泛指四时不正之气。

[4] 传精神：作"精神专一"讲。专一，即单纯、集中的意思。精神专一，即精神意识、思维活动单纯而集中。

[5] 失：过失。引申为"违反"。

【原文分析】

本段主要说明了顺应天气的重要性及不顺应天气的危害性。

1. 顺应天气的重要性

原文所谓"苍天之气，清净则志意治，顺之则阳气固"，是说人与天地相应，天地之气清静调顺，人的志意等精神活动就正常。顺应天地阴阳之气的变化，就能使阳气正常固护于外。这样，尽管有邪气的侵扰，也难以致病。正如原文所说"虽有贼邪，弗能害也"。因此，原文再三强调要"传精神，服天气，而通神明"，意思是要求人们精神专一而不乱，顺应天气而不违，从而保持人与天地相应的正常状态，达到祛病延年的目的。

2. 不顺应天气的危害性

违背了顺应天地阴阳之气等养生要术，人体阴阳就会发生紊乱，在内伤及五脏，使五脏之气不能通达于九窍，九窍功能因之而发生障碍；在外削弱卫气，使卫气不能固护于外，邪气因之而客于肌腠。这都是阳气受损的不良后果。所以原文说："失之则内闭九窍，外壅肌肉，卫气散解……气之削也。"

【参考资料】

张介宾:"九窍通于内,肌肉卫于外,其行其固,皆阳气为之主也;失之则失其清阳之化,故九窍肌肉皆为闭塞矣。人之卫气,本于天之阳气,阳虚则卫虚,卫气散解则天真失守,故本篇所重者特在卫气,正所以重阳气也。"

五、《素问·四气调神大论篇第二》

夫四时阴阳者,万物之根本也。所以圣人春夏养阳,秋冬养阴,以从其根[1],故与万物沉浮于生长之门。逆其根,则伐其本[2],坏其真[3]矣。故阴阳四时者,万物之终始[4]也,死生之本也,逆之则灾害生,从之则苛疾不起,是谓得道。道者,圣人行之,愚者佩之。

【词语解释】

[1] 从其根:顺从四时阴阳变化这个万物赖以生长化收藏的根本。

[2] 伐其本:伤伐生命的根本。

[3] 坏其真:败坏人体的真气。

[4] 万物之终始:终始,即从始至终。全句意为:自然界生物生长化收藏的生命过程,自始至终都贯穿着四时阴阳的变化。

【原文分析】

本段主要强调了顺应四时阴阳变化在养生防病中的重要性。

1. 四时阴阳与万物的关系

四时阴阳之气的变化,是万物赖以生长化收藏的根本,所以原文说:"阴阳四时者,万物之终始也,死生之本也。"

2. 顺应四时阴阳变化的重要性

原文指出:"夫四时阴阳者,万物之根本也,所以圣人春夏养阳,秋冬养阴,以从其根,故与万物沉浮于生长之门。"由于四时阴阳变化决定着生物生长化收藏(生长壮老已)的全过程,所以在养生方面,就须顺应四时阴阳变化以调养之。例如,春夏阳气主事,要注意调养阳气,以助生长之能;秋冬阴气主事,要注意顾护阴气,以益收藏之本。

这样,就能保持健康,同自然界各种生物一样,在生长壮老已的生命过程中运动不息。

3. 不顺应四时阴阳变化的危害性

若不顺应四时阴阳变化，违背这一自然规律，就会使生命的根本受到伤伐，机体的真气遭到败坏，导致疾病发生。故原文指出："逆其根，则伐其本，坏其真矣。"

兹将原文内容归纳如图 1−4。

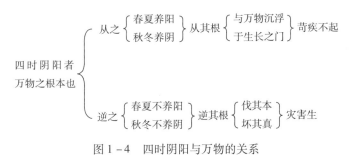

图 1−4　四时阴阳与万物的关系

【参考资料】

高世栻："夫四时之太少阴阳者，乃万物之根本也。所以圣人春夏养阳，使少阳之气生，太阳之气长；秋冬养阴，使太（编者按："太"当作"少"）阴之气收，少（编者按："少"当作"太"）阴之气藏。养阳养阴，以从其根，故与万物沉浮于生长不息之门。若不能养而逆其根，则伐其本，且坏其真矣。逆根、伐本、坏真，不能沉浮于生长不息之门。"

六、《素问·阴阳应象大论篇第五》

帝曰：调此二者奈何？岐伯曰：能知七损八益，则二者可调，不知用此，则早衰之节也。年四十，而阴气自半也，起居衰矣。年五十，体重，耳目不聪明矣。年六十，阴痿，气大衰[1]，九窍不利，下虚上实[2]，涕泣俱出矣。故曰：知之则强，不知则老，故同出而名异耳。智者察同，愚者察异[3]，愚者不足，智者有余，有余则耳目聪明，身体轻强，老者复壮，壮者益治。

【词语解释】

[1] 气大衰：肾脏精气大衰。

　〔2〕下虚上实：下虚，肾脏精气亏虚，阴器痿弱不用；上实，九窍不利，涕泣俱出。

　〔3〕智者察同，愚者察异：意思是聪明的人能够察知阴阳变化的共同规律，而愚蠢的人则只能察知身体强弱的不同现象。

【原文分析】

本段指出，运用"七损八益"的方法来调摄阴阳，是延寿抗衰的重要措施。

1."七损八益"的养生方法是延寿抗衰的重要措施

掌握了"七损八益"的方法，适当节制房事，配合饮食、气功等，就能避免伤耗精气，保持精气充盈不衰，从而使体内阴阳协调，身体健康，达到延缓衰老的目的。聪明的人，掌握了"七损八益"的方法，能够掌握阴阳变化的规律，其调养方法合于阴阳之道，所以他们精神饱满，耳目聪明，身体轻捷强健。可见，"七损八益"的养生方法是延寿抗衰的重要措施之一。

2.不懂"七损八益"的危害性

愚蠢的人不能察知阴阳变化的规律，只知道体质有强弱之异，不知用"七损八益"的方法调摄阴阳，房事没有节制，精气受到耗伤，体内阴阳的平衡遭到破坏，所以容易发生疾病，导致早衰。

3.人体早衰的大致过程

一般不能慎养之人，往往因其精气耗伤而早衰，他们衰老的大致过程是：到了四十岁左右，精气就已消减其半，筋骨失于滋养，因而起居动作迟钝；到了五十岁左右，精气更虚，筋骨无以滋，耳目无以充，因而肢体笨重，耳不聪，目不明；到了六十岁左右，下则精气大衰，阴器痿弱不用，上则津液不化，涕泣俱出，形成下虚上实的势态。

兹将原文内容归纳如图1-5。

【参考资料】

据近年马王堆汉墓出土的古医籍竹简《养生方·天下至道谈·七损八益》记载："八益：一曰治气，二曰致沫，三曰智时，四曰畜气，五曰和沫，六曰窍气（亦作积气），七曰寺赢，八曰定顷。""七损：一曰闭，二曰泄，三曰渴，四曰勿（又作费），五曰烦，六曰绝，七曰费。"

知之：阴阳可调　　则强（有余）　　耳目聪明，
　　　　身体轻强，老者复壮，壮者益治

七损八益

不知：阴阳失调　　则老（不足）　　年四十而阴
　　　　气自半，起居衰；年五十，体重、耳目不聪
　　　　明；年六十，阴痿，气大衰，九窍不利，下
　　　　虚上实，涕泣俱出

图 1-5　"七损八益"的重要性

据研究认为："七损八益"是关于房中术之类的养生方法，即古人认为正确的性交方法（"八益"）和错误的性交方法（"七损"）。

七、《素问·生气通天论篇第三》

阴之所生，本[1]在五味，阴之五宫，伤在五味。……是故谨和五味，骨正[2]筋柔，气血以流，腠理以密，如是则骨气以精。谨道如法，长有天命。

【词语解释】

[1] 本：来源。

[2] 骨正：骨骼端正，发育正常。

【原文分析】

本段从饮食五味作用于人体的两重性角度指出了调和饮食五味的重要作用。

1. 饮食五味作用于人体的两重性

人体摄入的饮食五味，是化生阴精的主要来源，饮食五味调和，则营养来源充足，五脏精气盈满。若饮食五味摄入不足，则会导致营养不良的虚弱病证；偏嗜某一食物，就会伤害一些脏气，导致另一些脏气偏盛，破坏五脏之间的平衡关系，从而发生疾病，甚至导致早衰。故原文说："阴之所生，本在五味，阴之五宫，伤在五味。"

2. 调和饮食五味在养生中的重要性

适量适时地摄入饮食，避免偏嗜五味，则人体必需营养物的供给就能源源不断，并发挥其营养周身的作用，使五脏精充气壮，从而保证人体的骨骼发育正常，筋脉柔和，气血流畅，腠理致密，身体健康，即原文所说的"骨正筋柔，气血以流，腠理以密""骨气以精"，从而达到"长有天命"的目的。

【参考资料】

高世栻："五脏为阴，借五味以资生，故阴之所生，本在五味。五脏为阴，五味各走其道，太过则病，故阴之五宫，伤在五味，如'水能浮舟，亦能覆舟'也。"

八、《素问遗篇·刺法论篇第七十二》

黄帝曰：余闻五疫[1]之至，皆相染易，无问大小，病状相似，不施救疗，如何可得不相移易者？岐伯曰：不相染者，正气存内，邪不可干[2]。避其毒气。天牝从来，复得其往，气出于脑，即不邪干。

【词语解释】

[1] 五疫：《素问遗篇·本病论》所载的金疫、木疫、水疫、火疫、土疫五种疾病。此处泛指多种急性传染病。

[2] 邪不可干：干，干扰、侵犯。邪不可干，即邪气不能侵犯。

【原文分析】

本段指出了五疫的发病特点、预防方法及保养正气在养生中的主导作用。

1. 五疫发病的特点

疫病是具有强烈传染性的一类疾病，具有发病急骤、症状相似、传染性强的特点。故原文说："五疫之至，皆相染易，无问大小，病状相似。"

2. 预防五疫的方法

疫病流行时，可以采取预防措施，减少发病机会。预防的方法，除了本篇原文中提到的针刺、服药（如小金丹）等方法，本段原文还提出了隔离避毒以使未病之人免受传染；气功锻炼，使真气运行于头部，以抗御外邪，即原文所说的"避其毒气。天牝从来，复得其往，气出于脑，即不邪干"等两种方法。

3. 保养正气在养生中的主导作用

在一般情况下，人体的正气旺盛，邪气就不易侵入，人体就不会得病。但若人体正气虚弱，邪气就容易侵入，人体就易患病和发生早衰。在传染病流行时，有未采取严格的预防措施而未受传染者，就是因为本身正气旺盛。原文指出"正气存内，邪不可干"，即说明了正气在养生中起着主导作用。

【参考资料】

张介宾："疫疠乃天之邪气，若吾身正气内固，则邪不可干，故不相染也。"

九、《素问·上古天真论篇第一》

余闻上古有真人者，提挈天地，把握阴阳，呼吸精气，独立守神，肌肉若一，故能寿敝天地，无有终时，此其道生。中古[1]之时，有至人者，淳德全道，和于阴阳，调于四时，去世离俗，积精全神，游行天地之间，视听八达之外，此盖益其寿命而强者也，亦归于真人。其次有圣人者，处天地之和，从八风之理[2]，适嗜欲于世俗之间，无恚嗔之心，行不欲离于世，被服章，举不欲观于俗[3]，外不劳形于事，内无思想之患，以恬愉为务，以自得为功[4]，形体不敝，精神不散，亦可以百数。其次有贤人者，法则天地，象似日月，辨列星辰，逆从阴阳，分别四时，将从上古合同于道，亦可使益寿而有极时。

【词语解释】

[1] 中古：晚于"上古"的时代。

[2] 处天地之和，从八风之理：意为安处天地之和气，顺从八风之规律，即能够使身体适应各种气候的变化。

[3] 行不欲离于世，举不欲观于俗：意为圣人的日常生活虽不离开世俗，但其行为和思想境界却有别于世俗之人。

[4] 以恬愉为务，以自得为功：功，通"工"。务、工，均作"事"讲。事，即"工作"。全句意为经常保持精神安静乐观。

【原文分析】

本段举例说明了不同程度的养生方法及其效果。

1. 真人的养生方法及效果

真人能够把握天地阴阳变化的规律，善于呼吸精气，吐故纳新，故能使形体与神气相合如一，达到理想的最长寿限。

2. 至人的养生方法及效果

至人能够调和于阴阳，顺应于四时，其思想境界和行为举止高于一般世俗之人，善于保全精气神，故身体强健，耳聪目明，其寿命接近于真人。

3. 圣人的养生方法及效果

圣人能够安处天地之和气，顺从八风之规律，使嗜好适应于世俗，无恼怒怨恨的情志变化，其举止虽不离开世俗，但其行为和思想境界却有别于世俗之人，外不因劳动而损伤形体，内不因情志而耗伤精神，经常保持精神安静乐观，故能做到形体不衰，精神不散，其寿亦可以达到百岁。

4. 贤人的养生方法及效果

贤人能掌握天地、日月、星辰的运行规律，顺应阴阳变化，分别四时进行养生，以仿效并符合上古的养生之道，故亦能延长其寿命，但有一定的限度。

兹根据本段原文归纳如表 1-1 所示。

表 1-1　不同人的养生方法及效果

	养生方法	效果
真人	提挈天地，把握阴阳，呼吸精气	独立守神，肌肉若一，寿敝天地，无有终时
至人	淳德全道，和于阴阳，调于四时，去世离俗，积精全神	游行天地之间，视听八达之外，亦归于真人
圣人	处天地之和，从八风之理，适嗜欲于世俗之间，无恚嗔之心，行不欲离于世，举不欲观于俗，外不劳形于事，内无思想之患，以恬愉为务，以自得为功	形体不敝，精神不散，亦可以百数
贤人	法则天地，象似日月，辨列星辰，逆从阴阳，分别四时	亦可使益寿而有极时

【参考资料】

高世栻："此一节承上文道者年寿有子之意，言上古真人能全道，中古至人能全真，圣人、贤人全真以合道。"

张介宾："按此节所重者，在精气神三字……夫生化之道，以气为本，天地万物，莫不由之。故气在天地之外，则包罗天地，气在天地之内，则运行天地，日月星辰得以明，雷雨风云得以施，四时万物得以生长收藏，何非气之所为？人之有生，全赖此气。故《天元纪大论》曰：在天为气，在地成形，形气相感而化生万物矣。……《经脉》篇曰：人始生，先成精，精成而脑髓生。《阴阳应象大论》曰：精化为气。故先天之气，气化为精，后天之气，精化为气，精之与气，本自互生，精气既足，神自王矣。虽神由精气而生，然所以统驭精气而为运用之主者，则又在吾心之神，三者合一，可言道矣。"

小　结

本章选录了《黄帝内经》中有关"养生"的九段原文，主要研究了养生的基本要求和保养正气在养生中的主导作用，现小结如下。

（一）养生的基本要求

养生的基本要求，主要包括以下五个方面。

1. 调养精神

情志失调，精、神耗散，是发生疾病、导致早衰的主要内因，故调和情志，保养精神，在养生中处于突出的地位。

方法："传精神""和喜怒""志闲而少欲，心安而不惧""无思想之患""无恚嗔之心""以恬愉为务，以自得为功""适嗜欲于世俗之间""美其食，任其服，乐其俗，高下不相慕"。

禁忌："不时御神，务快其心，逆于生乐"。

效果："气从以顺""真气从之，精神内守，病安从来"。

2. 锻炼身体

锻炼身体是增强体质，延长寿命的重要措施，故《黄帝内经》很重视锻炼身体在养生中的积极作用。

方法："和于术数""呼吸精气""天牝从来，复得其往，气出于脑"。

效果:"正气存内""即不邪干"。

3. 节制饮食

饮食摄入过量,或摄入不足,或偏嗜,或不定时,或不洁净,均可损伤脾胃,影响健康。故《黄帝内经》指出要"食饮有节"。

方法:"谨和五味""食饮有节"。

禁忌:"以酒为浆""阴之五宫,伤在五味"。

效果:"骨正筋柔,气血以流,腠理以密。如是则骨气以精……长有天命"。

4. 起居有常,劳逸适度

起居作息无规律,或过度劳累,或房事不节,均可伤耗精气,缩短寿命,故应做到起居有常,劳逸适度,才可避免耗伤精气,保持健康长寿。

方法:"起居有常""不妄作劳""外不劳形于事""形劳而不倦""安居处""节阴阳""知七损八益"。

禁忌:"起居无节""以妄为常""醉以入房"。

效果:"能知七损八益,则二者可调""形与神俱,而尽终其天年"。

5. 适应环境气候,避免外邪侵袭

人生活在自然界中,自然界环境气候的变化,六淫之气的侵扰,必然要影响人的生理病理,所以适应环境气候的变化,避免六淫邪气和疫毒的侵扰,在养生中有非常重要的意义。

方法:"顺四时而适寒暑""服天气,而通神明""法于阴阳""春夏养阳,秋冬养阴,以从其根""处天地之和,从八风之理""虚邪贼风,避之有时""避其毒气"。

禁忌:"逆其根,则伐其本,坏其真矣""失之则内闭九窍,外壅肌肉,卫气散解"。

效果:"从之则苛疾不起""顺之则阳气固""僻邪不至"。

《黄帝内经》对养生的基本要求主要有以上五个方面,这五个方面不应孤立地对待,而应作为一个整体对待,即是说要全面掌握这五个要求,并遵循这五个要求来养生,才能达到抗衰、延寿的目的。

（二）保养正气在养生中的主导作用

正气虚弱是人体发病及早衰的内在原因，所以《黄帝内经》很重视保养正气在养生防病中的主导作用，指出"正气存内，邪不可干""精神内守，病安从来"。

第二章　阴阳五行

第一节　概　述

一、阴阳的概念和阴阳学说的基本内容

1. 阴阳

阴阳，是代表事物相互对立的两个方面，是对自然界相互关联的事物和现象对立双方的概括。自然界中的任何事物，都可以概括为阴和阳两大类，任何一种事物内部又可分为阴与阳两个方面。事物这种既相互对立、又相互联系的现象，在自然界里是无穷无尽的。

2. 阴阳学说

阴阳学说是研究自然界中事物之间或事物内部的对立、互根、消长、转化等运动规律的一门学问，是我国古代朴素的辩证法思想。它认为世界是物质性的整体，世界中的任何事物都包含着阴阳相互对立的两个方面，由于阴阳两方面的相互作用，推动着事物的发展变化。阴阳学说用于医学领域，主要是用来说明人体的组织结构、生理动能、病理变化，并指导临床诊断和治疗。

3. 阴阳学说的基本内容

《黄帝内经》中阴阳学说的基本内容，主要有以下几个方面。

（1）阴阳的对立互根。

（2）阴阳的消长转化。

（3）阴阳的升降出入。

（4）阴阳调和平衡的生理。

（5）阴阳失调紊乱的病理。

（6）阴阳是诊治疾病的纲领。

二、五行的概念和五行学说的基本内容

1. 五行

五行，指木、火、土、金、水五种运动着的物质。因为古人认为，这五种基本物质，是构成客观世界的主要材料，也是人们日常生活中不可缺少的五种基本物质，所以用这五种物质来概括世界上的一切物质。

2. 五行学说

五行学说，是古人在对金、木、水、火、土五种物质属性抽象演绎的基础上，用来阐释事物之间相互作用和联系的一门学问，也是我国古代朴素的辩证法思想。它认为这五种物质不仅具有相互资生、相互制约的关系，而且是处在不断运动、变化之中的。它运用"取象比类"的方法，按照事物的不同性质、作用和形态，把各种事物分别归属于木火土金水"五行"之中，以说明事物相互之间的辩证关系。五行学说用于医学领域，主要是借以说明人体各部分的生理病理的内在联系，及其与外在环境的相互关系，从而指导临床的诊断与治疗。

3. 五行学说的基本内容

《黄帝内经》中五行学说的基本内容，主要有以下几个方面。

（1）五行相生相克规律。

（2）运用五行规律说明生理的整体联系。

（3）运用五行规律说明疾病的变化机理。

（4）运用五行规律指导诊断治疗。

第二节　原文精选

一、《素问·阴阳应象大论篇第五》

阴阳者，天地[1]之道[2]也，万物[3]之纲纪，变化[4]之父母，生杀[5]之本始，神明[6]之府也。治病必求于本[7]。

【词语解释】

[1] 天地：泛指整个自然界。

[2] 道：规律。

[3] 万物：一切事物。

[4] 变化：变，是渐变、量变；化，是突变、质变。变化，是事物运动的两种基本形式。《素问·天元纪大论》说："物生谓之化，物极谓之变。"

[5] 杀：消亡的意思。

[6] 神明：神，是说阴阳的变化神妙莫测；明，是说阴阳的征象明显可见。神明，简而言之即指事物内部的变化及其外在征象。

[7] 本：根本。张志聪说："本者，本于阴阳也。"

【原文分析】

本段主要阐述了阴阳的对立统一是宇宙间的普遍规律及其对治病的指导意义。

1. 阴阳是存在于自然界的普遍规律

自然界的万事万物，都具有阴阳对立的两个方面，也就是说阴阳是存在于自然界一切事物中的普遍规律，故原文指出："阴阳者，天地之道也。"

（1）阴阳是一切事物分类的纲领。

自然界的万事万物，都可以用阴和阳两种属性加以分类，如凡是活动的、外在的、温热的、明亮的、功能的、机能亢进的，都可以归属"阳"一类；凡是沉静的、内在的、寒冷的、晦暗的、物质的、机能衰减的，都可归属于"阴"一类。所以原文说：阴阳是"万物之纲纪"。

（2）阴阳的运动是导致事物变化的原因。

原文所说"阴阳者……变化之父母，生杀之本始"，说明了阴阳的运动，是事物发生、发展、变化的根本原因。以四时气候变迁为例，春季阴气渐去，阳气渐盛，而气候温暖，万物萌生；夏季阴气已去，阳气已盛，而气候炎热，万物盛长；秋季阳气渐去，阴气渐盛，而气候凉爽，万物收敛；冬季阳气已去，阴气已盛，而气候寒冷，万物闭藏。随着阴阳之气互为消长转化的运动，在气候上就有温热凉寒的变迁，天地万物就经历了生长收藏的过程。原文还指出："阴阳者……神明之府也"，则又进一步说明了阴阳的运动，是导致事物内部发生变化及产生外在征象的根源。

2. 阴阳是诊治疾病的纲领

任何疾病都可根据其内在本质和外在征象的阴阳属性，分别归属于阴证和阳证两大类。所以本篇又说："善诊者，察色按脉，先别阴阳。"无论是阴证，还是阳证，其发生发展的机理，都是阴阳的偏盛偏衰。因此，在治疗上，调整阴阳，补偏救弊，实现人体阴阳的相对平衡，便是治疗疾病的基本原则。辨明了阴阳的偏盛偏衰，抓住了阴阳这个总纲，便能从根本上解决问题，所以原文指出"治病必求于本"。

【参考资料】

高世栻："阴阳主万物变化生杀，是神明之府也。阴阳不测之谓神，阴阳昭著之谓明。府者，神明之所居也。"

张志聪："本者，本于阴阳也。人之脏腑、气血、表里、上下，皆本乎阴阳；而外淫之风寒暑湿、四时五行，亦总属阴阳之二气。至于治病之气味、用针之左右、诊别色脉、引越高下，皆不出乎阴阳之理。故曰治病必求其本。"

二、《素问·阴阳离合论篇第六》

阴阳者，数之可十，推之可百，数之可千，推之可万，万之大不可胜数，然其要一也[1]。

【词语解释】

[1] 然其要一也：然，连词，"但是"的意思。要，要领、关键也，此处代表"阴阳"这一对立统一法则。全句意为：但是，它们的要领仍不外乎是阴阳的对立统一这一法则。

【原文分析】

本段主要说明阴阳法则在运用上的广泛性和原则性。

1. 阴阳法则在运用上的广泛性

由于自然界事物的千差万别、千变万化，所以，阴阳法则在推演运用中，可以由十而百、由千而万，以至无穷无尽。原文所谓"阴阳者，数之可十，推之可百，数之可千，推之可万，万之大不可胜数"，即说明了阴阳法则在运用上的广泛性。如天地可以分阴阳，天为阳，地为阴；日月可以分阴阳，日为阳，月为阴；水火可以分阴阳，火为阳，水为阴；寒热可以分阴阳，热为阳，寒为阴……像这样地用阴阳来推演自然界的事物，是无穷无尽，不可胜数的。

2. 阴阳法则在运用上的原则性

尽管自然界的事物复杂多变，但有一个基本原则，即均可用阴阳来进行概括和说明。如上述例子中的天地、日月、水火、寒热……都可以分别归属于阴与阳之中，所以，世界上无穷无尽的事物，归纳起来都体现了阴阳的对立统一这一共同规律，即所谓"然其要一也"，这又说明了阴阳法则在运用上的原则性。

【参考资料】

吴崑："言阴阳之道始于一，推之则十百千万，不可胜数，然其要则本于一阴一阳也。"

张介宾："谓阴阳之道，合之则一，散之则十百千万，亦无非阴阳之变化。……然变化虽多，其要则一，一即理而已。"

三、《素问·阴阳应象大论篇第五》

天地者，万物之上下也；阴阳者，血气之男女也；左右[1]者，阴阳之道路也；水火者，阴阳之征兆也；阴阳者，万物之能始也。故曰：阴在内，阳之守也；阳在外，阴之使也。

【词语解释】

[1] 左右：面南而立，左居东主升属阳，右居西主降属阴。

【原文分析】

本段举例说明阴阳的相对性及阴阳互用的关系。

1. 举例说明阴阳的相对性

原文指出："天地者，万物之上下也；阴阳者，血气之男女也；左右者，阴阳之道路也；水火者，阴阳之征兆也。"天地、上下、血气、男女、左右、水火等，都是相对的事物和现象。由于这些相对的事物和现象之间既对立又统一，所以都可以用阴阳来概括和说明。其中"水火"是最常见的互相对立的两种东西，水性寒而润下，故属阴；火性热而炎上，故属阳。由于阴阳是抽象的概念，水火有征兆而可见，故可用"水火"的某些特征去判断事物的阴阳属性。

2. 用阴阳说明事物变化的原因

阴阳双方的运动，是引起事物发生、发展、变化的根本原因，故原文说："阴阳者，万物之能始也。"

3. 阴阳相互为用的关系

阴和阳虽然是相互对立的两个方面，但它们又是相互为用的。阴精藏于内，阳气运于外。原文所谓"阴在内，阳之守也"，是说在内的阴精，是在外阳气的镇守、根基；在外的阳气必须以在内的阴精作为依附，并不断得到阴精的充养，才能够发挥其温煦全身、抗御外邪的作用。原文所谓"阳在外，阴之使也"，是说在外的阳气，是在内的阴精的役使、外卫；在内的阴精必须依赖在外的阳气的气化和护卫作用，才能输布周身、发挥其营养作用。可见，阴阳二者存在着相互为用而不可分离的关系。

【参考资料】

吴崑："阴静，故为阳之镇守；阳动，故为阴之役使。见阴阳相为内外，不可相离也。"

张介宾："阴性静，故为阳之守；阳性动，故为阴之使。守者，守于中；使者，运于外。……故朱子曰：'阳以阴为基，阴以阳为偶'。"

四、《素问·阴阳应象大论篇第五》

清阳[1]为天，浊阴[2]为地；地气[3]上为云，天气[4]下为雨；雨出地气，云出天气。故清阳出上窍，浊阴出下窍；清阳发腠理，浊阴走五脏，清阳实四肢，浊阴归六腑。

【词语解释】

[1] 清阳：与浊阴相对而言，指性质轻清而向上向外之气。

[2] 浊阴：与清阳相对而言，指性质重浊而向下向内之气。

[3] 地气：地面的水湿之气，属于浊阴的范畴。

[4] 天气：天空的云雾之气，属于清阳的范畴。

【原文分析】

本段主要说明了自然界清阳浊阴的升降现象及人体内清阳浊阴的分布规律。

1. 自然界清阳浊阴的升降现象

原文指出："清阳为天，浊阴为地；地气上为云，天气下为雨；雨出地气，云出天气。"地面上的水湿等浊阴之气，受阳热的蒸化，上升于天空而为云；天空中的云雾等清阳之气，被阴寒凝聚，下降于地而为雨。这是自然界中清阳浊阴的升降现象及其转化规律的例证。兹列图2－1表示如下。

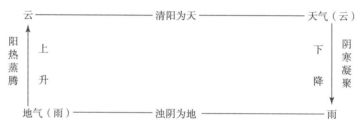

图2－1　清阳浊阴的升降

2. 人体内清阳浊阴的分布规律

人体内的清阳之气，因其轻清而常行于上部、外部，如上窍、腠理、四肢等处；浊阴之气，因其重浊而常行于下部、内部，如下窍、五脏、六腑等处。原文所谓"清阳出上窍，浊阴出下窍；清阳发腠理，浊阴走五脏；清阳实四肢，浊阴归六腑"，就明确指出了人体内清阳与浊阴生理性分布的一般规律。

【参考资料】

张志聪："阴阳之位，各有上下。而阴阳之气，上下相交，然后云行雨施，而化生万物也。清阳为天，浊阴为地。地虽在下，而地气上升为云；天虽在上，而天气下降为雨。夫由云而后有雨，是雨虽天降，而实本地气所生之云，故雨出地气，由雨之降，而后有云之升，是云虽地升，而实本天气所降之雨，故云出天气。此阴阳交互之道也，而人亦应之。"

五、《素问·六微旨大论篇第六十八》

帝曰：其升降何如？岐伯曰：气之升降[1]，天地之更用也。帝曰：愿闻其用何如？岐伯曰：升已而降[2]，降者谓天；降已而升[2]，升者谓地。天气下降，气流于地；地气上升，气腾于天。故高下相召，升降相因，而变作[3]矣。

成败倚伏[4]生乎动[5]，动而不已，则变作矣。帝曰：有期乎[6]？岐伯曰：不生不化，静[7]之期也。帝曰：不生化[8]乎？岐伯曰：出入废则神机化灭，升降息则气立孤危[9]。故非出入，则无以生长壮老已；非升降，则无以生长化收藏。是以升降出入，无器不有。故器者生化之宇，器散则分之，生化息矣。故无不出入，无不升降，化有小大，期有近远，四者之有，而贵常守[10]，反常则灾害至矣。

【词语解释】

[1] 气之升降：天地阴阳之气的上升与下降。

[2] 升已而降，降已而升：已，完毕之意，此处指达到极限。全句意为：气上升达到极限就转为下降，气下降达到极限就转为上升。

[3] 作：兴起、发生的意思。

[4] 成败倚伏：意为隐藏着成长与衰败互为因果的关系。

[5] 生乎动：乎，介词，于也，在也。生乎动，即产生于运动。

[6] 有期乎：运动变化有静止的时候吗？

[7] 静：静止或运动停止。

[8] 生化：指生物体内生长发育的新陈代谢活动。

[9] 化灭、孤危：均是生命活动终结的意思。

[10] 贵常守：贵，重要。常守，即守常，保持正常之意。贵常守，意为重要的是在于保持正常。

【原文分析】

本段主要说明升降出入是生物体内阴阳运动的基本形式。

1. 阳升与阴降更替为用、互为因果

事物阴阳对立统一的规律决定了阳升与阴降是更替为用、互为因果的。有地气之升，才有天气之降；有天气之降，才有地气之升。而地气之升，是由于天气之降；天气之降，是由于地气之升。这样，上升与下降的运动互为因果，从而就产生了天地之气的运动变化，故原文指出："气之升降，天地之更用也""升已而降，降者谓天；降已而升，升者谓地。天气下降，气流于地；地气上升，气腾于天。故高下相召，升降相因，而变作矣。"

2. 出入升降的阴阳运动必须保持协调

事物内部阳升与阴降的运动决定着事物的成长与衰败，运动正常则成，运动反常则败。同时，这种运动应是永恒不息的，只有永恒不息地运动，才有事物的发生、发展和变化，故原文指出："成败倚伏生乎动，动而不已，则变作矣。"这种永恒的运动，既有规模大小之不同，又有时间长短之各异；同时，还必须始终保持相对平衡的正常状态，故原文指出："化有小大，期有近远，四者之有，而贵常守。"

3. 升降出入是生物体内阴阳运动的基本形式

原文说："升降出入，无器不有。"指出了一切有生命的物体，都在不停地进行着升降出入运动，处在"无不出入，无不升降"的新陈代谢过程之中，所以升降出入是生物体内阴阳运动的基本形式。

4. 升降出入反常的危害性

原文指出："出入废则神机化灭，升降息则气立孤危。"说明了升降出入运动一旦停止，生命活动就要终结，更不会有生长壮老已（生长化收藏）的生命活动的全过程，故原文又指出："非出入，则无以生长壮老已；非升降，则无以生长化收藏。"生物体是进行生化活动的场所，如果生物体阴阳升降出入失常，其生化活动就不能正常进行而为病害；如果升降出入完全分离了，生化活动就会停止，即是生命的终结，故原文说："器散则分之，生化息矣。"

【参考资料】

张志聪："天气主降，然由升而降，是所降之气，从地之升；地气主升，然由降而升，是所升之气，从天之降，此天地更用之妙也。天气流于地，地气腾于天，高天下地之气，交相感召，因升而降，因降而升，升降相因，而变化作矣。"

高世栻："凡有形者谓之器，人与万物生于天地之中，皆属有形，均谓之器，是以升降出入，无器不有。"

六、《素问·阴阳应象大论篇第五》

积[1]阳为天，积阴为地。阴静阳躁[2]。阳生阴长，阳杀阴藏。阳化气，阴成形。寒极生热，热极生寒[3]。寒气生浊，热气生清。清气在下，则生飧泄；浊气在上，则生䐜胀。此阴阳反作，病之逆从也。

【词语解释】

[1] 积：汇积、聚积的意思。

[2] 阴静阳躁：躁，动也。属阴的事物其性柔而主静，属阳的事物其性刚而主动，故谓之"阴静阳躁"。

[3] 寒极生热，热极生寒：生，此处作转化理解。全句意为寒到了极点便会转化为热，热到了极点便会转化为寒。

【原文分析】

本段运用阴阳说明自然界事物的现象、性质、功能，以及人体某些病理变化。

1. 运用阴阳说明自然界事物的现象、性质、功能

（1）说明事物的现象。

轻清的阳气汇合于上而成天，重浊的阴气聚积于下而成地，故原文指出："积阳为天，积阴为地。"这是用阴阳对自然界的总体划分。

（2）解释事物的性质。

属阴的事物，其性质柔和而主静；属阳的事物，其性质刚烈而主动，故原文指出："阴静阳躁。"这是用阴阳来解释事物运动的动静两种状态。

（3）分析事物的功能。

原文指出："阳化气，阴成形。"阳主动主热而散，故能熏蒸而化气；阴主静主寒而凝，故能凝聚而成形。原文还指出："阳生阴长，阳杀阴藏。"这是就万物的生化规律来说明生长化收藏的整个过程，都是阴阳双方共同作用的结果，其根源都在于阴阳双方的运动变化。

（4）阐述事物的转化规律。

事物发展到极限的时候，其阴阳两方面往往各自向着相反的方向或地位转化。如寒到了极点便可转化为热，热到了极点也可转化为寒，即所谓"物极必反"的道理。故原文指出："寒极生热，热极生寒。"

（5）论述事物以类相从的联系。

原文所谓"寒气生浊，热气生清"，举例说明了事物间以类相从的联系。寒气属阴，浊气亦属阴，故寒气化生浊阴；热气属阳，清气亦属阳，故热气化生清阳。

2. 运用阴阳理论说明人体某些病理变化

原文指出："清气在下，则生飧泄；浊气在上，则生膹胀。"在一般情况下，人体清阳之气，因其轻清向上主升；浊阴之气，因其重浊而向下主降。若清阳不升而反下降，就会发生完谷不化的泄泻；浊阴之气不降而反上升，就会发生胸膈胀满的病证。这些便是人体阴阳反常所致的证候举例，故曰："此阴阳反作，病之逆从也。"

【参考资料】

张介宾："阳生阴长，言阳中之阴阳也；阳杀阴藏，言阴中之阴阳也。盖阳不独立，必得阴而后成，如发生赖于阳和，而长养由乎雨露，是阳生阴长也；阴不自专，必因阳而后行，如闭藏因于寒冽，而肃杀出乎风霜，是阳杀阴藏也。此于对待之中，而复有互藏之道，所谓独阳不生，独阴不成也。"

七、《素问·阴阳应象大论篇第五》

阴味[1]出下窍，阳气[2]出上窍。味厚者为阴，薄为阴之阳[3]；气厚者为阳，薄为阳之阴[4]。味厚则泄，薄则通；气薄则发泄，厚则发热。壮火之气衰，少火之气壮[5]；壮火食气，气食少火；壮火散气，少火生气。

【词语解释】

［1］阴味：味，指饮食及药物的酸、苦、甘、辛、咸五味。味有质而属阴，故称"阴味"。

［2］阳气：气，指饮食及药物的寒、热、温、凉四气。气无形而属阳，故称"阳气"。

［3］味厚者为阴，薄为阴之阳：味属阴，辛甘淡者味薄，属阴中

之阳，酸苦咸者味厚，属阴中之阴。

[4] 气厚者为阳，薄为阳之阴：此处是以温热二气为例，气属阳，温者气薄，属阳中之阴；热者气厚，属阳中之阳。如以寒凉二气而言，则寒者气厚，属阳中之阳；凉者气薄，属阳中之阴。

[5] 壮火之气衰，少火之气壮：之，结构助词，无实在含义。气，即正气。壮火气衰，少火气壮，即壮火衰气，少火壮气之意。

【原文分析】

本段主要以阴阳说明饮食、药物的性能及火与气的辩证关系。

1. 以阴阳说明药食气味的性能

饮食药物的气和味有阴阳之分，味有形属阴，多下行而走下窍；气无形属阳，多上行而达上窍。阴阳之中复有阴阳。就属阴的味而言，则酸苦咸等厚味者为阴中之阴，而有泄泻的作用；辛甘淡等薄味者为阴中之阳，而有流通的作用。从属阳的气而言，以温热二气为例，气热者为阳中之阳，而有助阳发热的作用；气温者为阳中之阴，而有宣泄肌表的作用。

2. 火与气的辩证关系

火与气的辩证关系如图 2-2。

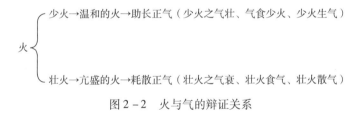

图 2-2 火与气的辩证关系

火有少、壮之分，温和的火为"少火"，能助长、供养正气，从而使正气旺盛；太过的火为"壮火"，却耗散、损伤正气，从而使正气衰减。所以，火在正常情况下有助长正气的作用，在太过的情况下却有耗散正气的作用。

【参考资料】

马蒔："凡物之有味者属阴，而人身之下窍亦属阴，故味出于下窍；凡物之有气者属阳，而人身之上窍亦属阳，故气出于上窍。然味之大体固为阴，而其阴中亦有阳，故味之厚者为纯阴，而味之薄者乃为阴中之阳也；气之大体固为阳，而其阳中亦有阴，故气之厚者为纯阳，而气之薄者乃为阳中之阴也。"

张志聪："味厚为阴中之阴，降也，故主下泄；味薄为阴中之阳，升也，故主宣通。气薄为阳中之阴，降也，故主发泄；气厚为阳中之阳，升也，故主发热。"

张介宾："火，天地之阳气也。天非此火不能生物，人非此火不能有生，故万物之生皆由阳气。但阳和之火则生物，亢烈之火反害物，故火太过则气反衰，火和平则气乃壮。……此虽承气味而言，然造化之道，少则壮，壮则衰，自是如此，不特专言气味者。"

八、《灵枢·论疾诊尺第七十四》

四时之变，寒暑之胜[1]，重阴必阳，重阳必阴。故阴主寒，阳主热[2]。故寒甚则热，热甚则寒。故曰：寒生热，热生寒，此阴阳之变也。

【词语解释】

[1] 寒暑之胜：胜，更胜，互为胜负之意。寒暑之胜，即寒与暑的气候变化，是互为消长胜负的，如寒胜则暑去，暑胜则寒去。

[2] 阴主寒，阳主热：主，掌管、主持的意思。全句意为阴表现为寒，阳表现为热。

【原文分析】

本段以四时阴阳变化来说明阴阳的消长及转化。

1. 寒热是阴阳的重要特性和表现

阴性静而凝，是以寒为其主要表现，阳性动而散，是以热为其主要表现，故原文指出："阴主寒，阳主热。"说明了寒是阴的重要特性及主要表现，热是阳的重要特性及主要表现。

2. 以四时寒热的变迁论述阴阳的消长和转化规律

原文指出："四时之变，寒暑之胜。"说明了一年四季存在着春去夏来、秋去冬至的温热凉寒的气候转变。如立春之后，气候逐渐温暖，是为阳渐长；立夏之后，气候逐渐炎热，是为阳已盛；立秋之后，气候逐渐凉爽，是为阴渐长；立冬之后，气候逐渐寒冷，是为阴已盛。这种由春温转夏热、转秋凉、转冬寒的气候变迁，符合"物极必反"的规律，即寒到了极点，可以转化为热，热到了极点，可以转化为寒；阴盛至极，可以转化为阳，阳盛至极，可以转化为阴。故原文指出："重阴必阳，重阳必阴。……故寒甚则热，热甚则寒。故曰：寒生热，热生寒。"这都是在一年的不同阶段，阴阳之气相互消长转化的缘故，即原文所说的"此阴阳之变也"。

【参考资料】

张志聪："此言人之阴阳血气，应因时之寒暑往来，而有寒热阴阳之变。盖变化者，阴阳之道也。"

九、《素问·阴阳应象大论篇第五》

阴胜则阳病，阳胜则阴病。阳胜则热，阴胜则寒。重寒则热，重热则寒。

帝曰：法阴阳奈何[1]？岐伯曰：阳胜则身热，腠理闭，喘粗为之俯仰[2]，汗不出而热，齿干以烦冤，腹满死，能冬不能夏。阴胜则身寒，汗出，身常清，数栗而寒，寒则厥，厥则腹满死，能夏不能冬。此阴阳更胜之变，病之形能也。

【词语解释】

[1] 法阴阳奈何：法，法则。奈何，即怎么样。法阴阳奈何，即怎么样以阴阳为法则？

[2] 喘粗为之俯仰：指因喘息气粗而身体前俯后仰。

【原文分析】

本段举例说明阴阳偏盛及其转化的病理和证候。

1. 阴阳偏盛及转化的病理

阳主热，阴主寒，阳偏盛则产生热证，阴偏盛则产生寒证，这是一般的病理表现，即原文所说的"阳胜则热，阴胜则寒"。此外，阴偏盛，还会导致阳受损而病；阳偏盛，又会导致阴受损而病，这是由于亢而为害，阴盛损阳或阳盛损阴的病理变化，即所谓"阴胜则阳病，阳胜则阴病"。阴寒发展到极点可以转化为阳热，阳热发展到极点可以转化为阴寒，这则是阴阳相互转化的病理现象，故原文指出："重寒则热，重热则寒。"

2. 阴阳偏盛的病证举例

阳主热，阳盛则易耗阴，故临床上可见身热，喘粗为之俯仰，齿干而烦闷，腹满等证；阴主寒，阴盛则易损阳，故临床上可见身寒，战栗，厥逆腹满等证。阳盛与阴盛俱可出现腹满之证，但阳盛之腹满乃是阳热炽盛，阴津耗竭，胃气已绝之候；而阴盛之腹满则是阴邪盛极，阳气内竭，脾土已败之候，故俱属危重之证。阳盛之无汗，是由于阳郁于内，腠理不通所致；阴盛之汗出，则是由于阴盛损阳，表阳不固所致，故此二者亦为病趋恶化之兆。

3. 阴阳偏盛证对寒热气候的耐受性

阳盛之人，喜寒冷之制阳，恶炎热之助阳，故能耐受冬天寒冷的气候，而不能耐受夏天炎热的气候，因此原文指出：阳盛之人"能冬不能夏"。阴盛之人，喜温热之抑阴，恶寒冷之助阴，故能耐受夏天炎热的气候，而不能耐受冬天寒冷的气候，因此原文指出：阴盛之人"能夏不能冬"。

【参考资料】

马莳："夫人身之阴阳，有同于天地之阴阳，则人之善养者，当法天地之阴阳也，故帝以法阴阳为问，而伯以阴阳偏胜为病者言之，正以见阴阳不可不法也。"

高世栻："冬时寒冷，阳胜可容；夏时炎暑，不堪煎厥矣。……夏时炎暑，阴胜可容；冬时严寒，不堪凛冽矣。"

十、《素问·生气通天论篇第三》

阴者，藏精而起亟也；阳者，卫外而为固也。阴不胜其阳，则脉流薄疾，并乃狂；阳不胜其阴，则五脏气争，九窍不通。是以圣人陈阴阳[1]，筋脉和同[2]，骨髓坚固，气血皆从。如是则内外调和，邪不能害，耳目聪明，气立如故[3]。

【词语解释】

[1] 陈阴阳：陈，陈列，引申为调和。陈阴阳，意为调和阴阳。

［2］筋脉和同：和同，即和谐、协调之意。筋脉和同，意为筋脉的功能协调。

［3］如故：故，从前之意。如故，即与从前一样，没有异常变化。

【原文分析】

本段简要介绍了阴阳的互根互用关系及阴阳偏胜的病证，并强调了调和阴阳在养生中的重要性。

1. 阴精与阳气的互根互用关系

原文指出："阴者，藏精而起亟也；阳者，卫外而为固也。"这是说阴精藏于内，阳气行于外。阴在内，不断地起着与阳气相应的作用；阳在外，起着卫护肌表，固密阴精的作用。二者相互依存，相互为用，从而保持着相对平衡的生理状态。

2. 阴阳偏胜的病证举例

阴与阳的相对平衡是正常的生理状态，阴与阳的偏盛偏衰则是基本的病理变化。如果阴阳平衡遭到破坏，其阳偏盛而致阴偏衰者，阴不能抑制阳，阳热盛极，迫使血行加快，扰乱心神，就会出现脉流急迫快速，神志狂乱等证，故原文说："阴不胜其阳，则脉流薄疾，并乃狂"；其阴偏盛而致阳偏衰者，阳不能抑制阴，阴寒盛极，影响五脏功能，导致气机不和，就会发生九窍功能障碍的病证，故原文说："阳不胜其阴，则五脏气争，九窍不通。"

3. 调和阴阳在养生中的重要性

善于调和阴阳，维持体内阴阳的相对平衡，不使其有所偏盛偏衰，就能确保气血筋骨脉等的功能正常，使外邪不能入侵，从而达到健康无病，生命长久的目的，即原文指出的"是以圣人陈阴阳，筋脉和同，骨髓坚固，气血皆从。如是则内外调和，邪不能害，耳目聪明，气立如故。"

【参考资料】

吴崑："阴阳贵得其平，不宜相胜。"

张介宾："阴不胜阳则阳邪盛，故当为阳脉阳证之外见者如此。……阳不胜阴则阴邪盛，故当为阴病之内见者如此。"

十一、《素问·生气通天论篇第三》

凡阴阳[1]之要，阳密乃固[2]。两者不和，若春无秋，若冬无夏，因而和之，是谓圣度。故阳强不能密，阴气乃绝[3]；阴平阳秘，精神乃治[4]；阴阳离决，精气乃绝[3]。

【词语解释】

[1] 阴阳：阴，指阴精；阳，指阳气。

[2] 阳密乃固：意为阳气充足而护卫于外，阴精才能固守于内。

[3] 绝：前一"绝"字，指阴精耗损，病情较轻；后一"绝"字，指精气（阴、阳）竭尽，病情危殆。

[4] 精神乃治：精神，包括精（阴）和神（阳）两个方面，此处"精神"，代表了生命活动。精神乃治，即生命活动正常。

【原文分析】

本段主要强调了阳气在阴阳平衡中的主导作用及阴阳平衡的重要性。

1. 阳气在阴阳平衡中的主导作用

在生理上，"凡阴阳之要，阳密乃固"。因为阳气有卫外抗邪、固护阴精的作用，所以，阳气充盛而固护于外，是防止外邪侵袭、保证阴精内守、维持阴阳平衡的关键。在病理上，"阳强不能密，阴气乃绝"。阳气过于亢盛，亢则为害，便会耗伤阴精，导致阴阳失却平衡而为病。

2. 阴阳平衡的重要性

阴阳的相对平衡，是保证身体健康的基本条件，故原文指出"阴平阳秘，精神乃治"，它说明了阴精平和，阳气固密，二者保持相对平衡的生理状态，人的生命活动就正常。

3. 阴阳失调的危害性

阴阳失却平衡，是导致疾病发生的主要机理。阴阳失调，犹如有春生而无秋收，有冬藏而无夏长，如原文所说："两者不和，若春无秋，若冬无夏。"人体阴阳的严重失调，可危及生命，故原文指出："阴阳离决，精气乃绝。"

4. 调和阴阳是治病的根本法则

调和阴阳，使之恢复相对平衡的生理状态，是治疗疾病的根本法则，故原文指出："因而和之，是谓圣度。"

【参考资料】

张介宾："阳为阴之卫，阴为阳之宅，必阳气闭密于外，无所安耗，则邪不能害，而阴气完固于内，此培养阴阳之要，即生气通天之道也。……有阳无阴则精绝，有阴无阳则气绝，两相离决，非病则亡，正以见阴阳不可偏废也。"

张志聪："如两者不和，有若乎惟生升而无收降，惟闭藏而无浮长矣。故必因而和之，是谓圣人调养之法度。"

十二、《素问·藏气法时论篇第二十二》

五行者，金木水火土也，更贵更贱，以知死生，以决成败[1]，而定五脏之气，间甚之时，死生之期也。

【词语解释】

[1] 决成败：判断治疗的成功与失败。

【原文分析】

本段简要地介绍了五行的概念及其生克理论在诊断预后中的指导意义。

1. 五行的概念

五行，即木、火、土、金、水五种物质。这五种日常生活中习见的物质，被中国古代思想家用来说明世界万物的起源和多样性的统一，并以五行更替盛衰、相生相克的原理，来说明事物之间的联系和变化。

2. 五行生克理论在诊断预后中的指导意义

在临床上，根据五行盛衰的更替变化规律，可以预测疾病的预后吉凶，判断治疗效果的好坏，确定五脏之气的虚实，推测疾病好转与加重的时间、痊愈或死亡的期限等，所以，五行生克理论在临床上有一定的指导意义。

兹根据原文简要归纳如下。

五行之气当旺（更贵）→有助于正气→疾病的预后较好：生、

成、间。

五行之气当衰（更贱）→有利于邪气→疾病的预后不良：死、败、甚。

【参考资料】

张志聪："此篇论察其腑脏而知死生之期，然须法于四时五行生克之顺逆，而后死生可必。故曰：五行者，金木水火土也。言天之十干四时，地之五谷五味，人之五脏五气，皆合于此五者。以此五者而合参之，则成败死生可决矣。"

十三、《素问·宝命全形论篇第二十五》

木得[1]金[2]而伐，火得水而灭，土得木而达，金得火而缺，水得土而绝。万物尽然[3]，不可胜竭。

【词语解释】

[1] 得：获得，此处作"遇到"讲。

[2] 金：泛指金属物质。

[3] 尽然：都这样。

【原文分析】

本段用自然现象说明五行之间的克制关系。

1. 五行之间的克制关系

木得金而伐：木遇到金就被伤伐，所以金能克木。

火得水而灭：火遇到水就会熄灭，所以水能克火。

土得木而达：土遇到木就发生阻隔，所以木能克土。

金得火而缺：金遇到火就会缺失，所以火能克金。

水得土而绝：水遇到土就会断绝，所以土能克水。

2. 五行克制规律的普遍性

自然界各种事物都可用取象比类的方法归属于木火土金水五者之中。因此，五行克制规律在应用上具有一定的普遍性，可以用它来解释自然界各种事物之间的相互制约关系，所以原文说："万物尽然，不可胜竭。"

【参考资料】

高世栻："万物皆有制克之道，故万物尽然；制而复生，无有穷尽，故不可胜竭。"

十四、《素问·六微旨大论篇第六十八》

亢则害，承乃制，制则生化，外列盛衰[1]，害则败乱，生化大病。

【词语解释】

[1] 外列盛衰：使盛衰陈列于外，意为使各种生物生长化收藏的正常盛衰过程依次展现于大自然中。

【原文分析】

本段主要强调五行之间正常制约的重要性与失制的危害性。

1. 五行之间正常制约的重要性

在正常情况下，某一行之气亢盛时，相应的另一行之气能承接着予以制约，有制约就能生化。如木气亢盛，金气就予以正常的制约，使木气不致过亢。有了这种正常的制约，则亢者不能为害，才能保持生物正常的生长化育活动，故原文指出："承乃制，制则生化。"

2. 五行之间亢而无制的危害性

在病理情况下，如某一行之气亢盛，而相应的另一行之气又不能予以正常的制约，那么，该行之气就更为亢盛，从而克伐其所胜之行。如木气过于亢盛，金气又不能予以正常的制约，木气就更为亢盛，亢则为害，从而克伐其所胜之行的土气，造成生化活动紊乱，导致形体衰败，故原文指出："亢则害……害则败乱，生化大病。"

【参考资料】

王安道："'亢则害，承乃制'二句，言有制之常与无制之变也。承，犹随也，有防之之义存焉。亢者，过极也；害者，害物也；制者，克胜之也。然所承也，其不亢，则随之而已，故虽承而不见；既亢，则克胜以平之，承斯见矣。盖造化之常，不能以无亢，亦不能以无制焉耳。"

张介宾："亢者，盛之极也。制者，因其极而抑之也。盖阴阳五行之道，亢极则乖，而强弱相残矣。故凡有偏盛，则必有偏衰，使强无所制，则强者愈强，弱者愈弱，而乖乱日甚。所以亢而过甚，则害乎所胜，而承其下者，必从而制之。……夫盛极有制而无亢害，无亢害则生化出乎自然，当盛者盛，当衰者衰，循序当位，是为外列盛衰。"

十五、《素问·五运行大论篇第六十七》

气有余[1]，则制己所胜而侮所不胜；其不及，则己所不胜侮而乘[2]之，己所胜轻而侮之。

【词语解释】

[1] 气有余：五行之气太过、亢盛的意思。

[2] 侮、乘：此处均是过度克制的意思。

【原文分析】

本段主要说明五行之气太过、不及所发生的乘侮关系。

1. 五行之气太过而发生的乘侮关系

在正常情况下，五行之气不偏不亢，从而保持五行之间的动态平衡。五行之气太过，过则亢，亢则害，害则为病。如木行之气太过，就会过度克制己所胜之土行，反克己所不胜之金行，导致土行之气或金行之气失常，这就是原文所说的"气有余，则制己所胜而侮所不胜"。

2. 五行之气不及而发生的乘侮关系

五行中某一行之气不及，则易受他行之气的克制。如木行之气不及，就会受己所不胜之行金气的过度克制，还可受己所胜之行土气的反克，从而使木行之气更为不及，此乃原文说的"其（气）不及，则己所不胜侮而乘之，己所胜轻而侮之"。

现归纳如图2-3所示。

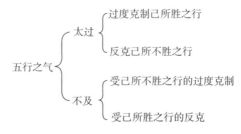

图2-3　五行之气太过、不及而发生的乘侮关系

【参考资料】

张志聪："如岁木太过，则制己所胜之土气，而侮所不胜之金气；

如不及，则己所不胜之金气侮我而乘之，己所胜之土气来轻我而侮之。五运皆同，周而复始。"

十六、《素问·玉机真藏论篇第十九》

五脏受气[1]于其所生，传之于其所胜，气舍于其所生，死于其所不胜。病之且死[2]，必先传行至其所不胜，病乃死。此言气之逆行[3]也，故死。

【词语解释】

[1] 受气：接受病气。

[2] 病之且死：疾病发展到将要死亡的时候。

[3] 气之逆行：这里是指病气由子传母的逆传。

【原文分析】

本段主要是以五行生克规律来说明五脏病的传变及预后。

1. 以五行生克规律来说明五脏病的传变

五脏病的传变方式，有顺传与逆传两种不同形式。

（1）顺传。

顺传，就是按照五行生克的关系传变，传给被克的脏，即原文所说的"传之于其所胜"，如肝传之脾，脾传之肾，肾传之心，心传之肺，肺传之肝等。

（2）逆传。

逆传，就是子病传母的传变，即传给生己之脏。以肝为例，肝之病气由心传来，故原文说"受气于其所生"，这是按子病传母的规律传变的第一次；肝病不愈，其病气便可传之于肾，故原文说"气舍于其所生"，这是第二次子病传母；肾病不愈，其病气便可传之于肺，这是第三次子病传母。肺属金，肝属木，肺为肝之所不胜，肝病未愈，又受肺金之克，可见其预后更差，故原文说"死于其所不胜"。病气按这种子病传母的顺序传变，就叫作"气之逆行"。疾病的五行逆顺传变见图2-4。（以肝受病于心为例）

2. 以五行生克规律来推测五脏病的预后

原文指出："病之且死，必先传行至其所不胜，病乃死。"说明凡

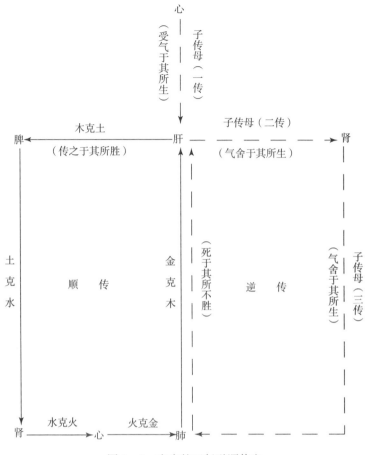

图 2-4　疾病的五行逆顺传变

疾病传至所不胜之脏，病情皆危重，预后不良。如肝受气于心（子传母）、气舍于肾（子传母），至肺（子传母）而死（金克木），也就是说肝病传至肺之时，就有死亡的可能。据此可以推测肝病的预后情况，其余四脏亦然。

【参考资料】

李今庸："'五脏受气于其所生……气舍于其所生，死于其所不胜'三句为正文，'传之于其所胜'一句是借宾定主之衬文，而主要意思则是说：五脏受病气于己所生之脏，照一般的疾病传变之次，当传之于其所胜之脏，其不传其所胜而舍于生己之脏，死于其所不胜之脏，则为子之传母的逆行，其病子传母，三传至其所不胜而死，故下文称其曰'逆死'。"

十七、《素问·藏气法时论篇第二十二》

夫邪气之客[1]于身也，以胜相加[2]，至其所生而愈，至其所不胜而甚，至于所生而持，自得其位而起。必先定五脏之脉，乃可言间甚之时，死生之期也。

【词语解释】

[1] 客：作"侵犯"讲。

[2] 加："施加"，此处意为"侵犯"。

【原文分析】

本段主要以五行生克理论来说明疾病的间甚与时间的关系。

1. 六淫之邪首犯之脏

邪气袭人的一般规律是以胜相加，首先侵犯所克之脏，故原文指出："夫邪气之客于身也，以胜相加。"如风邪盛则脾发病（木克土），火邪盛则肺发病（火克金），湿邪盛则肾发病（土克水），燥邪盛则肝发病（金克木），寒邪盛则心发病（水克火）等。

2. 疾病的间甚与时间的关系

（1）至其所生而愈。

如肝（木）病愈于属火的夏季、丙丁日，因木能生火，故木病遇到所生的火之时日而转愈。

（2）至其所不胜而甚。

如肝（木）病甚于属金的秋季、庚辛日，因木受金克，故木病遇到克己的金之时日而加重。

（3）至于所生而持。

此处"所生"指生己的时日。持，汪机说："犹言无加无减而平定也。"如肝（木）病持于属水的冬季、壬癸日，即肝病遇到生己的水之时日而病情处于相持状态。

（4）自得其位而起。

如肝（木）病起于属木的春季、甲子日，即遇到本脏当旺之时日，疾病就有所起色，趋于好转。

3. 脉证是判断疾病预后的重要依据

上面所述的疾病的愈、甚（加）、持、起等，仅是从一个角度推测病情与时间的关系，并非所有疾病都按照这种趋势发生发展。因此，临床上必须全面诊察五脏病所表现的脉证，并结合时间情况，对病情做出全面分析，才能判断疾病的预后吉凶，故原文指出："必先定五脏之脉，乃可言间甚之时，死生之期也。"

【参考资料】

马莳："夫五脏之病，由于相生相胜者如此。至于日时可推矣，又当先定五脏之本脉，如春脉弦、夏脉钩、长夏脉代、秋脉毛、冬脉石，或有胃气及无胃气，则彼之生我克我，我得而知。故凡为愈者，我所生；持者，生乎我；其病为间，而为生之期；为甚者，克乎我；为起者，得本位；其病为甚，而为死之期，可得而言之矣。若不定五脏之脉，则彼于我之相生相克，故从而知之哉！"

小　结

（一）阴阳

1. 阴阳的概念

（1）阴阳是自然界的普遍规律："阴阳者，天地之道也""阴阳者，数之可十，推之可百，数之可千，推之可万，万之大不可胜数，然其要一也"。

（2）阴阳是对一切事物分类的纲领："阴阳者……万物之纲纪""天地者，万物之上下也；阴阳者，血气之男女也；左右者，阴阳之道路也；水火者，阴阳之征兆也""阴静阳躁""阳化气，阴成形""阴主寒，阳主热"。

（3）阴阳的运动是导致事物变化的原因："阴阳者……变化之父母，生杀之本始，神明之府也""阳生阴长，阳杀阴藏"。

（4）阴阳之中分阴阳：气为阳，"气厚者为阳，薄为阳之阴"；味为阴，"味厚者为阴，薄为阴之阳"。

2. 阴阳的基本内容

（1）阴阳的对立互根："阴在内，阳之守也；阳在外，阴之使也""阴者，藏精而起亟也；阳者，卫外而为固也"。

（2）人体阴阳的分布规律："清阳出上窍，浊阴出下窍；清阳发腠理，浊阴走五脏；清阳实四肢，浊阴归六腑""阴味出下窍，阳气出上窍"。

（3）阴阳的升降出入："清阳为天，浊阴为地。地气上为云，天气下为雨；雨出地气，云出天气""升已而降，降者谓天，降已而升，升者谓地。天气下降，气流于地；地气上升，气腾于天。故高下相召，升降相因，而变作矣""是以升降出入，无器不有……故无不出入，无不升降，化有小大，期有近远，四者之有，而贵常守"。

（4）阴阳的消长转化："四时之变，寒暑之胜。重阴必阳，重阳必阴""重寒则热，重热则寒"。

（5）阳气的主导作用："凡阴阳之要，阳密乃固"。

（6）火与气的关系："壮火之气衰，少火之气壮；壮火食气，气食少火；壮火散气，少火生气"。

（7）阴阳调和的生理："阴平阳秘，精神乃治""圣人陈阴阳，筋脉和同，骨髓坚固，气血皆从"。

（8）阴阳失调的病理："阳胜则阴病，阴胜则阳病""阴不胜其阳，则脉流薄疾，并乃狂；阳不胜其阴，则五脏气争，九窍不通""阳强不能密，阴气乃绝……阴阳离决，精气乃绝"。

"出入废，则神机化灭；升降息，则气立孤危。故非出入，则无以生长壮老已；非升降，则无以生长化收藏""清气在下，则生飧泄；浊气在上，则生䐜胀"。

（9）阴阳是诊治疾病的准则：阴阳失调是疾病的基本病理之一，阴阳"两者不和，若春无秋，若冬无夏"。因此，在治疗上必须寻求并解决阴阳这个根本问题，故《黄帝内经》指出："治病必求于本""因而和之，是谓圣度"。

（二）五行

1. 五行的概念及五行理论的临床运用

"五行者，金木水火土也。更贵更贱，以知死生，以决成败，而定五脏之气，间甚之时，死生之期也"。

2. 五行之间的正常制约

"木得金而伐，火得水而灭，土得木而达，金得火而缺，水得土而绝。万物尽然，不可胜竭""承乃制，制则生化，外列盛衰"。

3. 五行之间的反常乘侮

"气有余，则制己所胜而侮所不胜；其不及，则己所不胜侮而乘之，己所胜轻而侮之"。

4. 运用五行规律说明疾病的传变

"五脏受气于其所生，传之于其所胜，气舍于其所生，死于其所不胜。病之且死，必先传行至其所不胜，病乃死"。

5. 运用五行规律推测疾病的预后

"夫邪气之客于身也，以胜相加，至其所生而愈，至其所不胜而甚，至于所生而持，自得其位而起"。

第三章 脏 象

第一节 概 述

一、脏象和脏象学说的含义

1. 何谓"脏象"

"脏象"一词，始见于《素问·六节脏象论》。脏象，又名藏象，意即脏腑气血藏居于内，其生理功能、病理变化均有征象表现在外。正如张介宾所说："藏居于内，形见于外。"内脏的本质是通过人体的各种现象反映出来的，二者是辩证的统一。

2. 什么是脏象学说

脏象学说，是研究人体脏腑和精气神的生理功能、病理变化，脏腑和精气神相互之间及其与外在环境之间关系的理论。

二、《黄帝内经》脏象学说的主要内容

《黄帝内经》中有关脏象的内容可以概括为以下两大方面。

1. 脏腑

脏腑包括五脏、六腑、奇恒之腑的生理功能和病理变化；脏腑之间，脏腑与其他组织器官及外界环境之间的联系。

2. 精气神

精气神包括精气神的化生（来源）、运行（分布）、功能、相互之间的关系及其与脏腑、外界环境的联系。

三、《黄帝内经》脏象学说的基本特点

总体来说，《黄帝内经》脏象学说，是古人通过长期生活实践、医疗实践以及粗浅解剖实践，在当时朴素的唯物论和辩证法思想指导下总结出来的医学理论。它主要表现为以下两大特点。

1. 外在征象是认识内在脏腑的主要依据

由于历史条件所限及研究方法的不同，《黄帝内经》脏象学说不是建立在微观的基础上，而是从宏观出发，在生活、医疗实践当中，通过对内在脏腑功能活动的外在征象（表现）的长期观察、分析所归纳出来的生理病理理论。正如《灵枢·本藏》所说："视其外应，以知其内藏，则知所病矣。"如风寒咳嗽患者，除见咳嗽外，还可见到恶寒发热、鼻塞或流涕等症状，经过对这些疾病表现的反复观察，于是总结出"肺合皮毛，开窍于鼻，在液为涕，在变动为咳"等肺的生理病理理论。

2. 脏象是对人体整体机能的分类概括

脏象从本质上讲，是对人体整体机能的分类概括。它以五脏为中心，从各脏的主要功能，各脏与六腑、形体、器官的联系，各脏与自然界的关系三方面着眼，把人体生命活动分别概括在心象系统、肺象系统、肝象系统、脾象系统、肾象系统五大功能系统之中。因此，脏腑不仅仅是实质性脏器的单一反映，而且更重要的是代表着相应的功能单位。如心者"生之本，神之变（变，当作处）""合小肠""其华在面，其充在血脉""为阳中之太阳，通于夏气"。上述便构成了心的基本生理功能。

第二节　原文精选

一、《素问·六节脏象论篇第九》

帝曰：脏象何如？岐伯曰：心者，生之本，神之变也；其华[1]在面，其充[2]在血脉；为阳中之太阳，通[3]于夏气。肺者，气之本，魄之处也；其华在毛，其充在皮；为阳中之太阴，通于秋气。肾者，主蛰，封藏之本[4]，精之处也；其华在发，其充在骨；为阴中之少阴，通

于冬气。肝者，罢极之本，魂之居也；其华在爪，其充在筋，以生血气；其味酸，其色苍；此为阳中之少阳，通于春气。脾、胃、大肠、小肠、三焦、膀胱者，仓廪之本，营之居也，名曰器，能化糟粕、转味而入出者也；其华在唇四白，其充在肌，其味甘，其色黄；此至阴之类，通于土气。凡十一脏，取决于胆也。

【词语解释】

［1］华：光彩，引申为显现于外。此处指五脏精气显现于外。如"其华在面"，是说心的精气显耀（表现）在面部。

［2］充：充实、滋养的意思。如"其充在血脉"，指心的精气充养于血脉。

［3］通：交通，引申为相应。

［4］封藏之本：主持封闭、固藏的意思。

【原文分析】

本段阐述了五脏的主要生理功能，阴阳属性，五脏与形体组织、时令气候的密切关系，以及六腑的总体功能。

1. 五脏的主要生理功能及阴阳属性

（1）心。

心的主要生理功能及阴阳属性如图3－1。

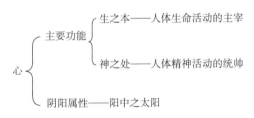

图3－1　心的主要生理功能及阴阳属性

心之所以称为"生之本"，主宰人体生命活动，应从心主神明和主血脉两方面来理解。由于心主神明和血脉，能确保脏腑间功能的协调活动以及营养供应，故曰心者"生之本"。"神之处"之"神"，乃人体精神活动的总称。精神活动的各方面虽然分别为五脏所司，但又必须受心神的统率和协调。正因为心具有如此重要功能，所以《素问·灵兰秘典论》指出："心者，君主之官，神明出焉。……故主明则下安，主不明则十二官危。"

心居膈上，属阳位；心属火且与夏季炎热之气相应。故其属性为"阳中之太阳"。可见，关于五脏阴阳属性，是依据五脏所居部位之阴阳，五脏的五行属性之阴阳，并结合外应时令气候之阴阳来划分的。至于这里所说的阴阳之"太少"，当指阴阳气之多少。明确了这几点，其他四脏的阴阳属性划分的道理也就不难理解了，故以下分析从略。

（2）肺。

肺的主要生理功能及阴阳属性如图3-2。

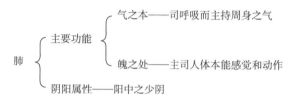

图3-2　肺的主要生理功能及阴阳属性

肺司呼吸而主一身之气，故曰肺者"气之本"。魄属神的范畴，关于魄的含义，张介宾说："魄之为用，能动能作，痛痒由之而觉也。初生时，耳目心识，手足运动，此魄之灵也。"可见，肺为"魄之处"是说人体的本能感觉和动作等为肺主司。

（3）肾。

肾的主要生理功能及阴阳属性如图3-3。

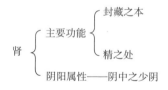

图3-3　肾的主要生理功能及阴阳属性

"封藏之本"与"精之处也"，其义相关。二者除了说明肾有主持储藏人身之精的功能，还反映了肾藏之精贵在固藏而不宜妄泻的生理特点。所谓不宜妄泻，并非说绝对不泻，如《素问·上古天真论》所谓"肾者主水，受五脏六腑之精而藏之，故五脏盛乃能泻"，便说明了这一点。

（4）肝。

肝的主要生理功能及阴阳属性如图 3 - 4。

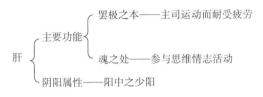

图 3 - 4　肝的主要生理功能及阴阳属性

"肝者，罢极之本"，主要从肝藏血主筋方面理解。肝血充盈，则筋膜能得到足够血气的滋养，以更好地发挥束骨、利关节的作用，所以肢体的运动及运动耐力的大小、时间的久暂均与肝密切相关。魂，张介宾说："魂之为言，如梦寐、恍惚、变幻游行之境皆是也。"联系《素问·灵兰秘典论》"肝者，将军之官，谋虑出焉"之说，说明"魂之处"，是指肝参与人的谋虑、梦幻等思维情志方面的功能活动。

（5）脾。

脾的主要生理功能及阴阳属性如图 3 - 5。

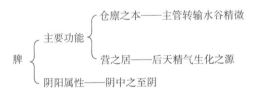

图 3 - 5　脾的主要生理功能及阴阳属性

水谷进入人体，首先经胃的腐熟作用，然后再通过脾的运化而生成营气等精微物质以滋养人体，因此人体后天营养主要来源于脾（胃）。所以说脾为"仓廪之本，营之居"。

2. 五脏与形体组织、时令气候的关系

（1）心。

其华在面，其充在血脉，通于夏气。

心主一身之血脉，而面部的脉络最为丰富，所谓"十二经脉，三百六十五络，其血气皆上于面而走空窍"（《灵枢·邪气脏腑病形》）。所以面部的色泽变化常能反映心气的功能盛衰，故曰"其华在面"。

"其充在血脉"，则说明了两点：一是脉体依靠心的精气滋养；二是脉内血气充盈，有赖于心气的推动作用。心属火，而夏气炎热，根据"天人相应""同气相求"的道理，故曰心"通于夏气"。其他四脏与时令气候的关系，均可照此理来理解，以下分析从略。

（2）肺。

其华在毛，其充在皮，通于秋气。

肺司宣发而输精于皮毛。皮毛乃是人体抗御外邪的藩篱，所以皮毛的荣枯、卫外功能的强弱，直接反映着肺气的盛衰，故曰肺"其华在毛，其充在皮"。

（3）肾。

其华在发，其充在骨，通于冬气。

虽曰"发为血之余"，但头发的生机是根于肾的，所以肾气的盛衰、肾精的盈亏可以从头发反映出来。骨的充养依赖于髓，而髓的化生则源于肾精，故曰肾"其充在骨"。

（4）肝。

其华在爪，其充在筋，通于春气。

肝脏的精气滋养筋膜。而爪为筋之余，爪甲的变化可以反映肝气的盛衰，故曰肝"其华在爪，其充在筋"。

（5）脾

其华在唇四白，其充在肌，通于土气。

脾主运化水谷精微以充养肌肉。脾开窍于口，而唇为口之门户，因此口唇的色泽，全身肌肉的丰满与瘦削，与脾气之盛衰密切相关，故曰脾"其华在唇四白，其充在肌"。

3. 传化之府的总体功能

"胃、大肠、小肠、三焦、膀胱者……名曰器，能化糟粕、转味而入出者也"，指出了胃、大肠、小肠、三焦、膀胱等五腑的总体功能是接纳水谷，分清泌浊，转输津液，传导糟粕。正因为它们共同担负着对水谷的受纳、传化、输布、排泄，故喻为盛物之"器"，而《素问·五脏别论》则名曰"传化之府"。

4. 胆对于脏腑的特殊作用

"凡十一脏，取决于胆也"指出了胆在脏腑中的特殊作用，即五脏六腑皆从胆取得决断。因为胆藏精汁，于六腑之中独能参与思维情志活动，而有主持"决断"的功能。所谓"决断"，即对事物做出判断和决定的能力，属于整体性的精神活动。胆通过"决断"功能协助心调节思维情志活动而影响着脏腑的功能，这是其一。其二是胆与人体勇气的形成密切相关，胆壮则气强，邪不可干，如《素问·经脉别论》说："勇者气行则已，怯者则着而为病也"，说明胆在助正抗邪以保持脏腑功能正常活动方面亦有一定作用。

【参考资料】

程杏轩引《医参》说："勇者气行则止，怯者着留为疾，经言最宜旁通。凡人之所畏者皆是也：遇大风不畏，则不为风伤；遇大寒大热不畏，则不为寒热中；饱餐非出于勉强，则必无留滞之患。气以胆壮，邪不可干，故曰十一脏取决于胆也。"

二、《素问·五脏别论篇第十一》

所谓五脏者，藏精气而不泻也，故满而不能实；六腑者，传化物而不藏，故实而不能满也。所以然者，水谷入口，则胃实而肠虚[1]；食下，则肠实而胃虚；故曰实而不满，满而不实也。

【词语解释】

[1] 胃实而肠虚：指胃中容纳水谷时，肠中则是空虚的。下文"肠实而胃虚"义仿此。

【原文分析】

本段主要论述了五脏六腑的基本功能及其特点，如图3-6。

五脏的基本功能是藏蓄精、气、血等精微物质，而这些都是维持生命活动不可缺少的物质，所以五脏所藏之精气宜固藏而不宜外泄；六腑传化水谷，包括对水谷及其变化物的受纳、传输、排泄等，因此宜输泻而不宜藏蓄。即如原文所说："五脏者，藏精气不泻也，故满而不能实；六腑者，传化物而不藏，故实而不能满也。"

此外，"水谷入口，则胃实而肠虚，食下，则肠实而胃虚，故曰实

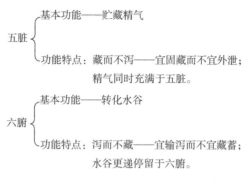

图 3 - 6　五脏六腑的基本功能及其特点

而不满，满而不实也"，不仅说明了六腑更递停留水谷的特点，同时还含有五脏必须全部被精气充满的意思。只有这样，才能保证五脏藏精气、六腑传化物功能的正常进行。

【参考资料】

张介宾："五脏主藏精气，六腑主传化物。精气质清，藏而不泻，故但有充满而无所积实；水谷质浊，传化不藏，故虽有积实而不能充满。"

三、《素问·五脏别论篇第十一》

余闻方士，或以脑髓为脏，或以肠胃为脏，或以为腑，敢问更相反，皆自谓是，不知其道，愿闻其说。岐伯对曰：脑、髓、骨、脉、胆、女子胞，此六者地气之所生[1]也，皆藏于阴而象于地，故藏而不泻，名曰奇恒之府。夫胃、大肠、小肠、三焦、膀胱，此五者天气之所生也，其气象天，故泻而不藏，此受五脏浊气，名曰传化之府，此不能久留，输泻者也。魄门亦为五脏使，水谷不得久藏。

【词语解释】

[1] 地气之所生：意思是说脑、髓、骨、脉、胆、女子胞，是禀受地气而生的。这是因为它们具有与地气一样静而主藏纳的特点和作用。这种比喻，使奇恒之府的作用和特点更加形象化，也易于理解。下文"天气之所生"义仿此。

【原文分析】

本段阐述了奇恒之府和传化之府的概念及功能特点。

1. 奇恒之府的概念及功能特点

脑、髓、骨、脉、胆、女子胞，这六种组织器官合称为奇恒之府。其基本功能，像大地藏载万物一样主藏蓄阴精。如脑为髓之海，髓为肾精所化，骨为髓所充，胆盛精汁，脉为血之府，女子胞藏蓄精血、孕育胎儿等。因此其功能特点亦与五脏一样，宜固藏而不宜妄泻。

由于此六者不同于一般的腑，故被称为"奇恒之府"。

2. 传化之府的概念及功能特点

原文指出，胃、大肠、小肠、三焦、膀胱等五腑名曰传化之府。所谓"此受五脏浊气""此不能久留，输泻者也"，说明了传化之府的功能是不断地接纳水谷并转输精气于五脏，排泄糟粕于体外。而"此五者天气之所生也，其气象天，故泻而不藏"，则阐述了传化之府主输泻而不藏蓄，就如同天体一样，具有运行不息的功能特点。因为其功能重在受纳、传化、转输、排泄，特点表现为泻而不藏，故称为"传化之府"。

3. 魄门的功用及其与五脏的关系

魄门，即肛门。其功用主要是排泄水谷糟粕，使其不能久留体内。魄门排泻水谷糟粕的功能正常，便能保证传化之府顺利地接纳水谷，转输精微，从而使五脏精气健旺，从这一意义上来说，魄门也是为五脏所用的；另一方面，魄门居大肠的末端，其功能活动亦受着五脏的支配，所以原文指出"魄门亦为五脏使"。

【参考资料】

张介宾："凡此六者，原非六腑之数，以其藏蓄阴精，故曰地气所生，皆称为腑。然胆居六腑之一，独其藏而不泻，与他腑之传化者为异。女子胞，子宫是也，亦以出纳精气而成胎孕者为奇。故此六者均称为奇恒之府。奇，异也。恒，常也。……凡此五者，是名六腑，胆称奇恒，则此惟五矣。若此五腑包藏诸物而属阳，故曰天气所生；传化浊气而不留，故曰泻而不藏；因其转输运动，故曰象天之气。"

四、《灵枢·邪客第七十一》

心者，五脏六腑之大主[1]也，精神之所舍也。其脏坚固[2]，邪弗能容也，容之则心伤，心伤则神去[3]，神去则死矣。故诸邪之在于心者，皆在于心之包络。

【词语解释】

[1] 大主：总的主宰（指挥者）的意思。

[2] 其藏坚固：意即心脏坚强，精气充实。

[3] 神去：指神气离开了形体。

【原文分析】

本段强调了心在脏腑中的主导地位，同时指出了心包络的重要作用。

1. 心在脏腑中的主导地位

在强调突出心这一地位时，主要是从生理和病理两方面阐述的。在生理方面，由于心藏神，为脏腑之首，因此一般来说，其脏气是坚强的，邪气难以入侵，从而才能发挥"君主之官"的作用。在病理方面，若心脏本身一旦受邪，导致心脏受伤，神失其守，从而五脏六腑无所主，功能活动失去协调，最终必然引起死亡。

2. 心包络的重要作用

心包络，即心的外围组织。在生理方面，它具有心的一部分功能，所谓代心行令，如《素问·灵兰秘典论》称之为"臣使之官，喜乐出焉"。在病理方面，心包为心的屏障，常先代心受邪，正如原文所说："诸邪之在于心者，皆在于心之包络"，从而更好地保证心对脏腑和全身发挥主导作用。

【参考资料】

张介宾："包络在外，为心之卫。心为五脏六腑之大主，乃精神之所舍，其藏坚固，邪不可伤，伤及于心，无不死者。故凡诸邪之在心者，皆在心外之包络耳。然心为君主之官，而包络亦心所主，故称为心主。凡治病者，但治包络之腧，即所以治心也。"

五、《素问·太阴阳明论篇第二十九》

帝曰：脾病而四肢不用[1]，何也？岐伯曰：四肢皆禀气于胃，而不得至经，必因于脾，乃得禀也。今脾病不能为胃行其津液，四肢不得禀水谷气，气日以衰[2]，脉道不利，筋骨肌肉皆无气以生，故不用焉。

帝曰：脾与胃以膜相连耳，而能为之行其津液，何也？岐伯曰：足太阴者，三阴也，其脉贯胃属脾络嗌，故太阴为之行气于三阴；阳明者，表也[3]，五脏六腑之海也，亦为之行气于三阳[4]。脏腑各因其经而受气于阳明，故为胃行其津液。

【词语解释】

[1] 不用：指失去了正常的运动功能。

[2] 气日以衰：意即精气一天天地减少。

[3] 阳明者，表也：阳明，指足阳明经和胃。表，针对足太阴经和脾而言，足阳明经与胃为表，足太阴经与脾为里。

[4] 三阳：指少阳、阳明、太阳三阳经脉。

【原文分析】

本段从"脾病而四肢不用"这一病理，阐述了脾为胃行其津液的道理，从而突出了脾对人体后天营养的重要作用。

1. 脾病四肢不用的机理

脾病为什么会出现"四肢不用"的病证呢？这是因为"四肢皆禀气于胃，而不得至经，必因于脾，乃得禀也。今脾病不能为胃行其津液，四肢不得禀水谷气，气日以衰，脉道不利，筋骨肌肉皆无气以生。"即是说四肢营养虽然来源于胃，但胃并不能主动将水谷精气输送到四肢，必须依赖脾的转输作用。脾病则无力为胃转输水谷精气，使得经脉内气血日渐衰少，四肢百骸、五官九窍、筋骨皮肉得不到足够的滋养，以致丧失了正常功能。

2. 脾为胃行津液的原理

脾所以能为胃行津液，主要原因如下。

（1）脾脏具有转输津液的功能，脾的这一功能是其能为胃行津液的前提。

（2）脾与胃有着极其密切的组织联系，如"脾与胃以膜相连""其脉贯胃属脾"，二者经脉表里络属。因此脾既能从胃吸收水谷津液，又可将精气转输到足阳明经。

（3）足太阴脾经与三阴经相连，能"为之行气于三阴"，灌注于五脏。

（4）足阳明胃经与三阳经相通，能"为之行气于三阳"，充养于六腑。

明确了以上几点，"脏腑各因其经而受气于阳明，故为胃行其津液"的道理也就不难理解了。

脾为胃行津液情况，如图3-7。

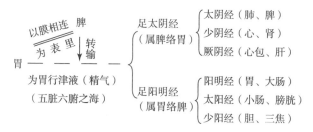

图3-7 脾为胃行津液

【参考资料】

张介宾："阳明者，太阴之表也，主受水谷以溉脏腑，故为五脏六腑之海。虽阳明行气于三阳，然亦赖脾气而后行，故曰亦也。"

高世栻："禀，犹受也。四肢皆受气于胃，而阳明胃气不得至于四肢之经，必因于脾，乃得至而受气于胃也。今脾病不能为胃行其津液，则四肢不得受胃中水谷之气。而水谷之气，外行四肢，内资五脏。气日以衰，肺主气也；脉道不利，心主脉也；而肝主之筋，肾主之骨，脾主之肌肉，皆无水谷之气以生，故四肢不用焉，所以脾病而四肢不用也。"

六、《素问·上古天真论篇第一》

女子七岁，肾气盛，齿更发长[1]。二七而天癸至，任脉通，太冲脉盛，月事以时下，故有子[2]。三七肾气平均，故真牙生而长极。四七筋骨坚，发长极，身体盛壮。五七阳明脉衰，面始焦，发始堕。六七三阳脉衰于上，面皆焦，发始白。七七任脉虚，太冲脉衰少，天癸竭[3]，地道不通，故形坏而无子也。

丈夫[4]八岁，肾气实，发长齿更。二八肾气盛，天癸至，精气溢泻，阴阳和，能有子。三八肾气平均，筋骨劲强，故真牙生而长极。四八筋骨隆盛，肌肉满壮。五八肾气衰，发堕齿槁。六八阳气衰竭于上，面焦，发鬓颁白。七八肝气衰，筋不能动，天癸竭，精少，肾脏衰，形体皆极。八八则齿发去。

肾者主水，受五脏六腑之精而藏之，故五脏盛乃能泻。今五脏皆衰，筋骨解堕，天癸尽矣，故发鬓白，身体重，行步不正[5]，而无子耳。

【词语解释】

[1] 发长：指头发生长得较快且多。

[2] 有子：指具备了生殖能力。

[3] 竭：尽的意思。

[4] 丈夫：古指男子。

[5] 行步不正：形容老年人行动艰难，步态不稳的样子。

【原文分析】

本段通过男女生长壮老过程的描述，阐述了肾气与生殖、发育、衰老的密切关系，从而突出了肾藏精的重要性。

1. 男女生长壮老过程的分期

在描述人体生长壮老过程中，男子以八岁为一期，女子以七岁为一期，所谓"男子八八，女子七七"说。对于这种男女分期，历代注家虽然有着多种解释，但主要应看作是从实践中总结出来的约数。这种分期。现在看来，仍然基本上符合人体生长、发育、衰老的实际过程。

2. 人体生长壮老及生殖同肾气的密切关系

原文对男女生理各阶段的阐述，说明了男女生、长、壮、盛及生殖功能的成熟取决于肾气的盛实，而衰老及生殖功能的减弱，则是肾气虚衰的结果。现根据原文，按生长、壮盛、衰老三期分述如下。

（1）生长期。

女子七至二七，男子八至二八为生长期。这个时期，男女肾气开始充实。肾其华在发，其充在骨，齿为骨之余，所以人体的生长发育举"发长齿更"为例。肾气盛实，促进了生殖机能的逐渐成熟，所谓"天癸至"，因而出现了女子"月事以时下"，男子"精气溢泻"等已具备生殖能力的标志。

第三章 脏象

（2）壮盛期。

此期女子三七至四七，男子三八至四八。这个时期，男女肾气趋于"平均"，即是说，肾气处于最充沛、成熟的阶段。因此人体各部分生长发育到极限而趋于稳定，各组织器官日益壮实和健全，正如原文描述的"长极""筋骨劲强""隆盛""身体盛壮""肌肉满壮"，同时"真牙生""发长极"。这些生理的外在征象表明了体内脏气的强盛。

（3）衰老期。

女子五七至七七，男子五八至八八为衰老期。在此期间，人体肾气及其他脏气逐渐虚衰，阴阳之气日益不足，如女子"五七阳明脉衰""六七三阳脉衰于上""七七任脉虚，太冲脉衰少"；男子"五八肾气衰""六八阳气衰竭于上""七八肝气衰""肾脏衰"等。因此形体亦慢慢表现出衰老的征象，如发鬓斑白，面部憔悴，发落齿槁，行步不正等。在生殖方面，因为肾气虚衰，而致"天癸竭"；由于"天癸竭"，使得女子月经停止来潮、男子精少，生殖能力也就随之丧失。

3. 肾精与脏腑之精的关系

肾精固然来源于父母（先天），但"肾者主水，受五脏六腑之精而藏之"，则指出了肾精还必须依赖五脏六腑之精的不断充养滋育（后天）。原文从两个方面说明了这个问题：一是肾精正常溢泻，生殖能力旺盛，主要是因为五脏精气充盛，所谓"五脏盛乃能泻"；二是形体的衰老，生殖能力的丧失，亦是"五脏皆衰"而导致肾气不足的结果。原文"今五脏皆衰，筋骨解堕，天癸尽矣，故发鬓白，身体重，行步不正，而无子耳"就是这个意思。

肾精与脏腑之精关系如图 3－8。

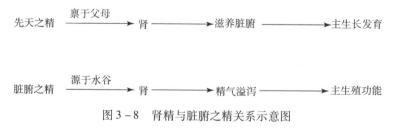

图 3－8　肾精与脏腑之精关系示意图

【参考资料】

张介宾："肾为水脏，精即水也，五脏六腑之精皆藏于肾，非肾脏独有精也，故五脏盛则肾乃能泻。"

高世栻："平均，平满均调，无太过无不及也。"

七、《灵枢·本神第八》

肝藏血，血舍魂[1]；肝气虚则恐，实[2]则怒。脾藏营，营舍意；脾气虚则四肢不用，五脏不安，实则腹胀，经溲不利。心藏脉，脉舍神；心气虚则悲，实则笑不休。肺藏气，气舍魄；肺气虚则鼻塞不利[3]，少气，实则喘喝，胸盈仰息。肾藏精，精舍志；肾气虚则厥，实则胀[4]。五脏不安[5]，必审五脏之病形，以知其气之虚实，谨而调之也。

【词语解释】

[1] 血舍魂：血，此处作肝的代名词。舍，与"藏"义近，亦有寄附的意思。血舍魂，即肝藏魂；还可理解为魂寄附于血。后仿此例。

[2] 实：指邪滞五脏。下诸"实"义同。

[3] 鼻塞不利：对下文"喘喝，胸盈仰息"言。因为肺气不足，邪滞于肺而肺气壅塞，呼吸道不通畅，故曰"鼻塞不利"。

[4] 胀：指水肿胀满一类病证。

[5] 五脏不安：指五脏发生了病变。

【原文分析】

本段介绍了五脏所藏之精、神，并列举了其虚实证候，指出了诊治原则。

1. 五脏所藏之精和所舍之神

（1）肝藏血、舍魂。

肝藏血，主要是说明肝具有贮蓄血液和调节血量的作用，如《素问·五脏生成篇》说："人卧血归于肝。"肝者，魂之居；肝藏血为魂所附，故曰"血舍魂"。

（2）脾藏营、舍意。

脾主运化水谷精微，以化生营气等精微物质，故曰"脾藏营"，意指人体意愿、回想等神志活动。"营舍意"，说明意为脾所藏，而寄附于营气。

（3）心藏脉、舍神。

心主人身之血脉，故曰"心藏脉"。"脉舍神"即"心者，神之处"之谓。

（4）肺藏气、舍魄。

肺为气之本，具有主持一身之气和司呼吸的作用，因此说"肺藏气"。肺者，魄之处；魄寄附于气，故曰"气舍魄"。

（5）肾藏精、舍志。

"肾者封藏之本，精之处"故曰"肾藏精"。志为人之记忆、志向等神志活动。精舍志，说明志为肾所主，而以精为寄附。

从以上五脏所藏、所舍的论述中，不难看出：人体精神活动虽主宰于心，但与其他四脏亦有密切关系；而且精神活动是以精气血等为物质基础的。

2. 五脏虚实证候举例

（1）肝。

肝主要从情志失调方面列举了"虚则恐，实则怒"等证候。肝喜条达而主疏泄，具有调节情志的功能。肝失疏泄，抑郁不达则易生怒怒，肝之血气虚少，魂失依附便会出现恐惧不安。

（2）脾。

脾主要从运化失常方面列举了"虚则四肢不用，五脏不安，实则腹胀，经溲不利"等证候。脾主运化水谷精微，脾气虚则运化失职，以致五脏及四肢肌肉得不到充足的精气充养而为病；邪气犯脾则运化受阻，故见腹部胀满、小便不利等证。

（3）心。

心主要从精神失常方面列举了"虚则悲，实则笑不休"的病证。喜为心志，心气不足则喜不及而悲伤；心气有余则喜太过而笑不休。

（4）肺。

肺主要从呼吸失调方面列举了"虚则鼻塞不利，少气，实则喘喝，胸盈仰息"等证候。肺主气而司呼吸，肺气虚则少气不足以息，但无实邪阻滞，故气道尚通利；肺气实则气道不利，而证见胸满气促，仰面喘息。

（5）肾。

肾主要从肾气失职方面列举了"虚则厥，实则胀"的病证。肾气不足可导致阴阳失调，阳虚阴胜即为寒厥，阴虚阳亢则为热厥；若邪犯肾脏，肾气不化，则可引起水湿停聚而见水肿胀满等证。

通过以上病理分析可以看到，这里举例讨论的五脏虚实证候，反映了各脏病变部分特点，为五脏病证提示了一定的范围和方向。

3. 诊治五脏病的原则

原文提出了以下三点。

（1）全面审察证候。

"必审五脏之病形"——全面收集、分析证候。

（2）明辨脏气虚实。

"以知其气之虚实"——认真探求病因病机。

（3）谨慎妥善调治。

"谨而调之"——采取适当方法治疗。

【参考资料】

张介宾："营出中焦，受气取汁，变化而赤是谓血，故曰脾藏营。营舍意，即脾藏意也。脾虚则四肢不用，五脏不安，以脾主四肢，而脾为五脏之原也。太阴脉入腹络胃，故脾实要腹胀经溲不利。……喘喝者，气促声粗也。胸盈，胀满也。仰息，仰面而喘也。"

张志聪："此言五脏之气各有虚实，而见证之不同也。五脏各有所藏，五志各有所舍。如五志受伤，则有五志之病，如脏气不平则见脏气之证，故必审五脏之病形，以知其气之虚实也。肝者，将军之官，故气虚则恐，气实则怒。……肾者胃之关也，故实则关门不利而为胀矣。"

马莳："人之精藏于肾，而精则为志之舍，惟肾气虚则为厥证。"

八、《灵枢·营卫生会第十八》

黄帝曰：愿闻营卫之所行，皆何道从来？岐伯答曰：营出于中焦，卫出于上焦。黄帝曰：愿闻三焦之所出。岐伯答曰：上焦出于胃上口，并咽以上，贯膈而布胸中。走腋，循太阴之分而行，还至阳明[1]，上至舌，下足阳明。常与营俱[2]行于阳二十五度，行于阴亦二十五度，一周也，故五十度而复大会于手太阴矣。

【词语解释】

[1] 还至阳明：还，返回。还至阳明，即卫气循手太阴到手指，然后沿手阳明经返回头面部。

[2] 俱：作"都"解。

【原文分析】

本段介绍了营卫之气所出之处和上焦所出卫气的运行概况。

1. 营卫之气所出之处

"营出于中焦，卫出于上焦"，主要谈营卫所发出的地方，是对"何道从来"的回答。卫气虽然化生于水谷，来源于中焦，但必须经过上焦的宣发才能布达于体表，以发挥充皮肤、肥腠理、司开合、御外邪的作用，所以说"卫出于上焦"。营气则输出于中焦，是脾胃化生的水谷精微上注于肺脉，并营运于经脉之中而成，故曰"营出于中焦"。

2. 卫气运行概况及特点

（1）卫气运行路径。

"上焦出于胃上口，并咽以上，贯膈而布胸中。走腋，循太阴之分而行，还至阳明，上至舌，下足阳明。"即谓卫气从胃上口输出，与食道并行，穿过膈，布散于胸中，然后从胸部横行于腋下，沿手太阴肺经的循行部位，布散到手指，交接于手阳明大肠经，沿手阳明大肠经的循行部位上行至舌，然后交足阳明胃经下行。

（2）卫气运行特点。

卫气白天行于阳分二十五周，夜晚行于阴分二十五周，五十周后与营气在手太阴肺会合，即"常与营俱行于阳二十五度，行于阴亦二十五度""五十度而复大会于手太阴"之谓。

3. 上焦的主要功能

"卫出于上焦"，指出了上焦的主要功能是宣发卫气。卫气在上焦的宣发作用下，由胃上口发出，行于脉外，布散全身。

【参考资料】

张介宾："胃上口，即上脘也。咽为胃系，水谷之道路也。膈上曰胸中，即膻中也。其旁行者，走两腋，出天池之次，循手太阴肺经之分而还于手阳明。其上行者，至于舌。其下行者，交于足阳明，以行于中下二焦。"

九、《灵枢·营卫生会第十八》

黄帝曰：愿闻中焦之所出。岐伯答曰：中焦亦并[1]胃中，出上焦之后，此所受气者，泌糟粕，蒸津液，化其精微[2]，上注于肺脉，乃化而为血，以奉生身[3]，莫贵于此，故独得行于经隧，命曰营气。黄帝曰：夫血之与气，异名同类[4]，何谓也？岐伯答曰：营卫者，精气也，血者，神气也，故血之与气，异名同类焉。故夺血者无汗[5]，夺汗者无血，故人生有两死而无两生。

【词语解释】

[1] 并：依傍、靠近的意思。

[2] 化其精微：其，指代上文"津液"。全句意谓变化水谷精微中的精专部分。

[3] 生身：具有生命的形体，此处指人体。

[4] 异名同类：指血与气名称不同，但均属水谷精微一类物质。

[5] 无汗：汗，名词活用为动词。无汗，指不可发汗。下"无血"义仿此。

【原文分析】

本段论述了中焦的功能，同时说明了气血同类的道理，以及血与汗的关系。

1. 中焦的主要功能及营血化生过程

中焦的主要功能，简言之，是受纳水谷，蒸化津液，化生营血。具体来说，通过消化、吸收、排泄等复杂过程，将胃受纳的水谷变化为精微物质，即"此所受气者，泌糟粕，蒸津液"之谓；然后再经过脾的作用，"化其精微，上注于肺脉"，在心火作用下化赤而成为血液；这种运行经脉之中，"以奉生身"，从而成为人体最宝贵的营养物质，就称为营气。

2. 气血同类的道理

"营卫者，精气也，血者，神气也"，就是说营、卫二气是水谷所化生的精气，血液则是经心火化赤的水谷精气。营卫之气与血液虽然名称不同，但就其来源而言则是一致的，均由水谷之精气所化生，所以说："血之与气，异名同类"，即谓气血同类。

3. 血汗关系

汗为心液，由津液所化；血液与津液都生成于水谷精微，而且二者还可相互转化。因此，血液和汗液的关系亦极为密切，如后世谓之"血汗同源"。原文"夺血者无汗，夺汗者无血"正是着眼于这一关系而提出的治疗原则，即是说大失血者不能再发其汗，大汗出者不可复耗其血。至于"人生有两死而无两生"一语，则是从反面提示严格遵循这一治疗原则的重要性，强调遵循或违反这一治则，关系到人的生死存亡问题。

血汗关系如图 3-9 所示。

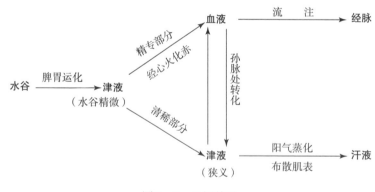

图 3-9　血汗关系

【参考资料】

张介宾："中焦者，泌糟粕，蒸津液，受气取汁，变化而赤是谓血，以奉生身而行于经隧，是为营气，故曰营出中焦。……营卫之气，虽厘清浊，然皆水谷之精华，故曰营卫者精气也。……然血化于液，液化于气，是血之与气，本为同类，而血之与汗，亦非两种；但血主营，为阴为里，汗属卫，为阳为表，一表一里，无可并攻，故夺血者无取其汗，夺汗者无取其血。若表里俱夺，则不脱于阴，必脱于阳，脱阳亦死，脱阴亦死，故曰人生有两死。然而人之生也，阴阳之气皆不可无，未有孤阳能生者，亦未有孤阴能生者，故曰无两生也。"

十、《灵枢·营卫生会第十八》

黄帝曰：愿闻下焦之所出。岐伯答曰：下焦者，别回肠，注于膀胱而渗入焉。故水谷者，常并居[1]于胃中，成糟粕[2]而俱下于大肠，而成下焦，渗而俱下，济泌别汁，循下焦而渗入膀胱焉。

【词语解释】

[1] 并居：合并居留，这里指胃同时受纳水和谷的情形。

[2] 成糟粕：指水谷经胃的受纳、腐熟，小肠的受盛、化物，脾的运化后，形成水谷残渣。

【原文分析】

本段说明了下焦的功能。

下焦的功能主要是运行津液至膀胱。水谷入胃，经脾胃的腐熟、转输作用后，传至小肠。通过小肠的分清泌浊，其津液从大、小肠交接的阑门处而流入膀胱；其糟粕则传至大肠而变为粪便。故曰："水谷者，常并居于胃中，成糟粕而俱下于大肠……济泌别汁，循下焦而渗入膀胱焉。"原文"下焦者，别回肠，注于膀胱而渗入焉"与"济泌别汁，循下焦而渗入膀胱焉"意义相同，均指出了下焦具有行津液的功能。

下焦行津液化糟粕如图 3 – 10 所示。

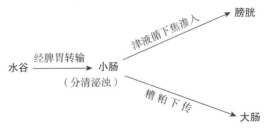

图 3 – 10　下焦行津液化糟粕

【参考资料】

张介宾："谓水谷并居于胃中，传化于小肠，当脐上一寸水分穴处，糟粕由此别行于回肠，从后而出；津液由此别渗膀胱，从前而出。"

十一、《素问·五脏生成篇第十》

诸脉者皆属于目，诸髓者皆属于脑，诸筋者皆属于节，诸血者皆属于心，诸气者皆属于肺，此四支八溪之朝夕也。

故人卧[1]血归于肝。肝受血而能视，足受血而能步，掌受血而能握，指受血而能摄。卧出而风吹之，血凝于肤者为痹，凝于脉者为泣，凝于足者为厥，此三者，血行而不得反其空，故为痹厥也。

【词语解释】

[1] 卧：《说文》"休也"。指人体休息静卧的时候。

【原文分析】

本段指出了脉、髓、筋、血、气与某些脏腑组织器官的连属关系，并阐述了血的主要生理功能。

1. 脉髓筋血气与脏腑组织器官的联系

原文先分别指出了"诸脉者皆属于目，诸髓者皆属于脑，诸筋者皆属于节，诸血者皆属于心，诸气者皆属于肺"。即是说脉连属目，髓通达脑，筋维系关节，血为心所统属，气为肺所主持。五脏六腑的气血皆通过其所属经脉上注于目，从而维持着眼睛的视觉功能，故曰"诸脉者皆属于目"。脊髓上通于脑，脑为髓之海，故曰"诸髓者皆属于脑"。筋膜聚会于骨关节处，以发挥束骨利关节而司运动的功能，故曰"诸筋者皆属于节"。至于"诸血者皆属于心，诸气者皆属于肺"可参考前文的条文，分析从略。

本段还指出了脉髓筋血气与四肢肘、腋、髀、腘等部位密切关联，时刻不可分离的关系，所谓"此四支八溪之朝夕也"。具体来说，"八溪"是许多经脉的必行之处，因此是气血汇聚灌注之地；"八溪"又是人身之主要关节，因而亦是筋膜会聚、骨髓泄泽的地方。正如《灵枢·邪客》所说："八虚者，皆机关之室，真气之所过，血络之所游。"因此，四肢八溪是气血及多种组织汇集之处。

2. 肝具有调节血量的作用

"人卧血归于肝"，即是说随着人体动静状态的变化，肝具有调节血量，以适应整体需求的作用，正如张介宾所说："人寤则动，动则血随气行于阳分而运行于诸经；人卧则静，静则血随气行于阴分而归于肝。"

3. 血是维持组织器官功能活动的物质基础

关于这个问题，原文分别从生理、病理两方面进行了阐述。生理方面，举例说明了眼、足、掌、指等组织器官，必须在足够血气的滋养下，才能发挥正常的视、走、握、摄等功能，即所谓"肝受血而能视，足受血而能步，掌受血而能握，指受血而能摄"。病理方面，则列举了邪气乘虚侵入人体，造成血液运行阻滞，使得组织器官失去正常的功能而为病，如"卧出而风吹之，血凝于肤者为痹，凝于脉者为泣，凝于足者为厥"。并指出这三种病证的病理是"血行不得反其空"，即由血气凝滞不行，局部经络受阻所致。从血的病理论述中，提示了两点：血在经脉之内以流动为正常，所谓"经脉流行不止，环周不休"（《素问·举痛论》）；血液凝滞的部位不同，病证表现也不一样。

【参考资料】

高世栻："五脏在内，气行周身。诸脉者，周身血气循行之脉道也。五脏精华，上注于目，故诸脉者皆属于目。诸髓者，周身血气凝聚之精髓也，脑为髓海，故诸髓者皆属于脑。诸筋者，周身血气贯通之筋路也，筋连于节，能屈能伸，故诸筋者皆属于节。诸血者，周身经络内外之血也，心为君主，奉心化赤，故诸血者皆属于心。诸气者，周身荣卫外内之气也，肺为脏长，受朝百脉，故诸气者皆属于肺。"

张介宾："四脏者，两手足也。八溪者，手有肘与腋，足有骻与腘也，此四肢之关节，故称为溪。朝夕者，言人之诸脉髓筋血气，无不由此出入，而朝夕运行不离也。……肝开窍于目，肝得血则神聚于目，故能视。足得之则神在足，故步履健矣。掌得之则神在手，故把握固矣。指得之则神在指，故摄持强矣。……卧出之际，若玄腑未闭，魄汗未藏者，为风所吹，则血凝于肤，或至麻木，或生疼痛而病为痹。风寒外袭，血凝于脉，则脉道泣滞而为病矣，四肢为诸阳之本，风寒客之而血凝于足，则阳衰阴胜而气逆为厥也。血得热则行，得寒则凝。凡此上文三节者，以风寒所客，则血脉凝涩，不能运行而反其空，故为痹厥之病也。"

十二、《灵枢·大惑论第八十》

五脏六腑之精气，皆上注于目而为之精。精之窠为眼，骨之精为瞳子[1]，筋之精为黑眼[2]，血之精为络[3]。其窠气之精为白眼[4]，肌肉之精为约束。裹撷筋骨血气之精而与脉并为系，上属于脑，后出于项中。

【词语解释】

[1] 瞳子：指黑眼珠中央的小圆孔。

[2] 黑眼：指黑眼珠。

[3] 络：指集中于两眼角的脉络。

[4] 白眼：指眼球的白色部分。

【原文分析】

本段介绍了眼睛的结构及其与脏腑的关系。

眼睛主要由瞳子、黑眼、白眼、脉络、眼胞、目系等部分构成。它与脏腑有着极其密切的关系，所谓"五脏六腑之精气，皆上注于目而为之精"。具体来说，肾的精气滋养瞳子，肝的精气滋养黑眼，肺的精气滋养白眼，心的精气滋养脉络，脾的精气滋养眼胞。五脏六腑的精气通过其经络上注于目，从而维持着眼睛的正常视觉功能，以"视万物，别黑白，审短长"（《素问·脉要精微论》）。此外，眼睛在组织上与脑、项亦直接相连，眼睛各部分的精气汇集起来，与通达眼睛的络脉合并为一束而形成目系，"上属于脑，后出于项中"。

眼睛的结构及其与脏腑关系如图 3-11 所示。

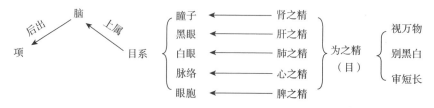

图 3-11　眼睛的结构及其与脏腑关系

【参考资料】

张介宾："为之精，为精明之用也。……窠者，窝穴之谓。眼者，目之总称，五脏六腑之精气皆上注于目，故眼为精之窠而五色具焉。窠音科。瞳子，眸子也。骨之精，注于肾，肾属水，其色玄，故瞳子内明而色正黑。瞳音同，眸音谋。黑，眼黑珠也，筋之精，主于肝，肝色青，故其色浅于瞳子。络，脉络也，血脉之精，主于心，心色赤，故眦络之色皆赤。……气之精，主于肺，肺属金，故为白眼。约束，眼胞也，能开能阖，为肌肉之精，主于脾也。"

张志聪："是诸脉皆上系于目，会于脑，出于项，此脉系从下而上，从前而后也。"

十三、《灵枢·忧恚无言第六十九》

咽喉者，水谷之道也。喉咙者，气之所以上下者也。会厌者，声音之户[1]也。口唇者，声音之扇也。舌者，声音之机也。悬雍垂者，声音之关也。颃颡者，分气之所泄也。横骨者，神气所使，主发舌者也。故人之鼻洞涕出不收者，颃颡不开，分气失[2]也。是故厌小而疾薄，则发气疾，其开阖利，其出气易；其厌大而厚，则开阖难，其气出迟，故重言。人卒然无音者，寒气客于厌，则厌不能发[3]，发不能下[4]，至其开阖不致，故无音。

【词语解释】

[1] 声音之户：由于会厌的启闭，声音才能传出，而会厌独一叶，古代一扇门曰户，故称会厌为"声音之户"。

[2] 分气失：指颃颡的分气功能失调。

[3] 发：张开的意思。下"发"义同。

[4] 下：关闭的意思。

【原文分析】

本段介绍了与发音有关的各器官的功能以及鼻洞、重言、感寒失音等病证的机理。

1. 与发音有关的器官及功能

形成声音的器官主要包括喉咙、会厌、口唇、悬雍垂、舌、颃颡、横骨（舌骨）等。上述器官在形成声音的过程中，由于各自所处的位置不同，发挥的作用也不一样。具体如下。

（1）喉咙。

位于咽部的前下方，上与口鼻二窍相通，下与气管交接，是呼吸之气上下出入的要道，声音产生于气流对喉咙的冲击。因此，喉咙是产生声音的主要器官。

（2）会厌。

覆盖在喉咙上口，形如一树叶，能开能合，气流必须首先冲开会厌才能传出声音，所以称之为"声音之户"。

（3）口唇。

分上下唇。口唇的开闭可辅助发音，特别是对声音的播扬具有一定作用，所谓唇启则声扬，故称之为"声音之扇"。

（4）舌。

居口腔之中，其运动灵巧，声音语言的形成与舌的灵活运动关系极为密切，故称之为"声音之机"。

（5）悬雍垂。

俗称"小舌"，悬而下垂，位居口、咽、鼻三腔交会之处，为气道之要冲，故称之为"声音之关"。

（6）颃颡。

位于腭上鼻后，口鼻二腔之气由此分泄而出，所以说："颃颡者，分气之所泄也"。因此，它在传出声音过程中起到一定的辅助作用。

（7）横骨。

即舌软骨，连于舌根，具有主持舌体运动的功能，所谓"主发舌"是也，由于手少阴心经与其相通，"舌者，心之官"，因而它的运动受着心神支配。舌为"声音之机"，所以横骨对于声音的形成，亦起到很重要的作用。

通过以上分析，不难明确，声音的产生、传送及语言的形成，是上述数种器官协调作用的结果，其中发挥主要作用的是喉咙和舌（横骨）。

2. 鼻洞、重言和感寒失音的机理

（1）鼻洞。

鼻洞，是以"涕出不收"为主要证候的一种病证。本病是由于颃

颃闭塞不通，分气失司，以致气不摄津，而浊液下注所致，正如原文所说："颃颡不开，分气失也。"

（2）重言。

重言，俗称"口吃"，主要表现为语言迟滞不畅。本证的形成主要是由于会厌大且厚的缘故。会厌为"声音之户"，会厌小而薄则出气快，开合灵敏而传声迅速正常；若会厌大而厚，则开合难，当开不能即开，该合不能即合，因此出气迟，声音传导迟滞不畅而产生重言。

（3）感寒失音。

失音，指发不出声音的病证。引起本病的原因很多，原文仅从感受寒邪方面做了论述。寒邪客于会厌部，导致会厌开合功能障碍，开则不能合，或合而不得开，即原文所说："寒气客于厌，则厌不能发，发不能下，至其开阖不致。"因此，声流不能通过会厌传导出去，而无声音。

【参考资料】

张介宾："人有二喉，一软一硬。软者居后，是谓咽喉，乃水谷之道，通于六腑者也。硬者居前，是谓喉咙，为宗气出入之道，所以行呼吸，通于五脏者也……。会厌者，喉间之薄膜也，周围会合，上连悬雍咽喉，食息之道，得以不乱者，赖其遮厌，故谓之会厌。能开能阖，声由以出，故谓之户。唇启则声扬，故谓之扇。舌动则音生，故谓之机。悬雍垂者，悬而下重，俗谓之小舌，当气道之冲，为喉间要会，故谓之关。颃，颈也。颃颡，即颈中之喉颡，当咽喉之上，悬雍之后，张口可见者也，颡前有窍，息通于鼻，故为分气之所泄。……横骨，即喉上之软骨也，下连心肺，故为神气所使，上连舌本，故主举发舌机。鼻洞者，涕液流泄于鼻也。颃颡之窍不开，则诸气不行，诸气不行，则浊液聚而下出，由于分气之失职也。疾，速也。重言，言语謇涩之谓。不致，不能也。寒气客于会厌，则气道不利，既不能发扬而高，又不能低抑而下，开阖俱有不便，故卒然失音。"

十四、《灵枢·本藏第四十七》

人之血气精神[1]者，所以奉生而周于性命者也。经脉者，所以行血气而营阴阳、濡筋骨、利关节者也。卫气者，所以温分肉、充皮肤、肥腠理、司开阖者也。志意者，所以御精神、收魂魄、适寒温、和喜怒者也。是故血和则经脉流行，营覆阴阳，筋骨劲强，关节清利[2]矣。卫气和则分肉解利，皮肤调柔[3]，腠理致密矣。志意和则精神专直，魂魄不散[4]，悔怒不起[5]，五脏不受邪矣。寒温和[6]则六腑化谷，风痹不作，经脉通利，肢节得安[7]矣。此人之常平也。

【词语解释】

[1] 精神：此处"精神"连读，指人的精神活动。

[2] 清利：清，爽也。清利，指活动灵便自如。

[3] 调柔：柔润光泽的意思。

[4] 魂魄不散：指魂魄内守而不散乱。

[5] 悔怒不起：意即不产生异常的情志变化。

[6] 寒温和：指人体适应气候变化的功能正常。

[7] 肢节得安：指肢体关节运动正常，感觉舒适。

【原文分析】

本段主要论述了血气精神对生命活动的重要作用。

1. 血气精神对维持生命活动的重要性

血气精神是人体生命活动的物质基础和集中表现，对于维持生命活动达到健康长寿具有十分重要的意义。故原文说："人之血气精神者，所以奉生而周于性命者也"。

2. 血（血脉）、气（卫气）、神（志意）的主要生理功能

血、气、精神在维持人体生命活动的过程中，各自发挥着不同的功用，原文分别以血脉、卫气、志意为例做了具体介绍。

（1）血脉。

"脉者，血之府"，因此本段是把"经脉"和"血气"的功能结合在一起论述的。原文指出，经脉是运行血气到人体内外表里、周身上下的通路，从而使血气发挥着营养筋骨、滑利关节、滋养脏腑组织器官的作用。

（2）卫气。

卫气是人身"气"的一部分，它具有温养肌肉，充实皮肤，强壮腠理，管理汗孔开合等作用，从而使人体卫外坚强，外邪不易侵入。

（3）志意。

志意属精神活动范畴，表现为人体对自身活动的控制和调节能力。它具有统帅精神活动，安定魂魄，调节情志等作用；并且调整着人体对外界气候的适应能力。

以上虽是举例言之，然而，血、气、精神对人体生命活动的重要性于此可见一斑。

3. 血、气、精神活动的正常表现

以上仅举例说明了血、气、精神的主要功用，那么如何得知它们的功能正常与否呢？原文还是以血脉、卫气、志意为例加以说明的。

（1）血脉正常的表现。

经脉畅通无阻，血气环流周身，筋骨强劲有力，关节运动自如。

（2）卫气正常的表现。

肌肉舒缓滑利，皮肤光泽柔润，腠理细腻固密。

（3）志意正常的表现。

精神专注，思维不乱，魂魄安定，无异常情志表现，五脏健全无病。

由于人体血、气、精神都能正常地活动，从而维持着体内外环境的协调统一。因此，邪不伤于内而六腑传化水谷的功能正常；邪不伤于外，则风痹等病证不生。如同原文所说："寒温和则六腑化谷，风痹不作，经脉通利，肢节得安矣。"

【参考资料】

张介宾："奉，养也。周，给也。人身以血气为本，精神为用，合是四者以奉生而性命周全矣。"

十五、《灵枢·决气第三十》

黄帝曰：余闻人有精、气、津、液、血、脉，余意以为一气耳，今乃辨为六名，余不知其所以然。岐伯曰：两神相搏，合而成形，常先身生[1]，是谓精。何谓气？岐伯曰：上焦开发，宣五谷味[2]，熏肤、充身、泽毛，若雾露之溉，是谓气。何谓津？岐伯曰：腠理发泄，汗出溱溱，是谓津。何谓液？岐伯曰：谷入气满，淖泽注于骨，骨属屈伸泄泽，补益脑髓，皮肤润泽，是谓液。何谓血？岐伯曰：中焦受气取汁，变化而赤，是谓血。何谓脉？岐伯曰：壅遏营气，令无所避[3]，是谓脉。

黄帝曰：六气者，有余[4]不足，气之多少，脑髓之虚实，血脉之清浊，何以知之？岐伯曰：精脱[5]者，耳聋；气脱者，目不明；津脱者，腠理开，汗大泄；液脱者，骨属屈伸不利，色夭，脑髓消[6]，胫酸，耳数鸣[7]；血脱者，色白，夭然不泽，其脉空虚。此其候也。

【词语解释】

[1] 常先身生：一般是先于形体而存在，意指存在于身形之先的原始物质。

[2] 宣五谷味：宣，布散的意思。五谷味，即水谷精微。

[3] 令无所避：意即使营血不得溢出脉外而散失。

[4] 有余：对"不足"言，这里指六气充足。

[5] 脱：作"不足""亏虚"理解。下诸"脱"义同。

[6] 消：减少的意思。

[7] 耳数鸣：经常耳鸣的意思。

【原文分析】

本段从不同角度介绍了精、气、津、液、血、脉等"六气"的概念，并列举其不足的病候。

1. 精气血津液脉等六气的概念

（1）精。

产生新生命、形成新的个体的原始物质，叫作精。可见此处精的概念主要着眼于生殖之精。

（2）气。

气指水谷所化生，由上焦宣发至周身，以温养皮肤，充实形体，润泽皮毛，如同雾露洒布草木般的一种精微物质。显然，这里主要是指卫气。

（3）津。

津指水谷精微液体中较清稀的部分，随卫气敷布于体表；若腠理开泄，便可为汗而排出体外。所谓"腠理发泄，汗出溱溱，是谓津"，则是从"汗"这一侧面，说明了津的含义。

（4）液。

液指水谷精微液体中质地黏稠的部分，在内能灌注于骨骼之中，而使骨关节润滑，向上还可补益脑髓，达外宜能润泽皮肤。

（5）血。

水谷精气中最为精专的部分，上注肺脉，经心火作用而化为赤色的液体，这就是血。

（6）脉。

脉指能约束营血，使其沿着一定路径运行而不得溢失的管道及其功能。故曰"壅遏营气，令无所避，是谓脉"。可见，这里所言之"脉"，不仅指血行之管道，同时包括脉气（功能）。

2."六气"不足的病候举例

精、气、津、液、血、脉等六气，各具有一定的功能，因此其不足必然表现出相应的证候，原文载述如下。

（1）精不足则耳聋。

精藏于肾，肾开窍于耳，所以精脱者，必然耳窍失养，而出现"耳聋"之证。

（2）气不足则目不明。

脏腑之气皆上注于目，从而使眼睛视力正常。当脏气亏虚时，则会引起目失所养，使视力减退而出现视物模糊昏花之证。

（3）津不足当出现津伤失润之证。

原文谓"津脱者，腠理开，汗大泄"，则指出了津不足的原因，是由于腠理开泄，汗出不止所致。虽然原文没有列举津脱的证候，但是当"腠理开，汗大泄"时，随之产生津不足之证，如口渴、尿少等是不言自明的。

（4）液不足则出现濡养不足之证。

液不足则可出现关节活动不利，皮肤枯槁不荣，头脑空虚眩晕，小腿酸软无力，耳鸣等证候。主要因为液亏虚，不足以充养骨骼，补益脑髓，濡润关节，润泽皮肤所致。

（5）血不足则面色苍白无华。

心主血脉，其华在面。当血亏虚时，面部则失去了血脉的充养而不红润，所以说："血脱者，色白，夭然不泽"。

（6）脉脱者，其脉空虚。

脉脱者或者说脉不足者，其含义有二：一指经脉内血气不足，二是说明脉的功能亦弱。脉空虚，指脉搏空虚无力。由于脉气不足，无力搏动，加之脉内血气亏虚，失去充盈，所以出现脉搏空虚无力，甚至无脉搏动之象。

【参考资料】

马莳："易曰'男女媾精，万物化生'。盖当男女相媾之时，两神相合，而成人生男女之形，此精常先其身而生，有其精，斯有其形，夫是之谓精也。"

张介宾："上焦，胸中也。开发，通达也。宣，布散也。……谷入于胃，其气满而化液，故淖泽而注于骨。凡骨属举动屈伸，则经脉流行而泄其泽，故内而补益脑髓，外而润泽皮肤，皆谓之液。津液本为同类，然亦有阴阳之分。盖津者，液之清也；液者，津之浊也。津为汗而走腠理，故属阳；液注于骨而补益脑髓，故属阴。……肾藏精，耳者肾之窍，故精脱则耳聋。五脏六腑精阳之气，皆上注于目而为睛，故阳气脱则目不明。汗，阳津也，汗大泄者津必脱，故曰亡阳。液所以注骨益脑而泽皮肤者，液脱则骨髓无以充，故屈伸不利而脑消胫酸，皮肤无以滋，故色枯而夭，液脱则阴虚，故曰耳鸣也。"

十六、《灵枢·经脉第十》

人始生，先成精[1]，精成而脑髓生，骨为干，脉为营[2]，筋为刚，肉为墙，皮肤坚而毛发长。谷入于胃，脉道以通，血气乃行。

【词语解释】

[1] 先成精：精，指男女媾合的生殖之精。先成精，意即新生命起始于男女媾合之精。

[2] 脉为营：以脉作为营运气血的通路。

【原文分析】

本段简要论述了人的形体在母腹中孕育的概况和水谷精气对后天发育的重要性。

1. 人体的生成及其在母腹中的孕育概况

"人始生，先成精"，指出了人体生成于男女媾合的生殖之精。即是说，只有男女生殖之精的相互结合，才可能产生新的生命体，正如前条原文所说："两神相搏，合而成形，常先身生，是谓精"。

新生命体孕育在母腹中，即所谓孕育期。原文概括了孕育期中脏腑组织器官发育并日臻完善的过程，即"精成而脑髓生，骨为干，脉为营，筋为刚，肉为墙，皮肤坚而毛发长"。

2. 水谷精气对后天发育的重要性

人体在母腹孕育期间，通常称为"先天"，其营养来源母体；当胎儿从母体分娩后即所谓"后天"，此时营养则主要依赖于摄取水谷精气的充养，由此继续保持着脉道的通畅，气血环流不息，从而维持着婴儿后天的生长和发育。

【参考资料】

张介宾："精为元气之根，《本神》篇曰'故生之来，谓之精'，《决气》篇曰'两神相搏，合而成形，常先身生，是谓精'，故'人始生，先成精'也。精藏于肾，肾通于脑，脑者阴也，髓者，骨之充也，诸髓皆属于脑，故精成而后脑髓生。……脉络经营一身，故血气周流不息。……前言成形始于精，此言养形在于谷。"

张志聪："骨为干者，骨生于水脏，如木之干也。……筋为刚者，言筋之劲强也。肉为墙者，肉生于土，犹城墙之外卫也。皮肤坚而毛发长，血气之充盛也。"

十七、《素问·经脉别论篇第二十一》

食气入胃，散精于肝，淫气于筋；食气入胃，浊气归心，淫精于脉；脉气流经，经气归于肺，肺朝百脉，输精于皮毛。毛脉合精，行气于腑；腑精神明，留于四藏，气归于权衡；权衡以平，气口成寸，以决死生。

饮入于胃，游溢清气，上输于脾，脾气散精[1]，上归于肺，通调水道[2]，下输膀胱。水精四布，五经并行[3]，合于四时五脏阴阳[4]，揆度。以为常也。

【词语解释】

［1］脾气散精：指脾散布精微的功能。

［2］水道：此处指津液运行的道路，即三焦。如《素问·灵兰秘典论》说："三焦者，决渎之官，水道出焉。"

［3］五经并行：指十二经脉相互协调地运行。

［4］四时五脏阴阳：四时阴阳和五脏阴阳的变化。

【原文分析】

本段阐述了饮食精微在体内的正常输布过程和切寸口脉诊病的道理。

1. 食物精微输布的大体过程

从原文论述来看，食物精微在体内输布大体有两个要点。

（1）五脏输精于五体

原文"食气入胃，散精于肝，淫气于筋；食气入胃，浊气归心，淫精于脉；脉气流经，经气归于肺，……输精于皮毛"，虽然仅列举了肝、心、肺三脏，却说明了食物入胃，经脾胃的消化而成为精气，注于五脏，五脏再分别将精气输送至其相应的形体组织，从而使全身都得到气血的滋养。具体来说，肝输精于筋，心输精于脉，肺输精于皮毛，脾输精于肉，肾输精于骨。

（2）心肺在食物精微输布过程中的重要作用

在食物精气输布全身的过程中，心肺二脏起着特别重要的作用。心主一身之血脉，中焦化生的精微物质进入肺脉，经心化赤而为血，还必须在心气的作用下，才能运行全身，周流不息；肺位最高，主一身之气，气为血帅，全身经脉的气血均流经于肺，所谓"肺朝百脉"。可见，水谷精微只有在心肺的共同作用下才能输布于全身，故原文说："毛脉合精，行气于腑；腑精神明，留于四藏，气归于权衡。"

2. 切寸口脉诊病的道理

为什么切寸口脉能诊脏腑疾病呢？其道理有二：一是寸口部位为手太阴肺经所过；二是"肺朝百脉"，全身的气血皆上归于肺，肺主气，心主血，在心肺共同作用下，气血得以均衡地分布，所谓"权衡以平"。因而人体各脏腑患病时，其气血变化都可从寸口处反映出来，所以疾病的轻重顺逆通过诊察寸口的脉象而能做出判断。

3. 水液在体内输布的大体过程

水液进入胃中，而精气游行渗溢，通过脾气的转输上达于肺，在肺的宣发、肃降作用下，津液经三焦水道布散全身，其中一部分下流而蓄于膀胱。原文在论述水液化为津液而输布全身的过程中，虽然只提到了脾、肺二脏的作用，但是肾在此过程中所起的重要作用亦不可忽视。《素问·灵兰秘典论》"膀胱者，州都之官，津液藏焉，气化则能出矣"，即是说明了下输膀胱的津液，只有通过肾的气化作用，清者才能经三焦达于全身，浊者才能从尿道排出体外。

水液在体内输布情况如图 3 – 12 所示。

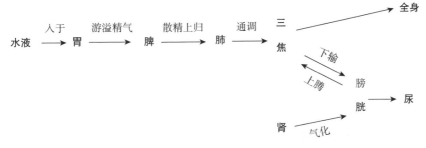

图 3 – 12　水液体内输布

4. 水谷精微的输布同体内外环境变化相似

上面分别介绍了饮食精微在体内输布的大体过程。而水谷精微的输布只有既与外界四时阴阳相适应，又与体内五脏阴阳运动相协调，才能正常进行并发挥其功能。所谓"水精四布，五经并行，合于四时五藏阴阳"。如《灵枢·五癃津液别》："天暑衣厚则腠理开，故汗出；……天寒则腠理闭，气湿（当作'涩'）不行"，便说明了津液输布与四时阴阳相应的关系。

【参考资料】

马莳："谷气入胃，运化于脾，而精微之气散之于肝，则浸淫滋养于筋矣，以肝主筋也。谷气入胃，其已化之气，虽曰精气，而生自谷气，故亦可名为浊气也。心居胃上而浊气归之，则浸淫滋养于脉矣，以心主脉也。心为诸经之君主，主夫血脉，脉气流于诸经，诸经之气归于

第三章　脏象

肺，肺为五脏之华盖，所谓脏真高于肺，以行营卫阴阳，故受百脉之朝会，其精气运之于皮毛矣，以肺主皮毛也。肺曰毛，心曰脉，毛脉合精而精气行于腑。"

张介宾："权衡，平也。……脏腑之气既得其平，则必变见于气口而成尺寸也。气口者，肺之大会也，百脉俱朝于此，故可以决生死。"

十八、《灵枢·痈疽第八十一》

黄帝曰：余闻肠胃受谷，上焦出气，以温分肉而养骨节、通腠理。中焦出气如露，上注溪谷而渗孙脉[1]，津液和调[2]，变化而赤为血。血和则孙脉先满溢[3]，乃注于络脉，皆盈，乃注于经脉。阴阳已张，因息乃行，行有经纪，周有道理，与天合同[4]，不得休止。

【词语解释】

[1] 渗孙脉：孙脉，即孙络，指络脉的细小分支。渗孙脉，渗透于孙脉之中。

[2] 津液和调：指津液与脉内血液和合在一起。

[3] 满溢：充实盈满的意思。

[4] 与天合同：同天体运动合一、相应。

【原文分析】

本段主要阐述了津液化血的原理，并指出了卫气的功能及气血运行"与天合同"的规律。

1. 卫气的功能

"肠胃受谷，上焦出气，以温分肉而养骨节、通腠理"，指出了来源于脾胃水谷精微，并由上焦宣发而出的卫气，具有温养肌肉、濡润关节、通利腠理的作用，从而使形体肌肉温暖，关节运动自如，腠理开合适度。

2. 津液化血的原理

津液和血液是可以相互渗透，彼此转化的。本段原文仅从津液化血方面做了阐述。"中焦出气如露"即是说中焦所化生的津液，通过阳气的蒸化，如雨露般地布散全身。津液气化后不仅可灌注于筋膜、肌肉间，同时还可渗入细小的络脉之内，所谓"上注溪谷而渗孙脉"。进入孙脉的津液与脉内的血液会合和调，在心火作用下即可变为血液。正如原文所说："津液和调，变化而赤为血"。由于津液化为血液是从孙脉开始的，因此"津液和调"而化血液。首先充盈孙脉，然后流注络脉，络脉得到充盈，便流入经脉，参与全身循环运行。

3. 气血运行"与天合同"的规律

基于人与天地相应的观点，《黄帝内经》认为，人体气血的运行与天体的运动存在着共同规律性，这就是：气血与天体均运行不息，不得休止；气血的运行与天时相应，具有一定的度数和规律，如《灵枢·营气第十六》有营血运行度数和规律的具体记载。故原文说："阴阳已张，因息乃行，行有经纪，周有道理，与天合同，不得休止。"

【参考资料】

张志聪："盖人之血气流行，与天地相参，与日月相应，昼夜环转之无端也，一息不运，则流滞而为痛为痹。"

十九、《灵枢·邪客第七十一》

五谷入于胃也，其糟粕、津液[1]、宗气[2]分为三隧。故宗气积于胸中，出于喉咙，以贯心脉。而行呼吸[3]焉。营气者，泌其津液[4]，注之于脉，化以为血，以荣四末，内注五脏六腑，以应刻数焉。卫气者，出其悍气之慓疾，而先行于四末，分肉皮肤之间而不休者也。昼日行于阳，夜行于阴，常从足少阴之分间，行于五脏六腑。

【词语解释】

[1] 津液：此处泛指水谷化生的精微物质。下"津液"义同。

[2] 宗气：宗，聚也。宗气，指积聚于胸中之水谷精气。

[3] 行呼吸：指行使呼与吸的功能。

[4] 泌其津液：其，指"水谷"。全句意即，从水谷中泌别出精微物质。

【原文分析】

本段概述了宗气、营气、卫气的化生、分布、功能及运行特点，同时还指出了水谷变化后的三种去向。

1. 水谷在体内变化后的三种去向

水谷进入人体，经有关脏腑作用后，大体变化为三类物质，即糟粕、宗气、津液。其去向是：糟粕下泄于前后二阴，津液（营、卫、津、液）布散于脏腑全身，宗气上出于呼吸之道。

2. 宗气、营气、卫气的来源、分布、功能及运行特点

（1）宗气。

来源：水谷精气。

分布：汇集胸中。

功能：交通心肺，行使呼吸。

运行特点：贯通心肺，出于喉咙。

（2）卫气。

来源：水谷精气中的强悍部分。

分布：散行经络之外，四末分肉皮肤之间。

功能：实四肢，温分肉，充皮肤，御外邪。

运行特点：散行脉外；运行迅猛而滑利；昼行体表，夜行脏腑；进入脏腑时，是沿足少阴肾经入内，按五行相克的次序传注的。

（3）营气。

来源：水谷精气中的精专部分。

分布：内注脏腑，流行经络之内。

功能：外养四肢百骸，内荣五脏六腑。

运行特点：环行脉内，一日行身五十周次，与水下百刻时数相应合。

【参考资料】

张介宾："喉咙为肺之系而下贯于心，故通宗气而行呼吸。营气出于中焦，中焦者受水谷之气，泌其津液，变化以为血脉，外而四肢，内而脏腑，无所不至，故其运行之数，与刻数皆相应也。……卫气者，水谷之悍气也，其气慓疾滑利，不能入于脉中，故先行于四末分肉皮肤之间而不休者也。"

二十、《灵枢·卫气行第七十六》

阳主昼[1]，阴主夜。故卫气之行，一日一夜五十周于身，昼日行于阳二十五周，夜行于阴二十五周，周于五脏。是故平旦阴尽[2]，阳气出于目，目张则气上行于头，循项下足太阳，循背下至小指之端。其散者，别于目锐眦，下手太阳，下至手小指之间外侧。其散者，别于目锐眦，下足少阳，注小指次指之间。以上循手少阳之分，侧下至小指之间。别者以上至耳前，合于颔脉，注足阳明，以下行至跗上，入五指之间。其散者，从耳下下手阳明，入大指之间，入掌中。其至于足也，入足心，出内踝下，行阴分[3]，复合于目[4]，故为一周。

其始入于阴，常从足少阴注于肾，肾注于心，心注于肺，肺注于肝，肝注于脾，脾复注于肾为周。

【词语解释】

[1] 阳主昼：白昼阳气主事，白天属阳的意思。下"阴主夜"义仿此。

[2] 平旦阴尽：指清晨自然界和人体的阴气消退，阳气开始主事。

[3] 行阴分：此处指行于阴跷脉。

[4] 复合于目：指卫气从目开始运行，行阳分一周后，一部分经阴跷脉重新入合于目。

【原文分析】

本段主要介绍了卫气运行的规律和路线。

1. 卫气一日行身五十周次，与昼夜阴阳是相适应的

昼为阳，夜为阴，因此其运行规律是白天主要行于阳分（体表、四肢、头面等）二十五周；夜晚主要行于阴分（体内、胸腹、脏腑）二十五周。原文"阳主昼，阴主夜。故卫气之行，一日一夜五十周于身，昼日行于阳二十五周，夜行于阴二十五周"，就是这个意思。

2. 卫气运行的具体路线

原文分别记载了卫气昼行于阳和夜行于阴的具体路线，研究中除了掌握其循行路线（见图3-13），还应明确以下几点。

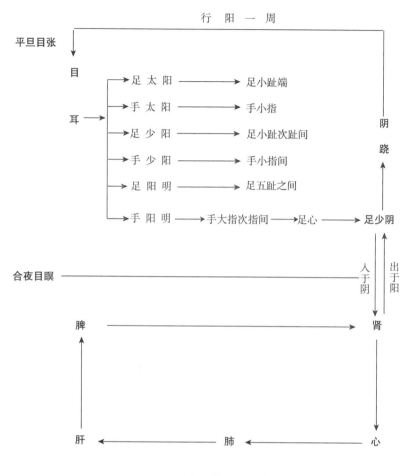

图 3-13　卫气运行路线

（1）卫气散行脉外。

原文所述其循经运行均指在经脉外围组织中，游走窜透，布散全身。

（2）卫气在输布温煦于体表的过程中。

卫气在输布温煦于体表的过程中不断被消耗，唯沿足阳明经外运行的卫气尚有部分"行阴分，复合于目"。

3. 不同的学术观点

此处所载卫气的运行与《灵枢·营卫生会》所言的卫气运行路径

不完全一致，属于两种不同的学术观点。

【参考资料】

张介宾："卫气夜行于阴分，始于足少阴肾经以周五脏，其行也以相克为序，故肾心肺肝脾相传为一周而复注于肾也。"

二十一、《素问·六节脏象论篇第九》

天食人以五气，地食人以五味。五气入鼻，藏于心肺，上使五色[1]修明，音声能彰；五味入口，藏于肠胃，味有所藏，以养五气。气和而生[2]，津液相成，神[3]乃自生。

【词语解释】

[1] 五色：此处泛指面部色泽。

[2] 气和而生：五脏之气正常则不断化生气血津液。

[3] 神：此处指生命活动的外在表现。

【原文分析】

本段主要阐述了不断吸收的天地精气是维持生命活动的条件及产生生命活动的物质基础。

1. 维持生命活动的条件

"天食人以五气，地食人以五味"说明了自然界是人赖以生存的必要条件。

（1）天食人以五气。

"天食人以五气"，是说天空向人类提供生活所必需的风暑湿燥寒五气。五气经鼻吸入而达于心肺，与体内气血汇合即可营运全身，维持着人体生命活动。具体来说，心血充盈则面色红润光泽，同时也表明了人体有着足够血气的滋养；肺气充沛则声音清晰洪亮，并且还标志着人体精力旺盛。故原文曰："五气入鼻，藏于心肺，上使五色修明，音声能彰。"

（2）地食人以五味。

"地食人以五味"，是说大地为人类供给生活所必需的饮食物。人以水谷为本，只有足够的水谷进入胃肠，才能化生充足的精气输送并滋养五脏及全身，正如原文所说"五味入口，藏于肠胃，味有所藏，以养五气"。

2. 产生生命活动的物质基础

原文说："气和而生，津液相成，神乃自生。""神"，这里泛指人体的生命活动。本句说明了产生生命活动的物质基础，是五脏所化生的气血津液等精微物质。五脏有吸收天地之气而化生人身精气的功能，五脏的精气旺盛，功能正常，则气血津液不断化生，从而人体的生命活动也就健旺长久。

【参考资料】

张介宾："五气入鼻，由喉而藏于心肺，以达五脏，心气充则五色修明，肺气充则声音彰着。盖心主血，故华于面，肺主气，故发于声。五味入口，由咽而藏于肠胃，胃藏五味，以养五脏之气而化生津液以成精，精气充而神自生。"

二十二、《灵枢·本神第八》

天之在我者德也，地之在我者气也，德流气薄而生者也。故生之来[1]谓之精，两精相搏谓之神，随神往来[2]者谓之魂，并精而出入者谓之魄。所以任物者谓之心，心有所忆谓之意，意之所存[3]谓之志，因志而存变[4]谓之思，因思而远慕[5]谓之虑，因虑而处物[6]谓之智。

【词语解释】

[1] 生之来：生命的起始、来源的意思。

[2] 往来：作"活动"理解。下"出入"义同。

[3] 存：保持、继续的意思。

[4] 存变：存，思也。变，变化、变动。存变，指反复地分析、比较、修正的思维过程。

[5] 远慕：远，久也、深也。慕，思念向往。远慕，从长远、未来方面计划考虑。

[6] 处物：对事物做出正确处理。

【原文分析】

本段介绍了神的概念和内容及思维的大体过程。

1. 德流气薄是产生生命活动的前提

所谓"天之在我者德也，地之在我者气也，德流气薄而生者也"，说明了自然界赋予人类以生长之机和精微之气，而生命活动的产生和维持正是生机与精气相互作用的结果。即是说，只有天地间生机不息，精气不断，才能保证人体生命活动正常、长久。

2. 神的产生和精神活动的内容

（1）神的产生。

"两精相搏谓之神"，指出了男女精气相结合之后所产生的新生命便称为"神"。因此，这里的"神"为广义之神，即指人体生命活动。

（2）精神活动的内容。

狭义的"神"指人的精神活动，从原文记述来看，主要包括意识、思维、情感、心理等多方面。《黄帝内经》将其划分为神、魂、魄、意、志五方面而分属于五脏。

神——意识思维活动，产生于心并由心所主。

魂——伴随心神而活动，如谋虑、梦幻等，藏于肝。

魄——依附于精气、形体而活动，如本能的感觉和动作等，藏于肺。

意——包括意念、打算等，藏于脾。

志——包括记忆、志向等，藏于肾。

3. 思维过程及心的主导作用

思维是一个比较复杂的过程，"所以任物者谓之心"，指出思维由心主宰。思维的全过程大体可分为五个阶段。

第一阶段：心有所忆——外界事物反映到心而产生初步印象或回想，此阶段即谓之"意"。

第二阶段：意之所存——对印象或回想的保存和继续，此阶段谓之"志"。

第三阶段：因志而存变——反复多次地分析、比较、修正，此阶段谓之"思"。

第四阶段：因思而远慕——从长远的观点进一步酝酿、计划未来的行动，此阶段谓之"虑"。

第五阶段：因虑而处物——在周密思考的基础上做出正确的决定，此阶段谓之"智"。

以上五个阶段在思维过程中是有机联系着的，后一阶段则是前一阶段的继续和深入。必须指出，作为思维过程两个阶段的"意""志"与作为五脏所舍五神的"意""志"是不同的概念，应加以区别。

【参考资料】

张介宾："人生于地，悬命于天。然则阳先阴后，阳施阴受，肇生之德本乎天，成形之气本乎地，故天之在我者德也，地之在我者气也。德流气薄而生者，言理赋形全，而生成之道斯备矣。……男女构精，万物化生，此之谓也。……精对神而言，则神为阳而精为阴，魄对魂而言，则魂为阳而魄为阴，故魂则随神而往来，魄则并精而出入。……心为君主之官，统神灵而参天地，故万物皆其所任。忆，思忆也，谓一念之生，心有所向而未定者曰意。意之所存，谓意已决而卓有所立者曰志。因志而存变，谓意志虽定而复有反复计度者曰思。深思远慕，必生忧疑故曰虑。疑虑既生，而处得其善者曰智。"

李念莪："心已起而未有定属者，意也；意已决而确然不变者，志也；志虽定而反复计度者，思也；思之不已，必远有所慕，忧疑展转者，虑也；虑而后动，处事灵巧者，智也。五者各归所主之脏，而总统于心，故诸脏为臣使，而心为君主也。"

二十三、《素问·四时刺逆从论篇第六十四》

是故春气[1]在经脉，夏气在孙络，长夏气在肌肉，秋气在皮肤，冬气在骨髓中。帝曰：余愿闻其故。岐伯曰：春者，天气始开，地气始泄，冻解冰释，水行经通，故人气在脉。夏者，经满气溢[2]，入孙络受血，皮肤充实。长夏者，经络皆盛，内溢肌中。秋者，天气始收[3]，腠理闭塞[4]，皮肤引急。冬者盖藏，血气在中，内著骨髓，通于五脏。是故邪气者，常随四时之气血而入客[5]，至其变化不可为度，然必从其经气辟除其邪，除其邪则乱气[6]不生。

【词语解释】

[1] 春气：言春季环境下的人身之气血。夏气、长夏气、秋气、

冬气义仿此。

　　[2] 经满气溢：经脉内气血充盈而流溢于孙络。

　　[3] 天气始收：自然界的阳气开始收敛。

　　[4] 腠理闭塞：指因天气始收而腠理随之出现密闭的生理状态。

　　[5] 入客：侵袭之意。

　　[6] 乱气：指由气血逆乱所致的病变。

【原文分析】

本段阐述了人体气血在不同季节的分布趋势及其道理，同时提出了按四时气血变化规律针刺的原则。

1. 人体气血在四时的不同分布趋势及道理

人与天地相应，自然界四时不同气候，对人体气血运行可产生一定的影响，使之出现随四时而有不同的分布趋势。下面分别叙述之。

（1）春气在经脉。

春季人体气血汇于经脉。因为春季自然界阳气生发，阴气渐退，气候由寒转温；人体阳气升发于外，气血由里达表而汇聚于经脉，就如同春天大地冻解冰融，江河水道流通的原理一样，所以说"春气在经脉"。

（2）夏气在孙络。

夏季人体气血溢于孙络。因为夏天自然界阳气盛实，气候炎热；人体阳气亦浮盛于外，经脉中的气血充盈并且向孙络流溢，由于络脉广布于皮肤，故皮肤中亦充满气血而润泽，所以说"夏气在孙络"。

（3）长夏气在肌肉。

长夏人体气血盛于肌肉。因为长夏自然界湿热交蒸，万物繁茂；人体经脉、络脉气血均充盈，并不断向内外的肌肉渗溢，所以说"长夏气在肌肉"。

（4）秋气在皮肤。

秋季人体气血蓄于皮肤。因为秋季自然界阳气开始收敛，阴气渐盛；人体阳气渐趋于里，腠理随之密闭不通，皮肤收缩，气血不能外泄而蓄存于肤腠间，所以说"秋气在皮肤"。

（5）冬气在骨髓中。

冬季人体气血藏于骨髓、内脏。因为冬季自然界气候寒冷，阴气极盛，万物潜藏；人体阳气亦潜藏入内，气血趋向于里，沉著于骨髓，内留于五脏，所以说"冬气在骨髓中"。

2. 针刺治病当遵从四时气血变化规律

由于人体气血随四时而分布不同，所以外邪入侵的部位亦随之有异，疾病变化多端以致难以掌握。但是只要明确四时气血分布的总趋势，或者说四时气血分布的规律，在运用针刺治疗时，能够遵从这一规律，即所谓"然必从其经气"，使其经气调顺则病邪必除，邪除则气血恢复正常。以上充分体现了《黄帝内经》因时制宜的施治原则。

【参考资料】

张介宾："春时天地气动，水泉流行，故人气亦在经脉。夏时气盛，故溢入孙络而充皮肤，所以人气在孙络。六月建未，是谓长夏土盛之时，经络皆盛，所以人气在肌肉中。秋气始收，腠理始闭，所以人气在骨髓中。"

高世栻："人身经络肌肉皮肤骨髓，各主其时，是故邪气者，常随四时所主之气血虚而入客也。四时主气，各有常度，至其邪气变化，不可为度，然必从其经之正气，经气充足，辟除其邪，除其邪则乱气不生，而合于常度也。"

二十四、《素问·八正神明论篇第二十六》

是故天温日明[1]，则人血淖液而卫气浮[2]，故血易泻，气易行；天寒日阴，则人血凝泣而卫气沉。月始生[3]，则血气始精，卫气始行；月郭满，则血气实，肌肉坚；月郭空，则肌肉减[4]，经络虚，卫气去[5]，形独居[6]。是以因天时而调血气也。

【词语解释】

[1] 天温日明：指天气温暖，太阳明亮。下"天寒日阴"义反此。

[2] 浮：趋于表的意思。下"沉"义与此相对。

[3] 月始生：指月亮从初生到渐圆满的一段时期。

[4] 减：与上"坚"对，软弱的意思。

[5] 卫气去：作卫气功能减弱理解。

[6] 形独居：指形体失去了卫气的充实温煦。

【原文分析】

本段论述了日月的变化对人体气血的影响，并提出了因天时而调血气的治疗原则。

1. 日月的变化对人体气血的影响

天气温暖，日光明亮——阳盛阴衰——人体气血充盛，运行流畅，卫气趋于体表。

天气寒冷，日光晦暗——阴盛阳衰——人体气血凝涩，运行不畅，卫气沉伏体内。

月亮从初生到始圆时期——人体气血充实，肌肉坚强。

月亮从亏缺到消失时期——人体气血亏虚，肌肉软弱，卫气功能减退。

可见，人体气血的盛衰及运行正常与否，直接受着日光强弱，天气冷暖，月亮盈亏的影响。

2. 因天时而调血气

正因为人体气血受着日月变化的影响，所以在治疗时，应充分考虑到这些因素，结合天气、日月的变化情况，采取相应的补泻方法来调理失常的气血，即所谓"因天时而调血气也"。

【参考资料】

张志聪："天温日明则阳气盛，人之血气亦应之，故血和润而易泻，卫气浮而易行。天寒日阴则阴气盛，故人血凝泣而卫气沉，凝则难行，沉则不应矣。"

二十五、《灵枢·天年第五十四》

黄帝问于岐伯曰：愿闻人之始生，何气筑[1]为基？何立而为楯？何失而死？何得而生？岐伯曰：以母为基，以父为楯。失神者死，得神者生也。黄帝曰：何者为神？岐伯曰：血气已和，营卫以通，五脏已成，神气[2]舍心，魂魄毕具[3]，乃成为人。

黄帝曰：人之寿夭各不同，或夭寿，或卒死，或病久，愿闻其道。岐伯曰：五脏坚固，血脉和调，肌肉解利，皮肤致密，营卫之行，不失其常，呼吸微徐[4]，气以度行，六腑化谷，津液布扬，各如其常[5]，

第三章 脏象

故能长久。

【词语解释】

[1] 筑：与下"立"义近，建筑、建立之意。

[2] 神气：神明，指人的精神活动，具体理解为心所主的意识思维活动。

[3] 毕具：全部具备的意思。

[4] 呼吸微徐：指呼吸均匀和缓。

[5] 各如其常：各部分都表现出自身的正常功能。

【原文分析】

本段概述了人体生命活动的基本内容和健康长寿的内在条件。

1. 人体生命活动的基本内容

原文首先从阴阳两方面指出了构成人体生命的基本要素，所谓"以母为基，以父为楯"。即是说以阴精为基础而成形，以阳气为主导而护卫。

各种生命活动是人体生存的根本，而生命活动及其表现就是神，所以说："失神者死，得神者生"。那么人体生命活动包括哪些内容呢？所谓"血气已和，营卫以通，五脏已成，神气舍心，魂魄毕具，乃成为人"，即大体上回答了这一问题，可概括为以下几点：

（1）血气已和，营卫以通——气血调和，营卫通利。

（2）五脏已成——脏腑组织器官完善，功能健全。

（3）神气舍心，魂魄毕具——各种精神活动完备而协调统一。

2. 人体健康长寿的内在条件

人体生活在同样的自然环境之中，为什么会出现或长寿，或短命，或突然死亡，或久病难愈等不同情况呢？这主要取决于人体内在的多种因素。原文指出，人体必须具备"五脏坚固，血脉和调，肌肉解利，皮肤致密，营卫之行，不失其常，呼吸微徐，气以度行，六腑化谷，津液布扬"等内在条件，方能健康长寿。可归纳为：

（1）脏腑健全，功能正常。

（2）气血充沛，津液布扬。

（3）呼吸和缓，血脉调畅。

（4）肌腠通利，卫外坚强。

【参考资料】

张介宾："人之生也，合父母之精而有其身。父得乾之阳，母得坤之阴……。阴阳精气者神也，知乎此则知人生之所以然矣。……坚固者不易损，和调者不易乱，解利者可无留滞，致密者可免中伤。营卫之行不失其常者，经脉和也。呼吸微徐气以度行者，三焦治也。六腑化谷，津液布扬，则脏腑和平，精神充畅，故能长久而多寿也。"

马莳："人之所以得神则生也，人有血气，皆已融和，人有营卫，皆已通利，心之志为神，皆舍于心，肝之神为魂，肺之神为魄，皆已毕具，此则人之所以为人，而得此者则生也。"

小　结

本段研究了《黄帝内经》中有关"脏象"的原文共二十五段，主要从脏腑和精气神两大方面研究了如下问题。

（一）五脏、六腑、奇恒之府、传化之府的概念及其功能特点

原文指出：五脏"藏精气而不泻""满而不能实"；六腑"传化物而不藏""实而不能满"；奇恒之府"皆藏于阴而象于地，故藏而不泻"；传化之府"天气之所生也，其气象天，故泻而不藏"等。

（二）五脏各自的主要功能及阴阳属性

原文指出：心者"生之本""五脏六腑之大主，精神之所舍""为阳中之太阳"；脾者"为胃行其津液""仓廪之本，营之居也""为阴中之太阴"；肾者"封藏之本""受五脏六腑之精而藏之""肾气盛，天癸至，精气溢泻，阴阳和，故能有子""为阴中之太阴"；肺者"气之本，魄之处也""为阳中之少阴"；肝者"罢极之本，魂之居也""为阴中之少阳"。

（三）以五脏为中心的全身整体联系

该部分内容又可分为以下几点。

1. 五脏与组织器官的联系

如心者"其华在面""其充在血脉""开窍于舌"，肺者"其华在毛""其充在皮""开窍于鼻"等。

2. 五脏与外界时令气候的关系

如心者"通于夏气"，肺者"通于秋气"等。

3. 某些脏腑组织器官与脉髓筋血气的联系

如"诸脉者皆属于目，诸髓者皆属于脑，诸筋者皆属于节，诸血者皆属于心，诸气皆属于肺"。

（四）上中下三焦的生理功能

原文指出：上焦宣发卫气，"以温分肉而养骨节，通腠理"；中焦输出营气，"上注肺脉""以奉生身"；下焦运行津液，"济泌别汁，循下焦而渗入膀胱"等。

（五）精气神对维持人体生命活动的重要性

原文指出："人之血气精神者，所以奉生而周于性命者也""气和而生，津液相成，神乃自生"等。

（六）气、血、营、卫、精、神、津、液的有关概念

如原文指出了，"上焦开发，宣五谷味，熏肤、充身、泽毛，若雾露之溉，是谓气""中焦受气取汁，变化而赤，是谓血""宗气积于胸中，出于喉咙，以贯心肺而行呼吸焉""营气者，泌其津液，注之于脉，化以为血，以荣四末，内注五脏六腑""卫气者，出其悍气之慓疾""所以温分肉、充皮肤、肥腠理、司开阖者也""汗出溱溱，是谓津""谷入气满，淖泽注于骨，骨属屈伸泄泽，补益脑髓，皮肤润泽，是谓液"。精有二义，广义之精，包括精、气、血、津、液等精微物质；狭义之精，即"两神相搏，合而成形，常先身生，是谓精"。神亦有二义，广义之神，泛指人体生命活动，即所谓"两精相搏谓之神"；狭义之神，专指人的精神活动，包括五神、五志等。

（七）气血津液之间的关系

如"中焦出气如雾，上注溪谷而渗孙脉，津液和调，变化而赤为血""夺血者无汗，夺汗者无血"，便强调了津、血、汗同源的关系。"营卫者精气也，血者神气也，故血之与气，异名同类"，则说明气血同类的道理。

（八）饮食在体内的变化输布过程

在论述食气输布时指出："食气入胃，散精于肝，淫气于筋；食气入胃，浊气归心，淫精于脉；脉气流经，经气归于肺，肺朝百脉，输精于皮毛。毛脉合精，行气于腑，腑精神明，留于四脏，气归于权衡"。在阐明水液输布的过程时谈道："饮入于胃，游溢精气，上输于脾，脾气散精，上归于肺，通调水道，下输膀胱"。同时还指出了，饮食物在体内变化后成为糟粕、津液、宗气的三个去向。

（九）人体与自然界的关系

在论述这一问题中主要强调了以下两点。

1. 人体脏腑气血活动与天地相应

如"春气在经脉，夏气在孙络，长夏气在肌肉，秋气在皮肤，冬气在骨髓中""天温日明，则人血淖液而卫气浮""天寒日阴，则人血凝泣而卫气沉""月始生，则血气始精，卫气始行；月郭满，则血气实，肌肉坚；月郭空，则肌肉减，经络虚，卫气去，形独居"。又如饮食精微的输布"合于四时五脏阴阳，揆度以为常也"。

2. 自然界是人体生存的必要环境

如"天食人以五气，地食人以五味""天之在我者德也，地之在我者气也，德流气薄而生者也"。

此外，还讨论了眼睛的结构及与脏腑的关系，声音的产生，诊脉取寸口的原理，人体长寿的内在条件和胎儿在母腹中的孕育概况等问题，并且列举了五脏虚实证和精气血津液脉等"六气"不足的证候等内容。

第四章 经 络

第一节 概 述

一、经络及经络学说的概念

"经络"是人体经脉和络脉的总称，是运行气血，沟通表里上下，联络脏腑组织的一个独特系统。

"经"，有路径之意，即经脉，是经络系统的纵行干线，多行于人体深部。"络"，含有网络之意，即络脉，是经脉的分支，在人体纵横交错，网络全身，其分布部位多较浅。

经络学说是研究人体经络系统生理功能、病理变化及其与脏腑组织相互关系的学说。

二、经络的基本内容

经络包括经脉和络脉两个部分。

1. 经脉

经脉分正经和奇经两大类。

正经有十二条，即手足三阴经和手足三阳经。

奇经有八条，即冲脉、任脉、督脉、带脉、阳维脉、阴维脉、阳跷脉、阴跷脉，合称为奇经八脉。

2. 络脉

络脉有三种。

（1）浮络：分布表浅的络脉。

（2）孙络：络脉的细小分支。

（3）别络：从经脉别出的主要络脉。别络较大，共有十五条，即十二经和任脉、督脉各一条，加上脾之大络，合称为十五别络。

3. 其他

（1）十二经别：由十二经脉别出的正经。

（2）十二经筋：指联缀百骸，维络周身，主司关节运动的十二经脉所属的筋膜系统。

三、经络学说在祖国医学中的地位

经络学说贯穿于祖国医学的生理、病理，以及诊断、治疗等各个方面，在祖国医学中居于重要地位。

1. 经络学说是祖国医学理论体系的重要组成部分

经络在生理上具有联络脏腑组织、载运气血和抗邪卫外等重要作用，对于维持人体的生命活动有着重要意义。在病理上，经络与疾病发生和传变的关系极为密切，是我们认识病理的主要依据之一。因此，经络学说同脏象学说一样，是祖国医学理论体系的重要组成部分。

2. 经络学说是针灸学的理论基础

经络学说广泛应用于针灸的理、法等方面，是针灸学的主要理论基础。如针灸所取的腧穴就是经络之气输注出入的地方，针灸学理论原则的确立及辨证论治、处方配穴等各方面都离不开经络学说。

3. 经络学说指导着中医临床各科的实践

经络学说不仅是针灸学的理论基础，而且还有效地指导着中医内外各科的临床实践。临床上的诊断、辨证及论治均离不开经络学说的指导，如望色、切脉与经络直接相关；疾病的传变多通过经络这个途径；疾病的定位诊断离不开经络学说的指导；治疗上的药物归经理论也是以经络学说作为基础等，故《灵枢·经脉》说："经脉者，所以能决死生，处百病，调虚实，不可不通。"

第四章　经络

第二节　原文精选

一、《灵枢·经别第十一》

夫十二经脉者，人之所以生[1]，病之所以成，人之所以治，病之所以起；学之所始，工之所止[2]也，粗之所易[3]，上之所难[4]也。

【词语解释】

[1] 人之所以生：人的生存与经脉有关。

[2] 工之所止：止，停止，引申为不可超越。即医生的医术再高明，也不能超出它的范围。

[3] 粗之所易：易，容易。即低劣的医生认为它寻常、易懂。

[4] 上之所难：难，困难。即高明的医生都知道它深奥无穷，难于精通。

【原文分析】

本段论述了十二经脉在人体的重要作用，并指出了学习经络理论的必要性。

1. 十二经脉在人体的重要性

原文主要是从以下两个方面论述。

（1）十二经脉是维持人体生命活动的生理基础之一。

经脉是人体的重要组成部分，经脉内营运的气血等精微物质是脏腑组织功能活动的物质基础，只有经脉的功能活动正常，脏腑组织才能得到充足的营养，从而使人体的生命活动得以维持。故原文说："夫十二经脉者，人之所以生，……人之所以治。"

（2）十二经脉与疾病的形成及发展变化关系密切。

经脉具有运载气血以卫外抗邪的作用，一旦经脉的这一功能遭到削弱，则邪气便可侵入人体而为病；既病之后疾病又常常沿着经脉这个途径进行传变或扩散。原文"病之所以成"及"病之所以起"，便反映了经脉与病证的形成和发展的密切关系。

2. 学习经络理论的必要性

研究经络理论十分必要。初学医者必须由此入门，医生的医术再高也不会超出它的范围，故原文说："学之所始，工之所止也"。但是低劣的医生却不懂得其理论的深奥，误认为它好学易懂而不去深究，只有高明的医生才认识到它深奥无穷，难于精通，而去努力探求，此所谓"粗之所易，上之所难也"。

总之，经络理论与人体健康至关重要，必须努力学习，深入研究。

【参考资料】

张介宾："经脉者，脏腑之枝叶，脏腑者，经脉之根本。知十二经脉之道，则阴阳明，表里悉，气血分，虚实见，天道之逆从可察，邪正之安危可辨。"

二、《灵枢·逆顺肥瘦第三十八》

黄帝曰：脉行之逆顺[1]奈何？岐伯曰：手之三阴，从脏走手；手之三阳，从手走头；足之三阳，从头走足；足之三阴，从足走腹。

【词语解释】

[1] 脉行之逆顺：逆，反也；顺，顺从。逆顺，此处言经脉来去的走向，经脉从躯干走向四肢为顺，从四肢返回躯干为逆。

【原文分析】

本段讨论了十二经脉循行走向的基本规律。

1. 手之三阴，从脏走手

手三阴，即手太阴肺经、手少阴心经和手厥阴心包经。它们均从胸中内脏出发，沿上肢内侧走向手指。

2. 手之三阳，从手走心

手三阳，即手阳明大肠经、手太阳小肠经和手少阳三焦经。它们均起于手指，从手指沿上肢外侧，上走头面部。

3. 足之三阳，从头走足

足三阳，即足少阳胆经、足阳明胃经和足太阳膀胱经。它们均起于头面，从头面向下经躯干部走向足趾。

4. 足之三阴，从足走腹

足三阴，即足厥阴肝经、足太阴脾经和足少阴肾经。它们均起于足趾，从足趾上行，沿两腿内侧进入腹腔内脏。

【参考资料】

滑寿："手三阴从脏走至手，谓手太阴起中焦，至出大指之端；手少阴起心中，至出小指之端；手厥阴起胸中，至出中指之端。手三阳从手走至头：谓手阳明起大指次指之端，至上挟鼻孔；手太阳起小指之端，至目内眦；手少阳起小指次指之端，至目锐眦。足三阳从头走至足：谓足阳明起于鼻，至入中趾内间；足太阳起目内眦，至小趾外侧端；足少阳起目锐眦，至入小趾次趾间。足三阴从足走入腹：谓足太阴起大趾之端，至属脾络胃；足少阴起足心，至属肾络膀胱；足厥阴起大趾聚毛，至属肝络胆。"

三、《灵枢·经脉第十》

肺手太阴之脉，起于中焦，下络[1]大肠，还循胃口，上膈属肺，从肺系横出腋下，下循臑内，行少阴、心主之前，下肘中，循臂内上骨下廉，入寸口，上鱼，循鱼际，出大指之端。其支者，从腕后直出次指内廉，出其端[2]。

【词语解释】

[1]络：缠绕、缠裹。此处指手太阴肺经与为表里的大肠腑相联络。

[2]出其端：此处指手太阴经脉沿鱼际行至拇指尖端而止。

【原文分析】

1. 循行概况

本经一干一支。

起于中焦胃脘部，络大肠属于肺，从胸部（中府穴）出于体表，行上肢内侧前缘，止于拇指尖端。其支脉从手腕后别出，直走食指之端（商阳穴），交手阳明大肠经。

2. 具体路线

（1）主干。

肺手太阴经主干路线如图4-1。

$$起于中脘 \xrightarrow{\text{下}} 络大肠 \xrightarrow{\text{上}} 循胃口 \xrightarrow{\text{贯膈}} 属肺 \xrightarrow{} 至喉 \xrightarrow{\text{横行}} 胸部$$

$$（中府） \xrightarrow{\text{出腋}} 沿上肢内侧前缘 \xrightarrow{\text{经鱼际}} 直出拇指之端（少商）$$

图4-1 肺手太阴经主干路线

（2）分支。

肺手太阴经分支路线如图4-2。

$$从手腕后列缺分出 \xrightarrow{\text{直行}} 至食指内侧端（商阳），交于手阳明大肠经$$

图4-2 肺手太阴经分支路线

四、《灵枢·经脉第十》

大肠手阳明之脉，起于大指次指之端，循指上廉，出合谷两骨之间，上入两筋之中，循臂上廉，入肘外廉，上臑外前廉，上肩，出髃骨之前廉，上出于柱骨之会上，下入缺盆络肺，下膈属大肠。其支者，从缺盆上颈，贯颊，入下齿中，还出挟口，交人中，左之右，右之左[1]，上挟鼻孔。

【词语解释】

[1] 左之右，右之左：之，至也。即左脉走至右，右脉走至左。

【原文分析】

1. 循行概况

本经一干一支。

起于食指内侧之端（商阳），循上肢外侧前缘上肩，从缺盆入体内络肺属大肠。其支脉从缺盆上行，止于鼻旁迎香穴，交足阳明胃经。

2. 具体路线

（1）主干。

大肠手阳明经主干路线如图4-3。

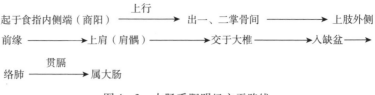

图4-3 大肠手阳明经主干路线

（2）分支。

大肠手阳明经分支路线如图4-4。

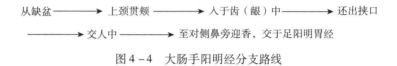

图4-4 大肠手阳明经分支路线

五、《灵枢·经脉第十》

胃足阳明之脉，起于鼻之交頞中，旁纳太阳之脉，下循鼻外，入上齿中，还出挟口环唇，下交承浆，却循颐后下廉，出大迎，循颊车，上耳前，过客主人，循发际，至额颅。其支者，从大迎前下人迎，循喉咙，入缺盆，下膈，属胃络脾。其直者，从缺盆下乳内廉，下挟脐[1]，入气街中。其支者，起于胃口，下循腹里，下至气街中而合，以下髀关，抵伏兔，下膝膑中，下循胫外廉，下足跗，入中趾内间。其支者，下廉三寸而别[2]，下入中趾外间。其支者，别跗上，入大趾间，出其端。

【词语解释】

[1] 下挟脐：循脐旁开二寸下行。

[2] 下廉三寸而别："廉"当改为"膝"。至膝下三寸（足三里穴）别出，下行入足中趾外侧端。

【原文分析】

1. **循行概况**

本经一干五支。

起于鼻旁（迎香穴），上行交于鼻根部，旁入目内眦，下行入上齿中，退行环绕口唇，经颊车，上耳前，沿发际至额颅。其支脉，一从大迎前下行，从缺盆入体内，属胃络脾；二从缺盆下行，直入气街中；三从胃下口分出，经气出于体表，行下肢外侧前缘，入足中趾、次趾间，止于厉兑穴；四从膝下（三里穴）别出，下行至中趾外侧；五从足背分出，到足大趾尖端（隐白穴），交足太阴脾经。

2. 具体路线

（1）主干。

胃足阳明经主干路线如图 4 - 5。

起于鼻旁（迎香）──上行──→ 交鼻根部 ──────→ 入目内眦（会足太阳）──下行──→

入上齿中 ──还出──→ 挟口环唇 ──────→ 交承浆 ──沿下颌──→ 经大迎 ──────→

过耳前沿发际 ──────→ 至前额

图 4 - 5　胃足阳明经主干路线

（2）分支。

胃足阳明经分支路线如图 4 - 6。

从大迎 ──下行──→ 循喉咙 ──────→ 入缺盆 ──下膈──→ 属胃络脾

其直下而外行支：从缺盆 ──────→ 走乳内侧 ──────→ 挟脐 ──旁开二寸──→ 毛际

两旁的气街穴合腹内一支

腹内一支：起于胃的下口 ──────→ 出气街与前直行经脉相合 ──────→ 沿下

肢外侧前缘 ──────→ 足背 ──────→ 止于足二趾外侧端（厉兑）

从足三里 ──────→ 足中趾外侧端

从足背（冲阳）──────→ 至足大趾内侧端，交足太阴脾经

图 4 - 6　胃足阳明经分支路线

六、《灵枢·经脉第十》

脾足太阴之脉，起于大趾之端，循趾内侧白肉际，过核骨后，上内踝前廉，上踹内，循胫骨后，交出厥阴之前[1]，上膝股内前廉，入腹属脾络胃，上膈，挟咽，连舌本，散舌下。其支者，复从胃别上膈，注心中。

【词语解释】

[1] 交出厥阴之前：指太阴脾经在内踝上八寸处，交出足厥阴肝经之前。

【原文分析】

1. 循行概况

本经一干一支。

起于足大趾尖端（隐白），沿足腿内侧上行，从腹部腹哀穴处，进入腹内，属脾络胃，上膈，抵舌。分支从胃上膈，注心中，交手少阴心经。

2. 具体路线

（1）主干

脾足太阴经主干路线如图4-7。

起于足大趾（隐白）——→沿赤白肉际——→过内踝前缘——→

小腿内侧正中
——→内踝上八寸交出足厥阴之前——→沿大腿内侧前缘——→

上腹——→至腹哀，入腹内——→属脾络胃——→挟咽——→连舌本，散舌下

图4-7　脾足太阴经主干路线

（2）分支。

脾足太阴经分支路线如图4-8。

从胃——→过膈——→注心中，交手少阴心经

图4-8　脾足太阴经分支路线

七、《灵枢·经脉第十》

心手少阴之脉，起于心中，出属心系，下膈，络小肠。其支者，从心系上挟咽，系目系。其直者，复从心系却上肺，下出腋下，下循臑内后廉，行太阴、心主之后，下肘内，循臂内后廉，抵掌后锐骨之端，入掌内后廉，循小指之内[1]出其端。

【词语解释】

[1] 小指之内：指手小指内侧。

【原文分析】

1. 循行概况

本经一干二支。

起于心中，下膈络小肠。支脉一从心系上连目系；一从腋下（极泉穴）出体表，行上肢内侧后缘，止于小指内侧尖端，交手太阳小肠经。

2. 具体线路

（1）主干。

心手少阴经主干路线如图4-9。

$$起于心中 \xrightarrow{出} 属心系 \xrightarrow{下膈} 络小肠$$

图4-9　心手少阴经主干路线

（2）分支。

心手少阴经分支路线如图4-10。

$$从心系分出 \xrightarrow{上行} 挟咽喉 \longrightarrow 连目系$$

$$从心系 \xrightarrow{横行} 肺 \longrightarrow 出腋下（极泉） \longrightarrow 沿上肢内侧后缘$$

$$\longrightarrow 达掌后锐骨 \longrightarrow 至小指内侧端，交手太阳小肠经$$

图4-10　心手少阴经分支路线

八、《灵枢·经脉第十》

小肠手太阳之脉，起于小指之端，循手外侧上腕，出踝中，直上循臂骨下廉，出肘内侧两筋之间，上循臑外后廉，出肩解，绕肩胛，交肩上，入缺盆络心，循咽下膈，抵胃，属小肠。其支者，从缺盆循颈上颊，至目锐眦，却入耳中[1]。其支者，别颊上䪼抵鼻，至目内眦，斜络于颧。

【词语解释】

[1] 却入耳中：却，退也。却入耳中，即退行入于耳中。

【原文分析】

1. 循行概况

本经一干二支。

起于手小指尖端的少泽穴，沿上肢外侧后缘上行，至缺盆入体内，络心属小肠。其支脉，一从缺盆至眼外角，入耳中：一从颊抵鼻至目内眦，交足太阳膀胱经。

2. 具体线路

（1）主干。

小肠手太阳经主干线路如图 4 – 11。

起于手小指之端（少泽）──→ 沿上肢外侧后缘 ──→ 绕肩胛 ──→

交肩上（大椎）──前行──→ 入缺盆 ──→ 络心脏 ──→ 沿食道 ──→ 下膈

──→ 过胃 ──→ 属小肠

图 4 – 11　小肠手太阳经主干线路

（2）分支。

小肠手太阳经分支线路如图 4 – 12。

从缺盆 ──→ 上颊 ──→ 至目锐眦 ──→ 转入耳中（听宫）

从颊 ──→ 经眼下缘 ──→ 抵鼻 ──→ 至目内眦（睛明），

交足太阳膀胱经

图 4 – 12　小肠手太阳经分支线路

九、《灵枢·经脉第十》

膀胱足太阳之脉，起于目内眦，上额交巅。其支者，从巅至耳上角。其直者，从巅入络脑[1]，还出别下项，循肩髆内，挟脊抵腰中，入循膂，络肾，属膀胱。其支者，从腰中下挟脊贯臀，入腘中。其支者，从髆内左右别下贯胛，挟脊内，过髀枢，循髀外从后廉下合腘中，以下贯踹内，出外踝之后，循京骨至小趾外侧。

【词语解释】

[1] 从巅入络脑：从头顶百会穴分两支向后至枕骨处，进入颅内络于脑。

【原文分析】

1. 循行概况

本经一干四支。

起于目内眦，上行额部，交于巅顶（百会穴）。其支脉，一从头顶（百会穴）旁行至两耳上角；二从百会分两支后行，至枕骨（玉枕穴）入颅络脑，复出脑外，下项，至腰，进入体内络肾属膀胱；三从腰部分出，直下至腘窝中（委中穴）：四从左右肩胛内别出，沿脊中线旁开各三寸而下，经大腿外侧，至小趾外侧端，交足少阴肾经。

2. 具体线路

（1）主干。

膀胱足太阳经主干线路如图4－13。

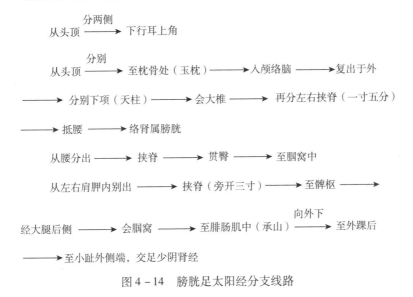

起于目内眦（睛明）——→ 经额 ——→ 交于百会

图4－13　膀胱足太阳经主干线路

（2）分支。

膀胱足太阳经分支线路如图4－14。

从头顶 —分两侧→ 下行耳上角

从头顶 —分别→ 至枕骨处（玉枕）——→ 入颅络脑 ——→ 复出于外

——→ 分别下项（天柱）——→ 会大椎 ——→ 再分左右挟脊（一寸五分）

——→ 抵腰 ——→ 络肾属膀胱

从腰分出 ——→ 挟脊 ——→ 贯臀 ——→ 至腘窝中

从左右肩胛内别出 ——→ 挟脊（旁开三寸）——→ 至髀枢 ——→

经大腿后侧 ——→ 会腘窝 ——→ 至腓肠肌中（承山）—向外下→ 至外踝后

——→ 至小趾外侧端，交足少阴肾经

图4－14　膀胱足太阳经分支线路

十、《灵枢·经脉第十》

肾足少阴之脉，起于小趾之下，斜走足心，出于然谷之下，循内踝之后，别入跟中[1]，以上踹内，出腘内廉，上股内后廉，贯脊属肾，络膀胱。其直者，从肾上贯肝膈，入肺中，循喉咙，挟舌本。其支者，从

第四章 经络

肺出络心，注胸中。

【词语解释】

[1] 别入跟中：别，别出。别入跟中，即别出进入足跟中。

【原文分析】

1. 循行概况

本经一干三支。

起于足小趾下，斜走足心（涌泉穴），至内踝后（太溪穴），入足跟，沿下肢内侧后缘上行，穿过脊骨，属肾络膀胱。其分支，一从肾上贯肝入肺，沿喉咙上挟舌根；二从肺分出，联络心，注胸中，交手厥阴心包经。另外，还有一支从会阴分出，行于腹中线旁开五分，止于俞府穴。

2. 具体线路

（1）主干。

肾足少阴经主干线路如图4-15。

起于足小趾下 ——斜行→ 足心（涌泉） ——→ 至内踝后（太溪） ——→

折入足跟 ——上行→ 沿下肢内侧后缘 ——→ 入脊内（长强） ——→ 至腰

——→ 属肾络膀胱

图4-15 肾足少阴经主干线路

（2）分支。

肾足少阴经分支线路如图4-16。

从肾上行 ——→ 过肝 ——贯膈→ 入肺 ——→ 沿喉咙 ——→ 挟舌本

从肺中分出 ——→ 络心 ——→ 注胸中，交手厥阴心包经

另据校勘，当有一支脉从会阴分出而行于前，沿腹中线旁开五分，经横骨、大赫、气穴、四满、中注、肓俞等穴挟脐上行走胸，止于俞府穴

图4-16 肾足少阴经分支线路

十一、《灵枢·经脉第十》

心主手厥阴心包络之脉，起于胸中，出属心包络，下膈，历络三

焦。其支者，循胸出胁，下腋三寸，上抵腋下，循臑内行太阴、少阴之间，入肘中，下臂行两筋之间，入掌中，循中指出其端。其支者，别掌中，循小指次指[1]出其端。

【词语解释】

[1] 小指次指：指手小指旁的无名指。

【原文分析】

1. 循行概况

本经一干二支。

起于胸中，属心包络，下穿膈，络于上、中、下三焦。其分支，一由胸中（膻中附近）分出，出胁部，沿上肢内侧正中线行，出于中指尖端（中冲穴）；二从掌中分出，至无名指尺侧端，交手少阳三焦经。

2. 具体线路

（1）主干

心包手厥阴经主干线路如图 4 – 17。

起于胸中 ⟶ 属心包 ⟶（下膈）依次络上、中、下焦

图 4 – 17　心包手厥阴经主干线路

（2）分支

心包手厥阴经分支线路如图 4 – 18。

从胸中分出 ⟶（横行）至腋下三寸处 ⟶（上行）抵腋 ⟶ 沿上肢内侧中线

⟶ 至掌中 ⟶ 出中指端（中冲）

从掌中分出 ⟶ 至无名指尺侧端，交手少阳三焦经

图 4 – 18　心包手厥阴经分支线路

十二、《灵枢·经脉第十》

三焦手少阳之脉，起于小指次指之端，上出两指之间，循手表腕，出臂外两骨之间，上贯肘，循臑外上肩，而交出足少阳之后，入缺盆，布膻中，散络心包[1]，下膈，循属三焦。其支者，从膻中上出缺盆，上项，系耳后，直上出耳上角，以屈下颊至颇。其支者，从耳后入耳中，

第四章　经　络

出走耳前，过客主人前，交颊，至目锐眦。

【词语解释】

［1］散络心包：指三焦脉分数支进入心包。

【原文分析】

1. 循行概况

本经一干二支。

起于无名指尖端（关冲穴），向上行于上肢外侧正中线，上肩，从缺盆进入体内，络心包，属三焦。其支脉，一由胸中别出，从缺盆出于体表，上项，抵耳上角，下至目眶下；二从耳后（翳风穴）经耳，至眼外角，交足少阳胆经。

2. 具体线路

（1）主干。

三焦手少阳经主干线路如图4－19。

起于无名指关冲穴 ——→ 沿上肢外侧中线 ——→ 上肩 ——前行—→

入缺盆 ——→ 布膻中 ——→ 散络心包 ——→ 下膈 ——→ 依次属上、中、下三焦

图4－19　三焦手少阳经主干线路

（2）分支。

三焦手少阳经分支线路如图4－20。

从膻中分出 ——上行—→ 出缺盆 ——→ 过肩交大椎 ——→ 上项 ——→

沿耳后 ——→ 出耳上角 ——→ 经颊 ——→ 至眶下

从耳后 ——→ 入耳中 ——→ 出耳前 ——→ 至目外眦，交足少阳胆经

图4－20　三焦手少阳经分支线路

十三、《灵枢·经脉第十》

胆足少阳之脉，起于目锐眦，上抵头角，下耳后，循颈行手少阳之前，至肩上，却交出手少阳之后，入缺盆。其支者，从耳后入耳中；出走耳前，至目锐眦后。其支者，别锐眦，下大迎，合于手少阳抵于颇，

下加颊车，下颈合缺盆，以下胸中，贯膈，络肝属胆，循胁里，出气街，绕毛际，横入髀厌中。其直者，从缺盆下腋，循胸过季胁，下合髀厌中，以下循髀阳，出膝外廉，下外辅骨之前，直下抵绝骨之端，下出外踝之前，循足跗上，入小趾次趾之间。其支者，别跗上，入大指之间，循大指歧骨内出其端，还贯爪甲[1]，出三毛。

【词语解释】

[1] 还贯爪甲：还，返回也。贯，穿也。还贯爪甲，即指足少阳胆经沿足趾与次趾之间至大趾尖端，再折回穿过爪甲止于丛毛处。

【原文分析】

1. 循行概况

本经一干四支。

起于眼外角（瞳子髎穴），经耳前，抵头角，行耳后，下至肩上，入于缺盆。其支脉，一从耳后分出，入于耳中，出至眼外角（瞳子髎穴）；二从眼外角，下行大迎，折行至目眶下，下至缺盆（与前脉合），从缺盆入胸中，络肝属胆，下出于气街穴，止于髀枢（环跳穴）；三从缺盆，下腋，循胸胁，入环跳穴（与前支合），下行下肢外侧中线，至足小趾次趾间（窍阴穴）；四从足背（临泣穴）别出，至大趾爪甲后，交足厥阴肝经。

2. 具体线路

（1）主干。

胆足少阳经主干线路如图4-21。

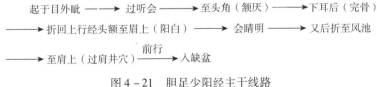

图4-21　胆足少阳经主干线路

（2）分支。

胆足少阳经分支线路如图4-22。

从耳后 ——→ 入耳中 ——→ 出耳前 ——→ 至目外眦

从目外眦 —下行—→ 至大迎 —折行—→ 抵目下 —又折后下—→ 过颊下颈合于缺盆 —入里—→

下行至胸中 —贯膈—→ 络肝属胆 ——→ 出气街 ——→ 绕毛际至环跳处

从缺盆 ——→ 沿胸侧 ——→ 过季肋 ——→ 下环跳合前支 ——→

下走下肢外侧中线 ——→ 至外踝之前 ——→ 出第四趾外侧端（窍阴）

从足背（临泣）——→ 出大趾丛毛处，交足厥阴肝经

图 4 - 22　胆足少阳经分支线路

十四、《灵枢·经脉第十》

　　肝足厥阴之脉，起于大趾丛毛之际，上循足跗上廉，去内踝一寸，上踝八寸交出太阴之后，上腘内廉，循股阴入毛中，过阴器，抵小腹，挟胃，属肝络胆，上贯膈，布胁肋，循喉咙之后，上入颃颡，连目系，上出额[1]，与督脉会于巅。其支者，从目系下颊里，环唇内。其支者，复从肝别贯膈，上注肺。

　　【词语解释】

　　[1] 上出额：上至额上，行临泣之里，与督脉会于巅顶百会穴处。

　　【原文分析】

　　1. 循行概况

　　本经一干二支。

　　起于足大趾爪甲丛毛处（大敦穴），向上行于下肢内侧，环绕阴器，上过小腹，从章门处进入体内，属肝络胆，上贯膈，布散胁肋，沿喉咙后方上行，连目系，出于额，上巅顶（与督脉相会）。

　　其分支，一从目系别出，环绕唇内；二从肝别出，上注于肺，交手太阴肺经。

　　2. 具体线路

　　（1）主干。

　　肝足厥阴经主干线路如图 4 - 23。

　　（2）分支。

　　肝足厥阴经分支线路如图 4 - 24。

起于足大趾爪甲后（大敦穴）——→ 沿小腿内侧前缘 ——→ 上内踝八

寸交出足太阴之后 ——→ 沿下肢内侧中线 ——→ 入阴毛中 ——→ 绕阴器

——→ 过少腹交会于中极、关元 ^{外上}——→ 过八肋端（章门）——→ 至期门入

腹 ——→ 挟胃属肝络胆 ^{贯膈}——→ 布胁肋 ——→ 沿喉咙 ——→ 入鼻内窍 ——→

连目系 ——→ 上出额 ——→ 会于巅

图 4 - 23　肝足厥阴经主干线路

从目系 ——→ 行颊里 ——→ 环唇口

从肝脏 ——→ 贯膈 ——→ 注肺中，交手太阴肺经

图 4 - 24　肝足厥阴经分支线路

十五、《素问·血气形志篇第二十四》

夫人之常数，太阳常多血少气，少阳常少血多气，阳明常多气多血，少阴常少血多气，厥阴常多血少气，太阴常多气少血，此天之常数[1]。

【词语解释】

[1] 天之常数：天，先天禀赋；常数，正常之数。天之常数，即先天所具有的正常之数。

【原文分析】

本段讨论了十二经脉气血分布的常数。

人体气血禀赋于先天，气血在十二经脉中的分布各具有一定的常数，其一般规律是"太阳常多血少气，少阳常少血多气，阳明常多气多血，少阴常少血多气，厥阴常多血少气，太阴常多气少血"。

【参考资料】

张介宾："十二经血气各有多少不同，乃天禀之常数。"

马莳："按《灵枢·五音五味》篇谓少阴常多血少气，厥阴常多气少血，《九针》篇谓太阴常多血少气，与此不同，须知《灵枢》多误，当以此节为正。观末节出血气之多少，正与此节照应，岂得为讹？"

十六、《素问·骨空论篇第六十》

冲脉者，起于气街，并少阴之经，挟脐上行，至胸中而散。

十七、《灵枢·逆顺肥瘦第三十八》

夫冲脉者，五脏六腑之海也，五脏六腑皆禀焉。其上者出于颃颡，渗诸阳，灌诸精。其下者注少阴之大络，出于气街，循阴、股内廉入腘中，伏行骭骨内，下至内踝之后属而别[1]；其下者并于少阴之经，渗三阴；其前者，伏行出跗属，下循跗入大指间，渗诸络而温肌肉。

十八、《灵枢·五音五味第六十五》

冲脉、任脉皆起于胞中，上循背里，为经络之海[2]，其浮而外者，循腹右上行，会于咽喉，别而络唇口。

【词语解释】

[1] 下至内踝之后属而别：下行至内踝后跟处又分为二支。

[2] 经络之海：海，比喻事物汇聚、容量较大之意。经络之海，即指冲脉与十二经脉及任督二脉都相通，其气血充盛，容量大，故称经络之海。

【原文分析】

以上三段论述了冲脉前行、后行、下行之脉的循行路线及冲脉蓄溢全身气血的作用。

1. 冲脉前行、后行、下行之脉循行路线

（1）循行概况。

本经一源四支。

起于胞中，下出会阴分为四支。前支过阴器，出气街，向内侧至腹部正中线旁开五分上行，布散于胸中，循咽喉，络唇口，上行至面。后支绕肛门，上行背脊之里，出于足太阳膀胱经的大杼穴。下支从气街穴下行，又分二支：一支至膝下巨虚的上下廉；另一支沿大腿内侧后缘下行至内踝后跟处，又分为二支，一支并足少阴经，渗入足三阴经，另一支前行下入足大趾。

（2）具体线路。

①主干。

冲脉主干线路如图 4 – 25。

起于胞宫（精室）————→下出会阴

图 4 – 25　冲脉主干线路

②分支。

冲脉分支线路如图 4 – 26。

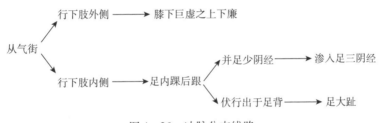

前行支：

过阴器，出于气街————→至中极、关元与任脉相会合————→并足少阴上

行————→布胸中

后行支：

绕肛门————→上脊里通督脉————→出足太阳膀胱经的大杼穴

下行支：

行下肢外侧————→膝下巨虚之上下廉

从气街

行下肢内侧————→足内踝后跟　并足少阴经————→渗入足三阴经

伏行出于足背————→足大趾

图 4 – 26　冲脉分支线路

2. 冲脉蓄溢气血的作用

原文指出冲脉"为经络之海"，便说明冲脉对全身经络的气血具有蓄溢作用。

（1）冲脉蓄溢先、后天的精气。

肾为先天之本，是五脏六腑原气之根；胃为后天之本，是气血生化之源。冲脉"并少阴之经"，"注少阴之大络"，与足少阴肾经相通；"出于气街"，行至足阳明胃经的巨虚上下廉，而与足阳明胃经相连。所以，冲脉具有蓄溢人体先、后天精气的功能。

（2）冲脉蓄溢全身经脉的气血。

冲脉的循行分布极其广泛，它前行胸腹，后达脊背，上至于头，下达于足，不仅与足少阴肾经和足阳明胃经紧密相连，而且还与十二经脉及任督带脉等相通，故能蓄溢全身经脉之气血，而名为"经络之海"，《灵枢·海论》则称为"血海""十二经之海"。

由于冲脉蓄溢的气血，内可滋养五脏六腑，外可渗灌诸络而温养肌肉，对于人体具有重要作用，故原文又说："夫冲脉者，五脏六腑之海也，五脏六腑皆禀焉。"

十九、《素问·骨空论篇第六十》

任脉者，起于中极之下，以上毛际[1]，循腹里，上关元，至咽喉，上颐，循面入目。

二十、《素问·骨空论篇第六十》

督脉者，起于少腹以下骨中央，女子入系廷孔，其孔，溺孔之端也。其络循阴器，合篡间，绕篡后，别绕臀，至少阴与巨阳中络者合少阴，上股内后廉，贯脊属肾。与太阳起于目内眦，上额交巅上，入络脑，还出别下项，循肩髆内，挟脊抵腰中，入循膂络肾。其男子循茎下至篡，与女子等。其少腹直上者，贯脐中央，上贯心，入喉上颐，环唇，上系两目之下中央。

【词语解释】

[1] 毛际：外阴上部阴毛处。

【原文分析】

1. 任脉、督脉的循行概况

（1）任脉。

起于胞宫（男子起于精室），沿胸腹正中线上行，止于目。

（2）督脉。

起于胞宫（男子起于精室），沿背部正中线上行，止于龈交。

2. 任脉、督脉的循行路线

（1）任脉。

任脉循行路线如图4-27。

起于胞宫（精室）$\xrightarrow{出}$ 会阴 $\xrightarrow{过}$ 阴器 $\xrightarrow{上}$ 毛际 $\xrightarrow{沿}$ 腹正

中线直上 $\xrightarrow{过}$ 咽喉 $\xrightarrow{至}$ 承浆 $\xrightarrow{绕}$ 唇 $\xrightarrow{分左右支}$ 循面入目

图 4 - 27　任脉循行路线

（2）督脉。

督脉循行路线如图 4 - 28。

起于胞宫（精室）$\longrightarrow$ 出会阴 $\xrightarrow{经}$ 尾闾骨端沿脊正中线 $\longrightarrow$

上头顶 $\longrightarrow$ 沿前额下至鼻柱 $\longrightarrow$ 至人中 $\xrightarrow{入里}$ 止于龈交

图 4 - 28　督脉循行路线

根据调整后的原文，督脉还包括前行支和络脉部分。

（1）督脉前行支如图 4 - 29。

从会阴前行 $\xrightarrow{沿}$ 腹胸正中线 $\xrightarrow{至}$ 结喉（廉泉穴）$\xrightarrow{入里}$ 环绕口唇

$\xrightarrow{合于}$ 本经（龈交穴）$\xrightarrow{分而上行}$ 至两目内眦（睛明穴）$\xrightarrow{上额}$ 交会于巅（百会穴）

$\xrightarrow{入络}$ 脑 $\xrightarrow{还出}$ 别下项 $\longrightarrow$ 循肩髆内 $\xrightarrow{直下}$ 从肾俞入里络肾

图 4 - 29　督脉前行支

（2）督脉络脉部分如图 4 - 30。

其络循前阴 $\xrightarrow{合于}$ 会阴 $\xrightarrow{绕会阴后}$ 别绕臀 $\xrightarrow{再循}$ 股后方 $\xrightarrow{过腘中}$ 达于足跟

部的少阴与太阳中络者 $\xrightarrow{折向内侧}$ 合足少阴肾经 $\xrightarrow{上行}$ 股内后廉 $\xrightarrow{贯脊}$ 属肾

图 4 - 30　督脉络脉部分

二十一、《灵枢·经脉第十》

经脉者，常不可见也，其虚实也以气口知之，脉之见者，皆络脉也。

诸络脉皆不能经大节之间，必行绝道[1] 而出入，复合于皮中，其会皆见于外。

【词语解释】

[1] 绝道：绝，断绝之意。绝道，指经脉不到之处。

【原文分析】

本段论述了经脉与络脉的区别，以及络脉的分布特点。

1. 经脉与络脉的区别

"经脉者，常不可见也，其虚实也以气口知之"，说明经脉是深伏于内，一般不易看见，其病变之虚实，可通过诊气口脉象而得知。

"脉之见者，皆络脉也"，即浮现于肤表，可以看见的都是络脉。

2. 络脉的分布特点

"诸络脉皆不能经大节之间，必行绝道而出入，复合于皮中，其会皆见于外。"一般来讲，络脉不分布于大关节之间，而是在经脉不到之处出入联络，网络布散于皮肤之中，纵横交错，显现于体表。

小　结

本章研究了《黄帝内经》中论述经络的原文二十一段，介绍了经络学说的主要内容，现从以下几方面进行小结。

（一）十二经脉

1. 内容

十二经脉是经络的主要组成部分，包括手足三阴、三阳经。每一条经脉都有一定的起止点和循行路线。十二经脉起于手太阴经，止于足厥阴经，阴阳相贯，如环无端。

2. 循行规律

十二经脉循行总的规律是：手三阴从胸走手，手三阳从手走头，足三阳从头走足，足三阴从足走腹。阳经行四肢外侧，属腑络脏；阴经行四肢内侧，属脏络腑。

3. 作用

十二经脉是人体运行气血的主要通道。它内属脏腑，外络肢节，沟通表里上下，并载运气血营养护卫全身，以维持正常的生命活动。

(二) 奇经八脉

1. 内容及特点

包括冲、任、督、带、阴维、阳维、阴跷、阳跷共八条经脉（本章只介绍了三条）。冲、任、督脉的共同特点，均是起于胞宫（男子起于精室），不与脏腑直接相通，没有相应的表里络属关系。

2. 循行概况

冲脉上行至面，下行至足，前行于腹，后行于背。

督脉出于会阴，向后沿脊背正中线上行至头。

任脉出于会阴，向前沿腹正中线上行至头，与督脉相通。

3. 作用

冲脉协助正经蓄溢气血，为经络之海。

任督二脉分别总统阴阳经脉、调整全身阴阳。

4. 其他

本章还简要研究了络脉的分布规律及作用。络脉分布浅表，常易看见，其主要功能是联络经脉，布散气血至全身各组织器官。

第五章 病 机

第一节 概 述

一、病机的概念及其包括的内容

病，疾病；机，即张介宾"要也，变也，病变所由出也"。病机，即是疾病发生和变化的机理。

病机的内容，从总体来说，不外病因、发病和病理三个方面，具体包括病因、病位、病性、邪正盛衰及传变等内容。本章所论则涉及了病邪的分类、性质和致病特征；疾病发生、发展的基本条件；六气、脏腑、阴阳等病理变化的规律和表现等多个方面的内容。

二、《黄帝内经》病机理论的特点和地位

《黄帝内经》病机理论，内容十分丰富，其特点主要体现在以下两个方面。

1. 强调内因在发病中的主导作用

疾病的发生是邪气侵入人体导致生理功能紊乱的结果，它关系到正气和邪气两个方面，在这两方面中，《黄帝内经》认为正气是发病的内因、根据，居于主导地位；邪气是发病的外因、条件，居于次要地位。如《灵枢·百病始生》所谓"风雨寒热不得虚，邪不能独伤人"及"两虚相得，乃客其形"等便阐明了这一论点。

2. 重视以脏腑病变为本的整体病机

基于人体是一个以五脏六腑为中心的有机整体，《黄帝内经》在病

机方面十分重视以脏腑病变为本的整体病机。它认为脏腑病变是人体一切病变的根本；脏腑病变之间可以相互传变，互为因果；局部组织器官的病变常常是脏腑病变的反映而与脏腑密切相关。因此，在认识疾病的病机时，往往从整体上进行分析，从脏腑病变这个根本上进行考虑。

《黄帝内经》的病机理论奠定了我国医学病因学、发病学和病理学的基础，几千年来一直有效地指导着医疗实践，是祖国医学宝库中的宝贵财富之一，因此很值得研究。

三、《黄帝内经》病机内容的分类

《黄帝内经》的病机内容，依其讨论的角度和范围的不同，可以分为两大类：一类是疾病的总机理，即共同机理；另一类是病证及症状的具体机理。在这两类中，后者是前者的基础，前者是对后者的概括和总结。本章主要讨论病的总机理，但其中也涉及了某些病证及症状的具体机理。

第二节　原文精选

一、《灵枢·顺气一日分为四时第四十四》

夫百病[1]之所以生者，必起于燥湿、寒暑、风雨、阴阳、喜怒、饮食、居处[2]，气合而有形，得脏而有名。

【词语解释】

[1] 百病：泛指多种疾病。

[2] 饮食、居处：指饮食不节，居处失宜。

【原文分析】

本段主要讨论了病因学的基本内容及病邪伤人的诊察。

1. 病因学的基本内容

疾病发生的原因虽然多种多样，但是主要可归为以下两类：一类是外感，其病邪有"燥湿、寒暑、风雨"等六淫之邪；另一类是内伤，其原因有"阴阳、喜怒、饮食、居处"等方面。以上便是《黄帝内经》

病因学的基本内容。

2. 病邪伤人的诊察

对于病邪伤人的诊察，原文没有进行具体的论述，而只是提示出了诊断的原则，这个原则就是"气合而有形，得脏而有名"。所谓"气合而有形"，意谓邪气客于人体，与正气相搏，就会从症状上反映出来，而有脉证可征，察其不同的脉证，便可以得知是何邪所伤，此亦即"审症求因"的道理。所谓"得脏而有名"，是说邪气中于不同的脏腑而分别有不同的表现，从而各有不同的病名，这是《黄帝内经》对病证的命名方法之一。同样，从各个脏腑所表现出来的不同症状，又可以求出致病的不同病邪。

【参考资料】

张介宾："燥湿寒暑风雨，外感也。阴阳喜怒饮食居处，内伤也。气合而有形，脉证可据也。得脏而有名，表里可察也。"

二、《灵枢·百病始生第六十六》

风雨寒热[1]不得虚[2]，邪不能独伤人。卒然逢疾风暴雨而不病者，盖无虚，故邪不能独伤人。此必因虚邪之风，与其身形，两虚相得，乃客其形。两实相逢，众人肉坚。

【词语解释】

[1] 风雨寒热：泛指一切外感邪气。

[2] 虚：正气虚，这里指正气不和（包括局部或全身正气虚弱）。

【原文分析】

本段概括论述了逢外邪而不病的原因及外感发病的机理。

1. 逢外邪而不病的原因

原文说："风雨寒热不得虚，邪不能独伤人。卒然逢疾风暴雨而不病者，盖无虚，故邪不能独伤人。"指出了虽逢外邪而不病的原因是人体正气不虚。正气充实、调和，抗病力强，则邪气不能侵犯人体，故曰"邪不能独伤人"。文中"两实相逢，众人肉坚"，是举当令正常气候不会使正气调和的人患病为例，进一步阐明逢外邪而不发病的道理，充分体现了正气在发病中的主导作用。

2. 外感发病的机理

在什么情况下才会外感发病呢？原文科学地总结为"两虚相得，乃客其形"。"两虚"指自然界的虚风及人体的正虚，这是外感发病的基本条件，二者缺一不可，其中正虚是发病的关键。所以《素问·评热病论》指出："邪之所凑，其气必虚。"虚风，《灵枢·九宫八风》说："从其冲后来为虚风，伤人者也。"具体如春天的西风、夏天的北风、秋天的东风、冬天的南风等，这里可以理解为非时而至、风向与季节不合之风，亦即反常的自然气候。正虚，这里主要指人体正气不和，包括局部或全身正气虚弱。虚风，其致病力强，正虚，则抗病力弱，正虚之体遇到虚风的侵袭，则容易致病，故曰"两虚相得，乃客其形"。

此外，还必须明确，本段将外感发病的机理概括为"两虚相得"，是就其主要情况而论的，研究时还应举一反三，即尽管是正常气候，在正虚到了一定程度时，仍然可以发病；相反，即使正气不虚，在邪气过盛的情况下，亦可危害人体。

【参考资料】

马莳："然此诸外感者，不得天之虚邪，则不能伤人也，又不得人之本虚，亦不能伤人也。此以天之虚，人身之虚，两虚相得，所以诸邪得以客身形耳。"

张介宾："若人气不虚，虽遇虚风，不能伤人。故必以身之虚而逢天之虚，两虚相得，乃客其形也。若天有实风，人有实气，两实相逢而众人肉坚，邪不能入矣。"

三、《灵枢·刺节真邪第七十五》

黄帝曰：余闻气者，有真气，有正气，有邪气。何谓真气？岐伯曰：真气者，所受于天[1]，与谷气并而充身也。正气者，正风也，从一方来[2]，非实风，又非虚风也。邪气者，虚风之贼伤人也，其中人也深，不能自去。正风者，其中人也浅，合而自去[3]，其气来柔弱，不能胜真气，故自去。

虚邪之中人也，洒淅动形，起毫毛而发腠理[4]。其入深，内搏于骨，则为骨痹。搏于筋，则为筋挛。搏于脉中，则为血闭，不通则为痛。搏于肉，与卫气相搏，阳胜者则为热；阴胜者则为寒，寒则真气去，去则虚，虚则寒。搏于皮肤之间，其气外发，腠理开，毫毛摇，气往来行，则为痒；留而不去则痹，卫气不行，则为不仁。

【词语解释】

［1］天：指先天，非天空（自然界）之谓。马莳："真气者，与生俱来，受之于天。"

［2］从一方来：指风向、风性符合自然界季节的规律，如春天的东风、夏天的南风等，它们除风向与季节相合外，还具有风性柔弱和缓的特点。

［3］合而自去：合，相遇，相交合；自去，邪气被正气驱除。

［4］起毫毛而发腠理：使毫毛竖起，使腠理开张。

【原文分析】

本段论述了真气与邪气的概念与虚邪中人的几种病证和机理。

1. 真气的来源和功能

"真气者，所受于天，与谷气并而充身也。"指出了真气来源于先天，是先天父母精气与后天水谷精气结合而成，它具有充养人体和抗御邪气的功能，是人体生命活动的根本。

2. 自然界正气、邪气的概念和特点

正气，又名正风，它不是"实风"，又非"虚风"，而是当令之和风。何谓当令之和风？即风向与季节相合，风性柔弱和缓的四季正常气候。四季正常气候是人体赖以生存的基本条件之一，有时虽然也能伤人，但是一般来说它中人多浅在肌表，往往不能胜过真气而被真气驱除。

邪气，这里仅指"虚风"，而不是概括一切邪气在内。虚风，它的风向与季节不合，致病力强，其中人多深在筋骨血脉，损伤真气，导致疾病，而不能被真气及时驱除。

3. 虚邪伤人形体的病证和病理举例

虚邪伤人形体有浅深的不同，其病理、病证各异。

（1）邪中皮肤。

外邪中人，多首犯肌表，卫阳失煦则见"洒淅动形，起毫毛而发腠理"，即恶寒战栗之候；若邪气留而不去，阻滞气机，血凝于皮肤，则为皮痹；若卫气郁滞不行，皮肤失去温养，则不知痛痒而为不仁。

（2）邪客肌肉。

卫气有温肌肉、抗邪气的作用，若邪客肌肉则卫气与之相争，卫阳胜过邪气，则邪气从阳而化热；邪气胜过卫阳，则卫阳更虚而邪气从阴化寒。

（3）邪伤筋膜。

筋膜赖气血以养而主司运动，若邪伤筋膜，则筋膜劲急不柔而为筋挛。即《素问·长刺节论》"病在筋，筋挛节痛，不可以行，名曰筋痹"之证。

（4）邪闭血脉。

脉为血之府，邪阻血脉，血脉闭塞不行，气血稽留，营血壅滞而为痈肿。

（5）邪阻骨髓。

骨为身之干，髓充养于骨中，若邪入损伤骨髓，则骨沉重酸痛而为骨痹。故《素问·长刺节论》说："病在骨，骨重不可举，骨髓酸痛，寒气至，名曰骨痹。"

由此可见，虽然同属虚邪为患，但由于虚邪所中部位不同，其病证及机理各异；即使虚邪中于同一部位，又因正邪斗争状态的不同，而病证和机理有别。

【参考资料】

张介宾："真气，即元气也。气在天者，受于鼻而喉主之；在水谷者，入于口而咽主之。然钟于未生之初者，曰先天之气；成于已生之后者，曰后天之气。气在阳即阳气，在阴即阴气，在表曰卫气，在里曰营气，在脾曰充气，在胃曰胃气，在上焦曰宗气，在中焦曰中气，在下焦曰元阴元阳之气，皆无非其别名耳。""风得时之正者，是为正风。然正风实风本同一方，而此曰非实风者，以正风之来徐而和，故又曰正气；实风之来暴而烈，故与虚风对言也。"

第五章　病　机

四、《灵枢·百病始生第六十六》

黄帝问于岐伯曰：夫百病之始生也，皆生于风雨寒暑，清湿喜怒。喜怒不节则伤脏，风雨则伤上，清湿则伤下。三部之气[1]，所伤异类[2]，愿闻其会。岐伯曰：三部之气各不同，或起于阴，或起于阳，请言其方[3]。喜怒不节则伤脏，脏伤则病起于阴也；清湿袭虚，则病起于下；风雨袭虚，则病起于上，是谓三部。至于其淫泆，不可胜数。

【词语解释】

[1] 三部之气：指伤脏的喜怒等情志因素及伤上部的风雨、伤下部的清湿等邪气。

[2] 所伤异类：指所伤的部位不同，病证各异。

[3] 方：道也，即规律。

【原文分析】

本段主要论述了不同邪气在发病部位上的特点及其演变的复杂性。

1. 不同邪气发病的部位特点

"夫百病之始生也，皆生于风雨寒暑，清湿喜怒。"但是由于邪气性质的不同，而发病部位有"或起于阴，或起于阳"的区别。

在内的五脏为阴，五脏的精气化生喜怒等情志活动，故喜怒等情志不节则能内伤五脏而病发于人体的阴位。在外的体表为阳，而进一步分则上为阳、下为阴；风雨寒暑清湿等六淫之邪属阳，其中又天之风雨为阳，地之寒湿为阴，根据"同气相求"的道理，风雨乘虚袭入则多伤人体上部，寒湿乘虚袭入则多伤人体下部，故风雨寒暑清湿等外邪多伤人体表而病发于人体的阳位。可见，各类邪气发病部位有内部、上部、下部等三部的不同。

据原文概括不同邪气发病的部位特点如图 5-1。

2. 病邪演变的复杂性

以上所言三部，只是受病之始的大致区别，由于经络气血的联系，邪正斗争的消长，病邪性质的转化，而邪气浸淫流泆，在体内可以产生更为复杂多样的病变。故原文说："至于其淫泆，不可胜数。"

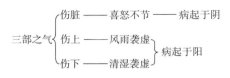

图 5 - 1　不同邪气发病的部位特点

【参考资料】

张介宾："百病始生，无非外感内伤，而复有上中下之分也。喜怒不节，五志病也，内伤于脏，故起于阴。清湿袭虚，阴邪之在表也，故起于下。风雨袭虚，阳邪之在表也，故起于上。受病之始，只此三部，至其浸淫流洗，则变有不可胜数矣。"

五、《素问·阴阳应象大论篇第五》

风胜则动，热胜则肿，燥胜则干[1]，寒胜则浮，湿胜则濡泻。

【词语解释】

[1] 干：指干枯不润的证候。

【原文分析】

本段指出了五气太过所致病证的部分特点。

1. 风胜则动

"动"，是风邪致病的主要特点。风性主动，其气与肝相通，肝性主升发而外合于筋，若风邪太过，损肝伤筋，导致风阳上旋，筋脉拘急，就会产生眩晕、震颤、抽搐等病证。

2. 热胜则肿

"肿"，是热邪所致病证的特点之一。热邪偏胜，郁于肌腠经脉，阻遏营卫，导致气血稽留，营卫壅滞，则可发为痈肿。

3. 燥胜则干

"干"，是燥邪致病的主要特点，燥邪太过，伤津耗血，致血少失濡，津枯不润，则会产生皮肤干涩、口鼻干燥等病证。

4. 寒胜则浮

"浮"，反映了寒邪致病的特点之一。寒性凝滞，易伤阳碍气，阳衰气阻，水津不化，就能发生虚胀、浮肿之类的病证。

5. **湿胜则濡泻**

"濡泻"，是湿邪所致的一种病证。湿气通于脾，脾性喜燥恶湿，若湿邪太过，困遏脾阳，脾阳失运，则可见泄泻等病证。

【参考资料】

张介宾："风胜者，为振掉摇动之病，……。热胜者，为丹毒痈肿之病，……。燥胜者，为津液枯涸、内外干涩之病。寒胜者阳气不行，为胀满浮虚之病，……。脾恶湿而喜燥，湿胜者必侵脾胃，为水谷不分濡泻之病。"

六、《灵枢·论疾诊尺第七十四》

冬伤于寒，春生瘅热；春伤于风，夏生飧泄肠澼；夏伤于暑，秋生痎疟；秋伤于湿，冬生咳嗽。是谓四时之序[1]也。

【词语解释】

[1] 序：次序，此处引申为规律。

【原文分析】

本段论述了时邪伤人伏而后发的发病规律。

四时邪气伤人，感而即发者为新感；伏而后发者为伏气。伏邪所致的病证与邪气的性质、季节特点及所伤的脏腑有关，其一般规律是：

1. **冬伤于寒，春生瘅热**

冬季被寒邪所伤，感而未发，致寒气伏藏体内，蕴久化热，到了春季，春阳升发，引动伏邪而变为温病。

2. **春伤于风，夏生飧泄肠澼**

春季伤于风邪，风气通于肝，若留连于夏，夏季脾土当令，肝木横逆侮脾，脾胃运化失职，则发生飧泄或下痢脓血、泄下不爽等病证。

3. **夏伤于暑，秋生痎疟**

夏季伤于暑邪，若不即病而迁延至秋，秋季凉风外束，肌腠收敛，邪气与卫气并居，则阴阳交争，寒热休作，发为疟疾。

4. **秋伤于湿，冬生咳嗽**

秋季燥气当令，若燥气不及易被湿邪所伤，湿伤不即病，到了冬季，肺金用事，或为外寒所引，则湿阻肺气，肺气不利而发为咳嗽之证。

【参考资料】

张介宾："冬伤于寒者，以类相求，其气入肾，其寒侵骨。其即病者，为直中阴经之伤寒；不即病者，至春夏则阳气发越，营气渐虚，所藏寒毒，外合阳邪而变为温病。……春伤于风，木气通于肝胆，即病者乃为外感，若不即病而留连于夏，脾土当令，木邪相侮，变为飧泄也。飧音孙，完谷而泄也。夏伤于暑，金气受邪，即病者乃为暑证，若不即病而暑汗不出，延至于秋，新凉外束，邪郁成热，金火相拒，寒热交争，故病为痎疟。痎音皆。夏秋之交，土金用事，秋伤于湿，其即病者，湿气通脾，故为濡泄等证，若不即病，而湿蓄金藏，久之变热，至冬则外寒内热，相搏乘肺，病为咳嗽。"

七、《灵枢·贼风第五十八》

黄帝曰：夫子言贼风邪气[1]之伤人也，令人病焉。今有其不离屏蔽，不出室穴之中，卒然病者，非不离贼风邪气，其故何也？岐伯曰：此皆尝有所伤[2]于湿气，藏于血脉之中、分肉之间，久留而不去；若有所堕坠，恶血在内而不去。卒然喜怒不节，饮食不适，寒温不时，腠理闭而不通，其开而遇风寒，则血气凝结，与故邪相袭，则为寒痹[3]。其有热则汗出，汗出则受风，虽不遇贼风邪气，必有因加而发焉[4]。

【词语解释】

[1] 贼风邪气：即张介宾"贼者伤害之名也。凡四时不正之气，皆谓之贼风邪气"。

[2] 尝有所伤：曾有所伤的意思。

[3] 寒痹：寒气胜所产生的痛痹证。

[4] 必有因加而发焉：意即必定是曾有所伤的故邪与新近感受的新邪结合而发病。

【原文分析】

本段主要说明故邪易致新感为病的道理。

原文"贼风邪气之伤人也，令人病焉"，指出四时不正之气是容易伤人致病的。但是，有人"不离屏蔽，不出室穴之中"，避免了贼风邪气的侵袭，为什么仍会突然发病呢？其原因主要有以下两点：

1. 故邪稽留，损伤正气

原文所谓"此皆尝有所伤于湿气，藏于血脉之中、分肉之间，久留而不去；若有所堕坠，恶血在内而不去"，即湿气、恶血（瘀血）停留体内而为故邪之例。湿性黏滞伤阳，瘀血阻碍气血生机，从而使人体正气受损或失调，抗病能力下降，容易受到邪气的侵袭。

2. 新故合邪，因加而发

上述故邪伤正，正气失调是发病的根本，这里讨论的新故合邪则是发病的条件。新故合邪为什么会导致疾病的发生呢？理由很简单，主要是它加重了邪势，改变了原有邪正双方的力量对比。举例来说，在体内有湿邪或瘀血等故邪留着的情况下，如果又有突然喜怒不节，饮食不适，寒温不时，而造成腠理闭塞不通利等正气不调的局面，这时恰好遇到风寒邪气，则新感之风寒与体内湿气等故邪相合，阻碍血气经络，导致血气痹闭，而成为寒痹。如果其人因为天热或阳盛而汗出腠理，则易遭受风邪，而与故邪相合为病，虽然这种病证并非贼风邪气所引起，然而其病的发生亦不外故邪加新感这一"因加而发"的道理。

【参考资料】

马莳："及其腠理开而或遇风寒，则血气凝结，与湿气恶血之故邪相袭，则为痹，即《痹论》之所谓寒气胜者为痛痹。"

张介宾："其或有因热汗出而受风者，虽非贼风邪气，亦为外感。必有因加而发者，谓因于故而加以新也，新故合邪，故病发矣。"

八、《灵枢·邪气脏腑病形第四》

黄帝曰：邪之中人脏奈何？岐伯曰：愁忧恐惧则伤心。形寒寒饮[1]则伤肺，以其两寒相感，中外皆伤，故气逆而上行。有所堕坠，恶血留内，若有所大怒，气上而不下[2]，积于胁下，则伤肝。有所击仆，若醉入房，汗出当风，则伤脾。有所用力举重，若入房过度，汗出浴水，则伤肾。

【词语解释】

［1］寒饮：吃了寒凉饮食。

［2］气上而不下：意即气血逆乱。

【原文分析】

本段讨论了多种病因结合损伤五脏的机理。

1. 愁忧恐惧则伤心

心藏神，过度的愁忧恐惧则心神被扰而心脏精气受伤，故伤心。

2. 形寒寒饮则伤肺

肺合皮毛，肺脉起于中焦，还循胃口，若外寒由皮毛内合于肺，饮食寒气从胃上达于肺，则"两寒相感，中外皆伤"，导致肺气上逆而产生咳嗽诸证，故伤肺。

3. 堕坠、大怒则伤肝

肝藏血，在志为怒，其经布胁肋，若堕坠瘀血停留体内而不去，加上大怒导致气血逆乱，则气血阻于胁下，故伤肝。

4. 击仆、酒醉入房、汗出当风则伤脾

脾主肌肉，职司运化，若击仆则损伤肌肉，酒醉入房，汗出当风则碍运化，故伤脾。

5. 用力举重、入房过度、汗出浴水则伤肾

肾藏精，主骨，用力举重则伤骨，入房过度则伤精，汗出浴水则寒邪入肾，故伤肾。

【参考资料】

张介宾："此下言邪之中于五脏也。必然内有所伤，而后外邪得以入之。心藏神，忧愁恐惧则神怯，故伤心也。肺合皮毛，其脏畏寒，形寒寒饮，故伤肺也。……肝藏血，其志为怒，其经行胁下也。脾主肌肉，饮食击仆者，伤其肌肉。醉后入房，汗出当风者，因于酒食，故所伤皆在脾。肾主精与骨，用力举重则伤骨，入房过度则伤精，汗出浴水，则水犯其本脏，所伤在肾。"

九、《素问·皮部论篇第五十六》

百病之始生也，必先于皮毛，邪中之则腠理开，开则入客于络脉，

第五章 病 机

留而不去，传入于经，留而不去，传入于腑，廪于肠胃。邪之始入于皮也，泝然起毫毛，开腠理；其入于络也，则络脉盛，色变[1]；其入客于经也，则感虚，乃陷下[2]；其留于筋骨之间，寒多[3]则筋挛骨痛，热多[3]则筋弛骨消，肉烁䐃破，毛直而败。

【词语解释】

[1] 色变：指络脉颜色发生改变。

[2] 陷下：向里传变。

[3] 寒多、热多：指寒邪盛、热邪盛。

【原文分析】

本段论述了外邪入里的一般传变途径及其病证、病理。

1. 外邪入里的传变途径

皮毛居于人身最外层，是人体抗邪的屏障，若外邪侵入，多首犯皮毛，然后渐次深入，其一般次序是：

皮毛→络脉→经脉→腑（脏）

亦如本篇末所说："邪客于皮则腠理开，开则邪入客于络脉，络脉满则注于经脉，经脉满则入舍于腑脏也。"

2. 外邪中人的病证和机理举例

外邪中人，由于其侵犯的部位不同而分别表现出不同的病证和机理。

邪入于皮毛，卫阳受损，开合失司，则洒淅恶寒，毫毛竖起，腠理开泄。

邪入于络脉，阻滞气血，则络脉盛满而颜色发生改变。

邪入于经脉，留而不去，则经脉盛满；若正气亏虚，则经邪继续向里传变，产生新的病变。

邪气羁留于筋骨之间，寒主收引，寒邪盛则血脉凝涩，故为筋挛骨痛；热能灼阴，热邪盛则阴精受损，故为筋骨痿弱，肌肉消瘦，毛发枯槁等证。

【参考资料】

张介宾："挛，急也。弛，纵缓也。消，枯竭也。烁，消烁也。寒多则血脉凝涩，故为筋挛骨痛。热多则真阳散亡，故为筋弛骨消等证。

腘破者，……热溃肌肉也。毛直而败者，液不足而皮毛枯槁也。"

十、《素问·玉机真藏论篇第十九》

五脏相通，移皆有次[1]，五脏有病，则各传其所胜。

然其卒发[2]者，不必治于传，或其传化有不以次[3]，不以次入者，忧恐悲喜怒，令不得以其次，故令人有大病矣。

【词语解释】

[1] 次：次序。

[2] 卒发："卒"同"猝"，突然的意思。卒发，即突然发生。

[3] 传化有不以次：指气的传变、变化有不按一般次序进行的情况。

【原文分析】

本段讨论了五脏病的一般传变次序及特殊传变举例。

1. 五脏病的一般传变次序

五脏分属五行，其气相通，它们之间存在着相生相克的关系。五脏有病，其相互传变的次序一般也按五行相克的规律进行，即各传给自己所胜之脏，如肝病传脾、脾病传肾等。

2. 五脏病的特殊传变举例

五脏病的传变也有不按上述一般传变次序进行的，例如：

突然发生的病变，多属气机为患，往往不按次序传变，故不必依一般的传变次序去进行治疗。还有忧恐悲喜怒等情志所致的疾病，随触即发，因脏气的虚实和所伤的情志不同，而发病各有差异，所以其病气的传变亦没有一定的次序可言，且常常容易酿成大病。

以上说明五脏病之间的传变一般符合五行相克的规律，但也有例外的情况，临证时我们必须知常达变，不为传变次序所拘。

【参考资料】

马莳："上文所言者，乃传化以次，此则不以其次，因一时五志骤伤，使人不得以其次也。"

张介宾："病有发于仓卒者，随气为患，不以次而入，亦不必依次以治其传。……五志之发无常，随触而动，故生病亦不以其次。"

十一、《素问·至真要大论篇第七十四》

帝曰：愿闻病机何如？岐伯曰：诸风[1]掉眩，皆属于肝。诸寒收引，皆属于肾。诸气[2]膹郁，皆属于肺。诸湿肿满，皆属于脾。诸热瞀瘛，皆属于火。诸痛痒疮，皆属于心。诸厥固泄，皆属于下[3]。诸痿喘呕，皆属于上[4]。诸禁鼓栗，如丧神守，皆属于火。诸痉项强[5]，皆属于湿。诸逆冲上，皆属于火。诸胀腹大，皆属于热。诸躁狂越，皆属于火。诸暴强直[6]，皆属于风。诸病有声，鼓之如鼓，皆属于热。诸病胕肿，疼酸惊骇[7]，皆属于火。诸转反戾，水液浑浊，皆属于热。诸病水液，澄澈清冷，皆属于寒。诸呕吐酸，暴注下迫，皆属于热。

【词语解释】

[1] 风：为病因之一种，这里主指内风（肝风）。

[2] 气：此处指气机不利或气机上逆的病机，与前二条中"风""寒"指病因有所不同。

[3] 下：下焦，主要指肾脏，还包括大肠、膀胱等脏腑在内。

[4] 上：上焦，这里指肺、胃两脏。

[5] 项强：颈项强直，转侧不便。

[6] 暴强直：突然肢体强急不柔，直而不能屈伸。

[7] 疼酸惊骇：疼酸，即酸疼，指疼痛而又酸楚不适的感觉。惊骇，指神魂不安，惊惧不宁的状态。

【原文分析】

本段概括了五脏、五气的机理，即"病机十九条"。

兹将原文分类归纳如下：

1. 关于五脏的病机有五条

（1）诸风掉眩，皆属于肝。

①证候：掉——肢体动摇，如震颤、拘急、抽搐等；眩——头目眩晕，视物旋转。

②机理：风性主动，风气通于肝，肝藏血，开窍于目，外合于筋，若肝病风动则筋目受伤，筋伤则"掉"，目伤则"眩"。

③注意点："掉眩"并非全属于肝，如《伤寒论》真武汤证之"头

眩身瞷动，振振欲擗地"等证，便不由肝风所致，而是太阳病误汗后，阳虚不能制水，水气上逆而成，故治疗上亦只宜温阳行水，而不能平肝息风。

（2）诸寒收引，皆属于肾。

①证候：收——身体蜷缩；引——四肢拘挛疼痛，关节屈伸不利等。

②机理：寒性收引，寒气通于肾，肾主寒水而内寓真阳，若寒气外袭，损伤肾阳，或阳虚寒生，则筋膜失于温煦而被寒伤，可出现"收引"之证。

③注意点："收引"不全属于肾，如《素问·生气通天论》"因于湿，……緛短为拘"之拘挛，本段"诸风掉眩，皆属于肝"之掉眩，便均不属于肾。属于肾之"收引"，一般当伴有形寒肢冷、面色㿠白、二便清利等肾阳虚证候，临床当参之以资鉴别。

（3）诸气膹郁，皆属于肺。

①证候：膹郁——胸部胀闷。

②机理：肺居胸中，主气司呼吸，其气清肃下降，若气机郁滞或气机上逆导致肺失清肃，则可出现"膹郁"等证。

③注意点："膹郁"不全属肺，如因暴怒而肝气上逆，出现呼吸喘促，胸胁满闷等证，便属于肝。

（4）诸湿肿满，皆属于脾。

①证候：肿——肢体浮肿；满——脘腹胀满。

②机理：湿性黏滞，湿气通于脾，脾居大腹，职司运化，湿邪内侵伤及脾脏，或脾虚失运，水湿停留、泛溢，则可产生"肿满"之证。

③注意点："肿满"不全属脾，如以水肿言，还与肾、肺等有关，《素问·水热穴论》便指出了水肿"其本在肾，其末在肺"，《金匮·水气篇》还有"其腹大，不能自转侧，胁下腹痛"的"肝水"。

（5）诸热瞀瘛，皆属于心。

①证候：瞀——神志昏闷不清；瘛——肢体痉挛、抽搐。

②机理：阳热主升，热气通于心，心藏神，主血脉，若火热扰乱心神，上干清窍，则"瞀"；灼伤血脉，则"瘛"。

③注意点："瞀"不全属于心，如温病后期"虚风内动证"之神倦、抽搐，便属于肝肾，而不属于心。

2. 属于上下部位的二条

（1）诸痿喘呕，皆属于上。

①证候：痿——肢体不用的"痿躄"，虚寒或虚热"肺痿"；喘——喘息；呕——呕吐。

②机理：肺居上焦，职司肃降，主输布津液而外合皮毛。肺热津伤，津液不濡，肢体失养，则为肢体痿废不用的痿躄；肺阴不足，虚热灼津，津枯不润，则为虚热肺痿，肺中阳气不足，虚寒内生，津液不化，则为虚寒肺痿。肺失清肃，气机上逆，则喘。胃虽居于中焦，但"上焦出于胃上口"（《灵枢·营卫生会》），胃上口又接近上焦，故胃亦属于"上"。胃气下行为顺，胃腑浊阴不降，其气上逆，则呕。

③注意点："痿喘呕"不全属于上，如《素问·痿论》指出肝、心、脾、肾亦能致痿；肾不纳气之虚喘，便属于肾；肝气犯胃之呕吐，则属于肝。

（2）诸厥固泄，皆属于下。

①证候：厥——肢冷之寒厥，肢热之热厥；固——大便秘结，小便癃闭；泄——大便泄泻，小便频数或失禁。

②机理：肾阳不足，阴寒偏盛，则为寒厥；肾阴不足，阳热偏亢，则为热厥。大肠主燥化，司传导，燥化太过，传导不行，则为便秘；燥化不及，传导太过，则为泄泻。肾主气化，为胃之关，肾气不化，膀胱不利，则为癃闭；肾气不固，膀胱失约，则为小便频数或失禁。

③注意点："固泄"不全属于下，如肺热津伤之便秘，便属于肺；湿胜之濡泻，便属于脾。

3. 关于风寒湿的病机三条

（1）诸暴强直，皆属于风。

①证候：暴强直——突然肢体强直，不能屈伸。

②机理：风善行数变，风性主动，若风伤筋膜，筋膜劲急不柔，则"暴强直"。

③注意点："暴强直"不全属于风，如本段"诸痉项强，皆属于

湿""诸转反戾，水液浑浊，皆属于热"等便不属于风。

（2）诸病水液，澄澈清冷，皆属于寒。

①证候：水液澄澈清冷——如鼻流清涕，痰涎稀薄，呕吐清水，小便清长等。

②机理：水体清性寒，阴盛阳虚，气化无权，水津不化，则为"水液澄澈清冷"诸证。

③注意点："水液澄澈清冷"之类的病证，一般均由寒邪所导致，只不过尚有实寒和虚寒的区分，临床应予辨别。

（3）诸痉项强，皆属于湿。

①证候：痉——筋脉拘挛、强急；项强——颈项强直，转侧不便。

②机理：湿性黏滞，太阳经脉循行项部，湿邪伤及太阳经脉，则阳气失煦，精血不濡，而项部筋脉失养，从而出现"痉项强"等证。

③注意点："痉项强"不全属于湿，如本段"诸暴强直，皆属于风""诸转反戾，水液浑浊，皆属于热"等证。

4. 关于热的病机四条

（1）诸胀腹大，皆属于热。

①证候：胀——脘腹胀满；腹大——腹部胀大。

②机理：热邪壅滞脘腹，或热实结聚阳明，导致腑气不通。

③注意点："胀腹大"不全属于热（实），如属于寒的亦不少，《金匮·腹满寒疝宿食病篇》"腹满时减，复如故，此为寒，当与温药"，便属于脾胃虚寒。

（2）诸病有声，鼓之如鼓，皆属于热。

①证候：有声——肠鸣；鼓之如鼓——腹胀，叩之如鼓。

②机理：热壅肠胃，气机阻滞，故腹胀；热郁贲迫，则肠鸣；热气结聚不散，则叩之如鼓。

③注意点：腹胀肠鸣不全属于热，也有属于寒的。如《灵枢·师传》："胃中寒则腹胀，肠中寒则肠鸣飧泄"。二者的鉴别方法是：因于热的，必伴大便不爽秘结、矢气恶臭、口干、脉数等证；因于寒的，则有吐泻清稀、恶寒肢冷、口干、脉迟等证。

（3）诸转反戾，水液浑浊，皆属于热。

①证候：转——筋脉拘挛；反戾——角弓反张；水液浑浊——水液浑浊不清，如尿、大便及呕吐液等黄赤浑浊。

②机理：热主燔灼躁动，热邪耗血损液灼筋，则为"转反戾"；热邪煎熬津液，则为"水液浑浊"。

③注意点："转反戾"不全属于热，如本段有"诸痉项强，皆属于湿""诸暴强直，皆属于风"的。"转反戾"属热，必伴"水液浑浊"这个特点，"水液浑浊"即吐、泻等物中的水液黄赤浑浊而伴有灼热感。

（4）诸呕吐酸，暴注下迫，皆属于热。

①证候：呕吐酸——呕吐或吐酸水；暴注下迫——突发剧烈的泻下及里急后重，如急性泄泻、痢疾等。

②机理：热性急速，热邪郁于肝胃，胃气上逆，则为"呕吐酸"；热邪下迫大肠，传导失司，则为"暴注下迫"等证。

③注意点："呕吐酸"不全属于热，如寒湿困脾侮木，亦可出现呕吐酸水的症状；寒湿困脾，清阳不升，还可突发泄泻如注、腹痛窘迫等证。

5. 属于火的病机五条

（1）诸痛痒疮，皆属于心。

①证候：痛痒疮——痈疡疼痛。

②机理：火邪壅遏，气血不通，营卫稽留，腐血败肉，则为痈疡疼痛。

③注意点：痈疡疼痛不全属于心，如阳气虚衰，寒凝血脉，血气壅滞而致的阴疽疼痛，便属于寒。

（2）诸禁鼓栗，如丧神守，皆属于火。

①证候：禁——口噤不开；鼓栗——鼓颔战栗；如丧神守——自己控制不住。

②机理：火热内郁，阳不外达，筋脉失煦，故见"禁鼓栗，如丧神守"等假寒征象。

③注意点："禁鼓栗"不全属于火，如疟疾及伤寒初起之鼓颔、战栗，便属于寒。可见，本条属火，必有其他热证可凭。

（3）诸逆冲上，皆属于心。

①证候：冲上——呕吐，咳喘，吐血等。

②机理：火性炎上、急速，火伤经、脏，气逆血升，则可见诸"冲上"等证。如伤胃，为食入即吐或吐血；伤肺，为咳喘或咳血；伤心，为吐血、衄血等。

③注意点："逆冲上"不全属于火，如《伤寒论》"食谷欲吐，属阳明也，吴茱萸汤主之"之吐，便属于寒；《金匮》"呕而有支饮者，小半夏汤主之"之呕，即属于饮。

（4）诸躁狂越，皆属于火。

①证候：躁——烦躁不宁，躁动不安；狂——神志狂乱；越——动作越常。

②机理：火为阳邪，性主躁动，火邪内乱神明，则烦躁不宁或神志狂乱；火邪外扰四肢，则四肢躁动不安，甚或踰墙越屋，超越常度。

③注意点："躁狂越"不全属于火，如《伤寒明理论》中"欲坐井中，但欲饮水，不欲入口"之"阴躁"，则属于寒；《素问·腹中论》"石之则阳气虚，虚则狂"之"狂"，便属于阳气虚。

（5）诸病胕肿，疼酸惊骇，皆属于火。

①证候：胕肿——痈肿；疼酸——酸疼；惊骇——惊惧不宁。

②机理：火热壅遏经脉，血瘀肉腐，则为痈肿；火灼筋脉，气血不畅，则见酸疼；火迫心肝，神魂被扰，则发惊骇。

③注意点："胕肿，疼酸惊骇"不全属于火，如阴性痈疽，则属于寒；痹证酸痛，即属于风和湿；胆虚惊骇，便属于胆。

以上讨论了五气的病理，但六气中尚缺燥气一条，现据刘元素《素问玄机原病式》所论补充如下："诸涩枯涸，干劲皴揭，皆属于燥。"

①证候：涩——涩滞不荣；枯涸——液干不润；劲——劲急不柔；皴揭——皮肤燥裂。

可见，燥证主要表现为体内外一派干燥之象，如唇鼻干燥、咽口干燥、肌肤干燥、呛咳少痰、大便燥结、小便短少等。

②机理：燥胜则干，津亏液少，脏腑组织失润。

③注意点："涩枯涸，干劲皴揭"不全属于燥，如肌肤甲错、口干

但欲嗽水而不欲咽等证便属于瘀血所致。

病机十九条的内容就介绍到这里。其研究的重点在于掌握五脏、六气病机的一般规律，以及"审证求因"的辨证方法。

从病机十九条可以看出，不同的病证可以由同一病因、病机导致，即所谓"证异机同"，如属火热的九条；同一病证，又可由不同的病因、病机而产生，即所谓"证同机异"，如风、湿、热邪均可导致痉病而分别出现"暴强直""痉项强""转反戾"等证。因此，在辨证中，必须熟练地运用病机十九条的理论，对所出现的主证及其他证候进行全面辨析，准确地求出病机；既重视主证，又不要被主证的同异所拘。这就是"审证求因"的实质精神。

【参考资料】

张介宾："厥，逆也。厥有阴阳二证：阳衰于下则为寒厥，阴衰于下则为热厥。固，前后不通也。阳虚则无气，无气则清浊不化，寒闭也；火盛则水亏，水亏则精液干涸，热结也。泄，二便不固也。命门火衰，则阳虚失禁，寒泄也；命门水衰，则火迫注遗，热泄也。下言肾气，盖肾居五脏之下，为水火阴阳之宅，开窍于二阴，故诸厥固泄，皆属于下。""气急曰喘，病在肺也。吐而有物有声曰呕，病在胃口也。逆而不降，是皆上焦之病"。

高世栻："心，旧本讹火，今改。有病无形之气，而内属于形藏者。有病有形之本，而内属于气化者，皆病机也。如诸风而头目掉眩，病皆属于肝，风气通于肝也。诸寒而经脉收引，病皆属于肾，寒气通于肾也。诸气而胸膈忿郁，病皆属于肺，诸气通于肺也。诸湿而身体肿满，病皆属于脾，湿气通于脾也。诸热而目瞀经瘛，病皆属于心，热气通于心也。此病无形之六气，而内属于有形之形藏也。"

十二、《素问·藏气法时论篇第二十二》

肝病者，两胁下痛引少腹[1]，令人善怒；虚则目𥇀𥇀无所见，耳无所闻，善恐，如人将捕之。

心病者，胸中痛，胁支满，胁下痛，膺[2]背肩胛间痛，两臂内痛；虚则胸腹大，胁下与腰相引而痛。

脾病者，身重，善肌肉痿，足不收[3]，行善瘛，脚下痛；虚则腹满肠鸣，飧泄，食不化。

肺病者，喘咳逆气，肩背痛，汗出，尻阴股膝髀[4]腨[5]胻[6]足皆痛；虚则少气不能报息，耳聋嗌干。

肾病者，腹大胫肿，喘咳身重，寝汗出，憎风；虚则胸中痛，大腹小腹痛，清厥意不乐[7]。

【词语解释】

[1] 少腹：脐下两旁为少腹。

[2] 膺：张介宾"胸前两旁为膺"。

[3] 足不收：收，收持。足不收，足软无力，不能随意运动。

[4] 髀：本为股骨，这里指臀部。

[5] 腨：指小腿部。

[6] 胻：指胫、腓骨。

[7] 意不乐：因肢冷而感觉难受。

【原文分析】

本段讨论了五脏常见的几种虚实病证。

从原文所述来看，其病证不外是由于正气虚或邪气盛，导致本脏功能失调，或本脏经脉受累，或影响有关的脏，或影响有关的经而导致。现将其病证和机理分脏归纳如图5-2~图5-6所示。

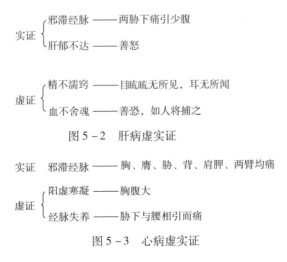

图5-2　肝病虚实证

图5-3　心病虚实证

实证 { 湿盛困脾 —— 身重
　　　热盛伤脾 —— 善饥，肉痿
　　　邪滞脾经 —— 足不收，行善瘛，脚下疼

虚证　阳虚湿停 —— 腹满，肠鸣，飧泄，食不化

图 5-4　脾病虚实证

实证 { 邪盛气逆 —— 喘咳逆气，肩背痛，汗出
　　　肾脉受邪 —— 尻、阴股、膝、髀、腨、胻、足皆痛

虚证 { 气弱失司 —— 少气不能报息
　　　精气不满 —— 耳聋，嗌干

图 5-5　肺病虚实证

实证 { 水邪泛溢 —— 腹大胫肿，喘咳身重
　　　阴盛阳微 —— 寝汗出，憎风

虚证 { 经脉失荣 —— 胸中痛，大小腹痛
　　　阳衰失煦 —— 清厥意不乐

图 5-6　肾病虚实证

【参考资料】

张介宾："肝脉布胁肋抵小腹，邪实则两胁下痛，引于少腹。肝志怒，故气强则善怒。目为肝之窍，肝脉上入颃颡，连目系，肝与胆为表里，胆脉从耳后入耳中，故气虚则目无所见，耳无所闻也。肝虚则胆虚，故气怯而善恐。晄音荒。"

"手少阴心脉，从心系却上肺，下出腋下；手厥阴心包络之脉，其支者循胸出胁，上抵腋下，循臑内入肘中，下臂行两筋之间，又心与小肠为表里，小肠脉绕肩胛，交肩上。故为此诸证。胸腹腰胁之间，皆手少阴厥阴之脉所及，心虚则阳虚而逆气不行，故为胸腹大。心主血脉，血虚则不能荣养筋脉，故腰胁相引而痛。"

"脾属土，主肌肉，土邪湿胜，故令人身重肌肉痿。肉痿者，痹弱不仁也。脾主四肢，故足不收、行善瘛。瘛者，手足掉掣也。脾脉起于足大指，过核骨以上内踝，故为脚下痛。……足太阴之脉属脾络胃，脾

虚则失其健运之用而中气不治，故为此诸病。"

"肺藏气，主喘息，在变动为咳，故病则喘咳逆气。背为胸中之府，肩接近之，故肩背为痛。肺主皮毛，病则疏泄，故汗出。……少阳之脉起于足下，循内踝入跟中，以上踹内，出腘内廉，上股内后廉，贯脊属肾络膀胱。今肺病连肾，以气陷下部而母病及子也，故下文兼取足少阴以治之。"

"足少阴之脉上臑内，夹脐上行入肺中。阴邪上侵，故腹大胫肿而喘咳也。肾主骨，骨病故身重。肾主五液，在心为汗，而肾邪侮之，心气内微，故为寝汗出。故脉要精微论曰：阴气有余为多汗身寒。即此之谓。凡汗多者表必虚，表虚者阳必衰，故恶风也。足少阴脉从肺出络心注胸中，肾虚则心肾不交，故胸中痛。大腹小腹痛者，正以肾脉自下而上，至俞腑而止也。肾藏精，精化气，精虚则气虚，故为清冷厥逆。"

十三、《灵枢·邪气脏腑病形第四》

大肠病者，肠中切痛而鸣濯濯，冬日重感于寒即泄，当脐而痛，不能久立。

胃病者，腹膜胀[1]，胃脘当心而痛，上支两胁，膈咽不通[2]，食饮不下。

小肠病者，小腹痛，腰脊控睾而痛，时窘之后，当耳前热，若寒甚，若独肩上热甚，及手小指之间热，若脉陷者，此其候也。

三焦病者，腹气满，小腹尤坚，不得小便，窘急，溢则水，留即为胀。

膀胱病者，小腹偏肿而痛，以手按之，即欲小便而不得，肩上热若脉陷，及足小指外廉及胫踝后皆热若脉陷。

胆病者，善太息，口苦，呕宿汁，心下澹澹恐[3]，人将捕之，嗌中吤吤然，数唾[4]。

【词语解释】

[1] 腹膜胀：腹部胀满。

[2] 膈咽不通：指胸膈、咽喉不通利。

[3] 澹澹恐：澹，《说文》"水摇貌"，此处形容不安的状态。澹澹恐，即恐惧不安。

［4］数唾：频频吐唾液。

【原文分析】

本段论述了六腑几种常见的病证。根据原文归纳如图5－7～图5－12所示。

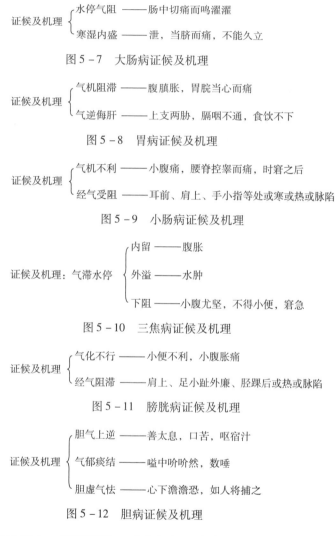

证候及机理 { 水停气阻 —— 肠中切痛而鸣濯濯
寒湿内盛 —— 泄，当脐而痛，不能久立

图5－7　大肠病证候及机理

证候及机理 { 气机阻滞 —— 腹膜胀，胃脘当心而痛
气逆侮肝 —— 上支两胁，膈咽不通，食饮不下

图5－8　胃病证候及机理

证候及机理 { 气机不利 —— 小腹痛，腰脊控睾而痛，时窘之后
经气受阻 —— 耳前、肩上、手小指等处或寒或热或脉陷

图5－9　小肠病证候及机理

证候及机理：气滞水停 { 内留 —— 腹胀
外溢 —— 水肿
下阻 —— 小腹尤坚，不得小便，窘急

图5－10　三焦病证候及机理

证候及机理 { 气化不行 —— 小便不利，小腹胀痛
经气阻滞 —— 肩上、足小趾外廉、胫踝后或热或脉陷

图5－11　膀胱病证候及机理

证候及机理 { 胆气上逆 —— 善太息，口苦，呕宿汁
气郁痰结 —— 嗌中吤吤然，数唾
胆虚气怯 —— 心下澹澹恐，如人将捕之

图5－12　胆病证候及机理

由于小肠居腹内，后附腰脊，下连睾丸，故当小肠气机不利时，可出现小腹及腰脊牵引睾丸作痛，时感大便急迫不爽等证。张介宾认为，上述诸症即"疝之属"，甚妥。

胆病常伴有呕吐或呕苦之症，是因为胆逆犯胃，胃气上逆所致，其本在胆，其标在胃。《灵枢·四时气》对口苦和呕苦两症的病机做了明确的区分，它说："善呕，呕有苦，长太息，心中澹澹恐，人将捕之，邪在胆，逆在胃，胆液泄则口苦，胃气逆则呕苦，故曰呕胆。"可供研究时参考。

从六腑的病证来看，其基本病理变化主要是本腑的腑气逆滞（功能失常）及影响本经受病两个方面。其中也有影响其他脏腑或经脉的，但比五脏的虚实病证为少。

【参考资料】

张介宾："小肠气化于小腹，后附腰脊，下引睾丸，故为诸痛及不得大小便而时窘之后，盖即疝之属也。耳前、肩上、小指之间，皆手太阳之经，故其病如此。""三焦受病，则决渎之官失其职，水道不利，故为腹坚满，为小便窘急，为溢则水，留而胀也。"

十四、《灵枢·口问第二十八》

上气[1]不足，脑为之不满，耳为之苦鸣[2]，头为之苦倾，目为之眩；中气[1]不足，溲便为之变[3]，肠为之苦鸣；下气[1]不足，则乃为痿厥[4]心悗[5]。

【词语解释】

[1] 上气、中气、下气：上、中、下，指人体的上部、中部、下部，非上、中、下三焦的意思；气，清气。

[2] 苦鸣：以鸣为苦。

[3] 溲便为之变：溲，小便；便，大便；变，变异于常。全句意为大小便异常。

[4] 痿厥：此处作一个病证理解，即指痿证。

[5] 心悗：悗，音义同"闷"，即烦闷不舒。心悗，心中烦闷不舒。

【原文分析】

本段概要说明上、中、下三部精气不足所产生的病证。

1. 上气不足

上气，这里指头部的精气。肾藏精生髓，脑为髓海；五脏六腑之精气皆上注于目；十二经脉，三百六十五络，其血气皆上注于面。故上气不足不仅与肾有关，而且与五脏六腑亦有着密切的关系。上部精气不足，脑髓失养，则自觉"脑为之不满"（脑部空虚），"头为之苦倾"（头部沉重难举）；孔窍不濡，则"耳为之苦鸣"（耳鸣），"目为之眩"（目眩）。

2. 中气不足

中气，这里指脾胃之气。脾主运化，胃主受纳，中部精气不足，则纳运无权，升降失调，清浊相干，而见"溲便为之变"（二便异常），"肠为之苦鸣"（肠鸣）等证候。

3. 下气不足

下气，这里指肾的精气。肾藏精主骨，与心"水火相济"，下部精气不足，则肾水不能上济心火，心火偏亢，而为"心悗"（心中烦闷）；肾精无以生髓、充骨、养筋，则为"痿厥"（肢体痿弱无力）。

【参考资料】

张介宾："中气不足，则溲便变常，而或为黄赤，或为短涩，多有情欲劳倦过伤精气而然，昧者概认为火，鲜不误矣。且中气不足，则浊气居之，故肠胃为之苦鸣也。""下气不足，则升降不交，故心气不舒而为悗闷。"

十五、《素问·生气通天论篇第三》

阳气者，若天与日，失其所则折寿而不彰，故天运当以日光明[1]。是故阳因而上，卫外者也。因于寒，欲如运枢，起居如惊，神气乃浮[2]。因于暑，汗，烦则喘喝，静则多言[3]。体若燔炭，汗出而散。因于湿，首如裹，湿热不攘，大筋緛短，小筋弛长，緛短为拘，弛长为痿。因于气，为肿[4]。四维相代，阳气乃竭。

【词语解释】

[1] 天运当以日光明：张介宾："天不自明，明在日月，月体本黑，得日乃明，此天运必以日光明也。"本句意为运行的天体是因为太阳而得到光明。同样，人体的生命活动，则是由于阳气而获得生机。

[2] 神气乃浮：神气，即阳气。浮，浮散，这里指阳气耗散于外而失去正常功能。

[3] 静则多言：静，安静，指比前种病情相对安静的状态；多言，即谵语。全句是说患者虽表现为相对安静，但仍有神昏而谵语不休。

[4] 肿：指肌肤肿胀。

【原文分析】

本段论述了阳气在人体的重要作用，并举例说明了阳气失调的危害性。

1. 阳气在人体的重要作用

阳气在人体具有十分重要的作用，原文从生理和病理两个方面进行了论证。在生理方面，文中以太阳为比喻，说明阳气在人体的作用，像太阳在天体的作用一样重要。太阳给天体以光明，阳气给人体以生机；阳气像太阳一样向上布外，以起着护卫肌表，抗御外邪的作用，即所谓"是故阳因而上，卫外者也。"在病理方面，原文指出："阳气者，若天与日，失其所则折寿而不彰。"说明阳气如果失去了正常功能，则会影响人体健康，甚至使人缩短寿命。

2. 阳气不固而感受外邪的病证及机理

如前所述，阳气具有卫外抗邪的作用，若起居失常或活动太过，则阳气耗散于外而失去其正常功能。阳不卫外，则易受外邪的侵袭，因而导致各种疾病的发生。

（1）感受寒邪。

寒性收引凝敛，寒伤肌表，则肌腠闭塞，卫阳失宣，阳郁化热，故身热有如燃炭。若治以发汗解表，则汗出邪去而热散。

（2）感受暑热之邪。

暑为阳邪，其性开泄，腠开津泄，则汗出；阳性主动，暑热内扰，则躁动不安而呼吸喘促、喝喝有声；暑热大伤津气，则神昏静卧而谵语不休。

（3）感受湿邪。

湿性重浊，头为诸阳之会，湿伤头部，阻遏清阳，则头重如裹；湿性黏滞，湿蕴化热，筋脉受伤，则筋脉短缩或弛长，从而导致肢体拘挛或痿弱等证。

（4）感受风邪。

风善行数变，风客肌表，营卫郁滞不通，正邪搏结不散，则可出现头面、四肢肌肤肿胀，或伴瘙痒。

如果上述四种邪气反复伤人，则阳气更为虚损，甚至竭绝，预后也就不良了。

【参考资料】

李中梓："此明人之生全赖乎阳气也。日不明，则天为阴晦；阳不固，则人为夭折，皆阳气之失所者。故天不自明，明在日月，月体本黑，得日乃明，此天运当以日光明也。……天之运行，惟日为本，天无此日，则昼夜不分，四时失序，晦暝幽暗，万物不彰矣。在于人者，亦惟此阳气为要，苟无阳气，孰分清浊，孰布三焦，孰为吸呼，孰为运行，血何由生，食何由化，与天之无日等矣。"

张介宾："暑有阴阳二证，阳证因于中热，阴证因于中寒，但感在夏至之后者皆谓之暑耳。……此节所言，言暑之阳者也。故为汗出烦躁，为喘，为大声呼喝。若其静者，亦不免于多言。盖邪伤阴，精神内乱，故言无伦次也。"

十六、《素问·生气通天论篇第三》

阳气者，烦劳则张，精绝[1]，辟积于夏，使人煎厥。目盲不可以视，耳闭不可以听，溃溃乎若坏都，汩汩乎不可止。阳气者，大怒则形气绝，而血菀于上[2]，使人薄厥。有伤于筋，纵，其若不容，汗出偏沮，使人偏枯。汗出见湿，乃生痤痱。高粱之变，足生大疔，受如持虚。劳汗当风[3]，寒薄为皶，郁乃痤。

【词语解释】

[1] 精绝：绝，尽也。此处为损耗的意思。精绝，即阴精耗损。

[2] 上：指心胸和头面部。

[3] 劳汗当风：劳汗，指形体劳动而汗出；当风，即受风的意思。

【原文分析】

本段讨论了阳气失常的部分病证及其机理。

1. 内伤导致阳气失常的病证和机理

（1）煎厥证。

阳气，职司卫外，其性主动，与阴精互根互用，共同维持着人体的平衡协调状态。若烦劳过度，则阳气太过而亢盛于外，阳盛则伤阴，故阴精复耗损于内。阳盛阴虚，反复加重，到了夏天，暑热又助亢阳，更损阴精，致使阴竭阳浮，气机上逆，故可发生视物不清，耳聋不聪，甚至猝然昏倒的煎厥证。因病由阳热煎迫阴精，气机逆乱而成，故名曰"煎厥"。

（2）薄厥证。

薄厥，证见大怒之后，猝然昏倒，不省人事等，其产生是由于大怒伤肝，肝气升发太过，血随气升，气血逆乱，郁积于心胸、头面，从而使经络的气机阻隔不通所致。相迫曰薄，气逆曰厥，病因大怒而迫使气血上逆，故名"薄厥"。由于大怒伤肝损筋，筋脉纵缓不收，则可见肢体不能随意活动等证；如果人体一侧无汗，则是阳气不和，邪气留滞，营卫不能周遍全身所致，久而久之，半身筋肉失养，则会形成半身枯痿不用的偏枯证。

2. 内伤兼外感导致阳气失常的肌肤病变

（1）痤、痱、皶。

汗出腠开之时，若湿邪滞留肌肤，微者为痱（汗疹）；甚者化热生痤（小疖）。

若劳累汗出时，被风邪所伤，则风寒邪气滞留肌肤，脂液凝聚，而为皶（粉刺）；若郁而稍大，并结而化热，则生痤。

（2）疔。

即疔疮。过食肥甘厚味，蓄积于中，壅遏阳气，酿生热毒，热毒结聚于肌肤深处，则为疔。

【参考资料】

张介宾："若烦劳过度，则形气施张于外，精神竭绝于中，阳扰阴亏，不胜炎热，故病积至夏，日以益甚，令人五心烦热，如煎如熬，孤阳外浮，真阴内奇，气逆而厥，故名煎厥。"

王冰："大怒则气逆而阳不下行，阳逆故血积于心胸之内矣。上，谓心胸也。然阴阳相薄，气血奔并，因薄厥生，故名薄厥。""时月寒凉，形劳汗发，凄风外薄，肤腠居寒，脂液遂凝，稸于玄府，依空渗涸，皶刺长于皮中，形如米，或如针，久者上黑，长一分余，色白黄而瘦，于玄腑中，俗曰粉刺，解表已。玄腑，谓汗空也。痤谓色赤膹愤，内蕴血脓，形小而大如酸枣，或如按豆，此皆阳气内郁所为。"

十七、《素问·调经论篇第六十二》

帝曰：经言[1]阳虚则外寒，阴虚则内热，阳盛则外热，阴盛则内寒，余已闻之矣，不知其所由然也。岐伯曰：阳受气于上焦，以温皮肤分肉之间，今寒气在外则上焦不通，上焦不通则寒气独留于外，故寒栗。帝曰：阴虚生内热奈何？岐伯曰：有所劳倦形气衰少，谷气不盛[2]，上焦不行，下脘不通，胃气热，热气熏胸中，故内热。帝曰：阳盛生外热奈何？岐伯曰：上焦不通利，则皮肤致密，腠理闭塞，玄府不通，卫气不得泄越，故外热。帝曰：阴盛生内寒奈何？岐伯曰：厥气上逆，寒气积于胸中而不泻，不泻则温气去，寒独留，则血凝泣，凝则脉不通，其脉盛大以涩[3]，故中寒。

【词语解释】

[1] 经言：古经上说。

[2] 谷气不盛：谷气，水谷精气；不盛，虚衰。胃主受纳，脾主运化，谷气不盛，意指脾胃虚弱，精气不足。

[3] 脉盛大以涩：指脉象盛大而兼涩象，如弦紧而不流利之脉即属此类。

【原文分析】

本段主要阐明阴阳盛衰导致内外寒热病证的机理。

1. 阳虚则外寒

"阳受气于上焦，以温皮肤分肉之间"说明卫气虽源于中焦水谷，但其布散却依赖于上焦的宣发，上焦将卫气宣发于体表，从而起着温养皮肤、肌肉的作用。寒主收引凝敛，若寒犯体表，寒凝腠闭，阻碍上焦之气的宣发，则上焦不通；上焦不通，宣发失司，卫气不能布达于体表，体表卫气不足，则正气不能及时驱邪外出，而寒邪独留不去。卫气失煦，寒留不去，故发生恶寒、战栗等证候。由于恶寒、战栗等外寒证，是因卫阳不足、寒气独留所致，故曰"阳虚则外寒"，其主证及机理如图 5−13 所示。

$$\text{阳虚则外寒} \begin{cases} \text{主证：恶寒、战栗} \\ \text{机理：寒客肌表，上焦不通，卫阳不足，寒气独留} \end{cases}$$

图 5 – 13　阳虚则外寒

2. 阴虚则内热

脾主运化，以升为常，胃主受纳，以降为顺。脾胃的纳运，既靠阳气的推动，又赖阴气的滋润，功能才能正常，若劳倦过度，损伤脾阴，脾阴不足，则中焦运化功能减弱，脾胃升降不行，因而水谷精气减少。水谷精气不足，脾气不升，则上焦无以宣发而精气不行；胃失和降，则下脘不能疏通而浊气不降。清浊相乱，气机阻滞，胃气郁而为热，热气上熏胸中，则为内热。由于此内热为脾阴虚而导致，故曰"阴虚则内热"，其主证及机理如图 5 – 14 所示。

$$\text{阴虚则内热} \begin{cases} \text{主证：胸中内热} \\ \text{机理：劳伤脾阴，中虚不运，升降不行，胃气郁热} \end{cases}$$

图 5 – 14　阴虚则内热

3. 阳盛则外热

上焦主宣发卫气于体表，若外邪束表，上焦宣发功能障碍，则皮肤致密，腠理闭塞，汗孔不通，卫气失于宣泄，郁聚肌表而化为热。由于身热是由卫阳郁聚化热所致，故曰"阳盛则外热"，其主证及机理如图 5 – 15 所示。

$$\text{阳盛则外热} \begin{cases} \text{主证：肌表发热} \\ \text{机理：外邪束表，上焦不通，腠理闭塞，阳郁化热} \end{cases}$$

图 5 – 15　阳盛则外热

4. 阴盛则内寒

阴寒之邪过盛，上逆积于胸中而不去，损伤阳气，则寒邪独留于胸中，故胸中寒；寒性收引，导致脉形绷急，则脉盛大；寒主凝敛，寒凝血脉，血行不利，故脉兼涩象。由于胸中寒等内寒证是阴寒内盛，损伤阳气所致，故曰"阴盛则内寒"，其主证及机理如图 5 – 16 所示。

阴盛则内寒 { 主证：脉盛大而涩，胸中寒
机理：阴寒厥逆，积于胸中，伤阳凝血，寒气独留

图5－16　阴盛则内寒

【参考资料】

张介宾："经言，引古经语也。阳主表，其气热。阴主里，其气寒。所以阳虚则寒，阳盛则热，阴虚则热，阴盛则寒也。寒气在外，阻遏阳道，故上焦不通，卫气不温于表，而寒气独留，乃为寒栗，此阳虚则外寒也。形气，阴气也。上焦之气，水谷精微之所化也。今劳倦不慎，而形气衰少，伤脾阴也。故谷气不盛则上焦不行，上不行则下脘不通，以致胃腑郁热，熏于胸中，此阴虚生内热也。……上焦之气，主阳分也。故外伤寒邪，则上焦不通，肌表闭塞，卫气郁聚，无所流行而为外热，所谓人伤于寒，则病为热，此外感证也。厥气，寒厥之气也。或寒气伤脏，或食饮寒凉，寒留中焦，阳气乃去，经脉凝滞，故盛大而涩。盖阳脉流利多滑，不滑则无阳可知，此内伤证也。"

十八、《灵枢·顺气一日分为四时第四十四》

夫百病者，多以旦慧昼安，夕加夜甚，何也？岐伯曰：四时之气[1]使然。黄帝曰：愿闻四时之气。岐伯曰：春生夏长，秋收冬藏，是气之常也，人亦应之。以一日分为四时，朝则为春，日中为夏，日入为秋，夜半为冬。朝则人气始生，病气衰，故旦慧；日中人气长，长则胜邪，故安；夕则人气始衰，邪气始生，故加；夜半人气入藏[2]，邪气独居于身，故甚也。

【词语解释】

[1] 四时之气：指四季的生、长、收、藏变化规律。

[2] 人气入藏：阳气潜藏。

【原文分析】

本段论述了疾病在一天之中的变化规律和机理。

疾病在一天的变化规律是：朝慧，昼安，夕加，夜甚。

为什么会产生上述规律性的变化呢？总体来说，就是人身阳气随一

天的昼夜而发生生、长、收、藏的变化结果。疾病的过程，即是邪正斗争的过程，一般来说，正盛邪减，则病情减轻；正衰邪盛，则病情加重。由于人身阳气在一天之中有生、长、收、藏的变化，致使邪正斗争的状态亦随之发生相应的改变，所以疾病在一天之中亦有上述规律性的变化。

人与自然相应，以一年来说，"春生夏长秋收冬藏"，自然界的万物均随之发生相应的变化，人为万物之一，故"亦应之"。以一日来说，也可以分为四时，"朝则为春，日中为夏，日入为秋，夜半为冬"，因而亦具有生、长、收、藏的类似变化，其对疾病变化的影响是：

朝主春生，人体阳气始生，邪气稍退，故病情轻减。

昼主夏长，人体阳气旺盛，邪气衰退，故病情大减，人体安适。

夕主秋收，人体阳气始衰，邪气始盛，故病情加重。

夜主冬藏，人体阳气潜藏，邪气亢盛，故病情严重。

【参考资料】

张介宾："春之生，阳气升也。夏之长，阳气盛也。秋之收，阳气降也。冬之藏，阳气伏也。是气之常，皆以阳气为言也。……朝时太阳在寅卯，自下而上，在人应之，阳气正升，故病气衰而旦慧。日中太阳在巳午，自东而中，在人应之，阳气正盛，故能胜邪而昼安。夕时太阳在申酉，由中而昃，在人应之，阳气始衰，故邪气渐盛而暮加重。夜半太阳在戌亥，自上而降，在人应之，阳气伏藏，邪气正盛，故夜则甚。盖邪气之轻重，由于正气之盛衰。正气者，阳气也。"

小　结

本章介绍了《黄帝内经》有关病机的原文十八段，主要讨论了《黄帝内经》关于病因、发病和病理的一些基本观点及其学术思想。现将其主要内容小结如下。

（一）病因方面

1. 病因的内容及分类

（1）内容：本章所论病因的内容比较广泛，它包括六淫、七情、饮食、劳倦、瘀血等方面，如"夫百病之所始生者，必起于燥湿、寒暑、风雨、阴阳、喜怒、饮食、居处""若有所堕坠，恶血在内而不去"。

（2）分类：因邪气伤人途径不同，《黄帝内经》将病因分为阴阳两大类，如"燥湿、寒暑、风雨"等六淫之邪属阳；"阴阳、喜怒、饮食、居处"等因素属阴。

2. 不同病因伤人的部位特点

由于病邪性质的不同，不同病邪伤人的部位各异。

（1）伤外：如"风雨、寒暑、清湿"等邪多自外受，首先伤外。而其中又有"风雨则伤上，清湿则伤下"之别。

（2）伤内："阴阳喜怒，饮食居处"，多从内生，故首先伤内，如"喜怒不节则伤脏"。

3. 判断病因的方法

"气合而有形，得脏而有名"，指出了病因的判断方法是根据其临床表现以"审证求因"。

（二）发病学方面

1. 发病的基本条件

正气不和（或虚弱）及邪气侵入是发病的两个基本条件，原文"两虚相得，乃客其形"便高度概括了这一点。

2. 发病学的主要特点

（1）强调正气的主导作用：如"风雨寒热不得虚，邪不能独伤人"等。

（2）尤其重视阳气的卫外功能和真气的抗邪作用：如"阳气者，若天与日，……，是故阳因而上，卫外者也。""正风者，……其气来柔弱，不能胜真气，故自去"等即体现了这一思想。

3. 发病的不同类型

由于正气的盛衰及邪气的性质、强弱等不同，其发病的类型亦有一定的区别。

（1）感而即发：如十五条中"因于寒""因于暑""因于湿"等。

（2）伏而后发：如"冬伤于寒，春生瘅热"等。

（3）新感诱发伏邪：如"虽不遇贼风邪气，必有因加而发焉"等。

（4）内外、新故合邪为病：如"愁忧恐惧则伤心，形寒寒饮则伤肺""有所用力举重，若入房过度，汗出浴水则伤肾"等。

4. 疾病的发展变化

（1）一般规律：九条论述了外邪由皮毛渐次入里的传变规律；"五脏有病，则各传其所胜"，则是五脏病传变的一般规律。

（2）特殊变化：疾病的发展变化也有不按上述一般规律进行的，如"然其卒发者，不必治于传，或其传化有不以次""至于其淫泆，不可胜数"。

（三）病理学方面

本章主要讨论了以下几个方面的内容。

1. 阴阳失调的病理和病证

"阳虚则外寒，阴虚则内热，阳盛则外热，阴盛则内寒"。但要注意这里的阴阳虚盛所致的内外寒热病证与后世有关概念的区别。

"阳气者，烦劳则张，精绝辟积于夏，使人煎厥""阳气者，大怒则形气绝，而血菀于上，使人薄厥"等。

2. 五脏六腑的病理和病证

五脏病理，主要见于十一、十二、十四条。如"诸风掉眩，皆属于肝""肝病者，两胁下痛引少腹，令人善怒，虚则目䀮䀮无所见，耳无所闻，善恐，如人将捕之"以及"上气不足，脑为之不满，耳为之苦鸣，头为之苦倾，目为之眩"等。

十三条介绍了六腑几种常见病证及机理，如"大肠病者，肠中切痛而鸣濯濯，冬日重感于寒即泄，当脐而痛，不能久立"等。

总之，五脏六腑的病变不外是脏腑气血、阴阳虚损或邪气侵入，导致脏腑功能失调而发生。

3. 六气的病理和病证

（1）风："诸暴强直，皆属于风""风胜则动"等。

（2）寒："诸病水液，澄澈清冷，皆属于寒""寒胜则浮""因于寒，体若燔炭"等。

（3）湿："诸痉项强，皆属于湿""因于湿，首如裹""湿胜则濡泻"等。

（4）热（火、暑）：十一条中关于火、热的九条，以及"因于暑，汗，烦则喘喝，静则多言"等。

（5）燥："燥胜则干"等。

人与自然相应，病理上也受着自然变化的影响，如"夫百病者，多以旦慧昼安，夕加夜甚"等。

第六章　病　证

第一节　概　述

一、证和病证的概念

证，语出于《黄帝内经》，《素问·至真要大论》说："证有中外"。说明证是指疾病的各种表现，即证候。证，《黄帝内经》又称为"病能""病形""病之形能"及"病状"等，其含义是一致的。

病证，由后世提出，它的概念与证有不同，一般认为它包括"病"和"证型"两种含义，也就是说，病或证型均可称为病证。本章所论的病证以指"病"为主，但也涉及"证型"方面的内容，因此，两种含义兼有之。

二、《黄帝内经》病证的内容

《黄帝内经》中记载了一百多种病证，详略不等地介绍了这些病证的病因、病机、证候、分型、治法、方药等方面的内容。

本章研究的有伤寒、痹证、痿证、厥证、水肿、胀病、怒狂、积证、失眠、血枯、痈肿等十余种病证。

三、研究《黄帝内经》病证的意义

病证理论，后世颇多发展，然而其理论依据仍源于《黄帝内经》。《黄帝内经》对某些病证的论述还蕴藏着很多科学内容，如对病证机理的整体性认识，以及有关治则、治法方面的论述，对于提高辨证论治的水平仍具有现实指导意义。

第二节　原文精选

一、《素问·热论篇第三十一》

黄帝问曰：今夫热病者，皆伤寒之类也，或愈或死，其死皆以[1]六七日之间，其愈皆以十日以上者，何也？不知其解，愿闻其故。岐伯对曰：巨阳者，诸阳之属也，其脉连于风府，故为诸阳主气也。人之伤于寒也，则为病热[2]，热虽甚不死；其两感于寒而病者，必不免于死。

帝曰：愿闻其状[3]。岐伯曰：伤寒一日，巨阳受之，故头项痛，腰脊强。二日阳明受之，阳明主肉，其脉挟鼻络于目，故身热，目疼而鼻干，不得卧也。三日少阳受之，少阳主胆，其脉循胁络于耳，故胸胁痛而耳聋。三阳经络皆受其病，而未入于脏者，故可汗而已。四日太阴受之，太阴脉布胃中络于嗌，故腹满而嗌干。五日少阴受之，少阴脉贯肾络于肺，系舌本，故口燥舌干而渴。六日厥阴受之，厥阴脉循阴器而络于肝，故烦满而囊缩。三阴三阳，五脏六腑皆受病，荣卫不行，五脏不通，则死矣。

帝曰：治之奈何？岐伯曰：治之各通其脏脉，病日衰已[4]矣。其未满三日者，可汗而已；其满三日者，可泄而已。

【词语解释】

［1］皆以：皆，都；以，同"于"，在的意思。

［2］病热：病作动词，患、生、害的意思。病热，即患热病。

［3］状：症状。

［4］病日衰已：疾病日渐衰减乃至痊愈。

【原文分析】

本段讨论了伤寒热病的概念、分证、传变、治法及其预后。

1. 伤寒热病的概念

伤寒的概念有广义和狭义之分。狭义伤寒，但指感受寒邪所产生的热病，即"人之伤于寒也，则为病热"之类；广义伤寒，乃外感所致热性疾病的总称，泛指一切外感热病，如"今夫热病者，皆伤寒之类也"。《难经·五十八难》"伤寒有五，有中风，有伤寒，有湿温，有热病，有温病"，即是指广义伤寒而言。

2. 伤寒热病的六经分证及传变规律

（1）六经分证。

本段将伤寒热病按六经分为六个证型，各有不同的主证和机理，简要归纳如图 6 - 1。

太阳病 {
主证：头项痛，腰脊强
机理：邪犯太阳，经气不利
}

阳明病 {
主证：身热，目疼，鼻干，不得卧
机理：邪入阳明，经气不利，热扰心胸
}

少阳病 {
主证：胸胁痛，耳聋
机理：邪滞少阳，经气不利
}

太阴病 {
主证：腹满而嗌干
机理：热入太阴，阻碍脾运，伤及津液
}

少阴病 {
主证：口燥，舌干而渴
机理：热入少阴，阴液耗伤
}

厥阴病 {
主证：烦满而囊缩
机理：热入厥阴，扰乱神魂，灼伤筋膜
}

图 6 - 1　伤寒热病六经分证

（2）传变规律。

"巨阳者，诸阳之属也，其脉连于风府，故为诸阳主气也"，指出了太阳经循行背部，为诸阳经脉会属处；而且其经脉连于风府穴，经气与督脉相通。所以，太阳具有统帅诸阳经而主持卫阳之气的作用。三阳主表，而太阳为三阳经的统帅，外合于毫毛腠理，为表中之表，邪从外受，则太阳首当其冲，故"伤寒一日，巨阳受之"。阳明主肌肉，深于毫毛腠理，故"二日阳明受之"；少阳主筋骨，深于肌肉，故"三日少阳受之";太阴为三阴之表,故"四日太阴受之";少阴为枢,故"五日少阴受之";厥阴为最里层,故"六日厥阴受之"。

由此可见,伤寒热病一般的传变规律如图6-2。

伤寒热病 { 总趋向:自表入里,先阳后阴

一般次序:太阳 → 阳明 → 少阳 → 太阴 → 少阴 → 厥阴

图6-2 伤寒热病传变

至于一日、二日、三日等日限问题,主要是言其传变的次序,并非谓其固定不移的时日。因此,在研究时对此日限应当活看,必须知道临床上往往病不拘泥于日,其传变与否,应以证为凭,即证见为传,证不见为不传。张仲景便颇得其旨,如《伤寒论》说:"伤寒二三日,阳明少阳证不见者,为不传也。"

3. 伤寒热病的治疗原则

本段指出伤寒热病的治疗原则是"各通其脏脉",即涤除壅滞于脏腑经脉的病邪,以恢复其正常功能。

具体治疗方法宜分清表里,分别采用多种方法治疗。

在表——发汗法,即所谓"未满三日,可汗而已"。

在里——清热、攻下等法,故曰"其满三日,可泄而已"。

4. 伤寒热病的预后

从原文来看,主要是根据病位的浅深和邪正的盛衰来判断其预后的。

(1)预后良好。

原文"热虽甚不死""三阳经络皆受其病,而未入于脏者,故可汗而已",说明邪气客于经络而未入于脏腑,由于病位表浅,正气不虚,故预后良好。

(2)预后不良。

若病位深入,病变广泛,邪盛正竭,则预后不良。故原文说:"三阴三阳,五脏六腑皆受病,荣卫不行,五脏不通,则死矣。"

【参考资料】

张介宾:"伤寒者,中阴寒杀厉之气也。寒盛于冬,中而即病者,

166

是为伤寒。其不即病者，至春则名为温病，至暑则名为暑病。然有四时不正之气，随感随发者，亦曰伤寒。寒邪束于肌表，则玄腑闭，阳气不得散越，乃郁而为热，故凡系外感发热者，皆伤寒之类。……人身经络，三阳为表，三阴为里。三阳之序，则太阳为三阳，阳中之阳也；阳明为二阳，居太阳之次；少阳为一阳，居阳明之次，此三阳为表也。三阴之序，则太阴为三阴，居少阳之次；少阴为二阴，居太阴之次；厥阴为一阴，居少阴之次，此三阴为里也。其次序之数，则自内而外，故各有一二三之先后者如此。又如邪之中人，必自外而内，……此所以邪必先于皮毛，经先始于太阳，而后三阴三阳五脏六腑皆受病。""各通其脏脉，谓当随经分治也。凡传经之邪，未满三日者，其邪在表，故可以汗已。满三日者，其邪传里，故可以下。"

二、《素问·热论篇第三十一》

帝曰：热病已愈[1]，时有所遗者，何也？岐伯曰：诸遗者，热甚而强食之，故有所遗也。若此者，皆病已衰而热有所藏，因其谷气相薄，两热[2]相合，故有所遗也。帝曰：善。治遗奈何？岐伯曰：视其虚实，调其逆从，可使必已矣。帝曰：病热当何禁之？岐伯曰：病热少愈，食肉则复，多食则遗，此其禁也。

【词语解释】

[1] 热病已愈：指热病邪气衰退，趋向痊愈，但余热仍未尽去的阶段。

[2] 两热：指病邪之余热和谷气所化之热。

【原文分析】

本段阐明了热病遗、复的原因、机理和治则。

1. 热病遗、复的病因、病机

（1）遗的病因、病理。

疾病留连不解，迁延不愈，称为遗。遗的原因，是在热病趋向痊愈时"强食"或"多食"。热病在趋向痊愈时，证候虽然显著减轻，但是余热仍未尽去而伏藏于内，此时若"强食"或"多食"，则既损脾胃，更助余邪，余热之邪与谷食之热，"两热相合"，稽留体内而不去，导致热病迁延不愈。

（2）复的病因、病理。

复，指病愈而复发。其原因是"病热少愈，食肉则复"。在热病将愈时，由于余邪未尽，若恣食肉类食物，肥甘化热而导致余邪复萌，则病会愈而复发。

2. 热病遗、复的治则

"视其虚实，调其逆从"，指出了热病遗、复的治则是根据病情的虚实而施以补泻。虚者得补，实者得泻，故"可使必已矣"。

【参考资料】

张介宾："病虽衰而余热未除，尚有所藏，因而强食，则病气与食气相并，两热合邪，以致留连不解，故名曰遗。食滞于中者病之实，脾弱不能运者病之虚，实则泻之，虚则补之，虚实弗失，则逆从可调，病必已矣。复者病复作，遗则延久也。凡病后脾胃气虚，未能消化饮食，故于肉食之类皆当从缓，若犯食复，为害匪浅。其有挟虚内馁者，又不可过于禁制，所以贵得宜也。"

三、《素问·评热病论篇第三十三》

黄帝问曰：有病温者，汗出辄复热[1]，而脉躁疾[2]不为汗衰，狂言，不能食，病名为何？岐伯对曰：病名阴阳交[3]，交者死也。帝曰：愿闻其说。岐伯曰：人所以汗出者，皆生于谷，谷生于精。今邪气交争于骨肉而得汗者，是邪却而精胜也。精胜则当能食而不复热。复热者邪气也[4]，汗者精气也[5]，今汗出而辄复热者，是邪胜也。不能食者，精无俾也；病而留者，其寿可立而倾也。且夫《热论》曰：汗出而脉尚躁盛者死。今脉不与汗相应，此不胜其病也，其死明矣。狂言者是失志，失志者死。今见三死，不见一生，虽愈[6]必死也。

【词语解释】

[1] 复热：再发热。

[2] 脉躁疾：脉象躁动急速。

[3] 阴阳交：热病过程中出现的一种危重证型。以阳热内陷阴分，阴液外泄，阴阳交错其位，故名"阴阳交"。

［4］复热者邪气也：意谓再发热是邪气所导致。

［5］汗者精气也：汗为水谷精气所化生。此处指病理性的汗，乃邪热迫液外泄而成。

［6］虽愈：虽然病情暂时好转。

【原文分析】

本段论述了热病"阴阳交"的证候、机理及预后。

1．"阴阳交"的证候及机理

（1）证候。

汗出辄复热，脉躁疾，狂言，不能食。

（2）机理。

邪热内陷，阴液外泄，精气神大伤。

邪热内陷而炽盛于内，迫津外泄，则汗出辄复热，脉躁动急疾；邪热损伤脾胃，则不能饮食，而精气化源竭绝；热扰心神，神气大伤，则狂言乱语。

2．"阴阳交"的预后

"今见三死，不见一生，虽愈必死也"，说明"阴阳交"的预后险恶。"死"字当活看，乃指病情严重，非必死之谓。"三死"，指在汗后辄复热的基础上，出现不能食、脉尚躁盛和狂言失志三种危重病情。不能食，标志着热盛精伤，正不胜邪，化源竭绝；脉尚躁盛，反映出邪热炽盛，正气衰败；狂言失志，说明了邪热扰心，精神大伤。邪盛正败，生机断绝，故曰"必死"。

【参考资料】

张介宾："汗者阴之液，身热脉躁者阳之邪，病温汗出之后，则当邪从汗解，热退脉静矣。今其不为汗衰者，乃阳胜之极，阴气不能复也，故为狂言，为不食。正以阳邪交入阴分，则阴气不守，故曰阴阳交，交者死也。谷气内盛则生精，精气外达则为汗。惟精胜邪，所以能汗。邪从汗散，则当能食，不复热矣。……病气留而不退，则元气日败，必致损命矣。《热论》指《灵枢·热病》篇也，见针刺类四十。凡汗后脉当迟静，而反躁盛者，真阴竭而邪独盛也，故病必死。"

四、《素问·痹论篇第四十三》

黄帝问曰：痹之安生[1]？岐伯对曰：风寒湿三气杂至，合而为痹也。其风气胜[2]者为行痹[3]，寒气胜者为痛痹[3]，湿气胜者为著痹[3]也。

帝曰：痹，或痛，或不痛，或不仁，或寒，或热，或燥，或湿[4]，其故何也？岐伯曰：痛者，寒气多也，有寒故痛也。其不痛不仁者，病久入深，荣卫之行涩，经络时疏，故不通；皮肤不营，故为不仁。其寒者，阳气少，阴气多[5]，与病相益，故寒也。其热者，阳气多，阴气少[5]，病气胜，阳遭阴，故为痹热。其多汗而濡[6]者，此其逢湿甚也，阳气少，阴气盛，两气相感，故汗出而濡也。

凡痹之类，逢寒则虫，逢热则纵。

【词语解释】

［1］安生：怎样产生。

［2］胜：偏盛的意思。

［3］行痹、痛痹、著痹：是以主证的不同而命名的三种痹证类型。走痛不定，是为行痹；剧痛喜温，是为痛痹；重痛不移，是为著痹。

［4］或燥，或湿：指痹病部位的干燥或湿润。

［5］阳气、阴气：指患者的素体气质或禀赋。阳气多，阴气少，即素体阳盛阴虚的体质；阳气少，阴气多，即素体阳虚阴盛的体质。

［6］濡：湿润的意思。

【原文分析】

本段讨论了痹证的病因、病机和分型，以及痹的常见证候和机理。

1. 痹证的病因、病机和分型

（1）痹证的病因、病机。

原文说："风寒湿三气杂至，合而为痹也。"说明痹证的病因多是风、寒、湿三邪结合为病。其机理是，风、寒、湿邪，混杂而至，邪正搏结，导致经络壅闭，气血阻滞，而为痹证。

（2）痹证的分型。

依据风、寒、湿三种邪气偏盛的不同，将痹证分为三型。

风性善行数变，风气偏盛的，则表现为走痛不定，称为行痹。

寒性收引凝敛，寒气偏盛的，则表现为剧痛喜温，称为痛痹。

湿性重浊黏滞，湿邪偏盛的，则表现为重痛不移，称为著痹。

2. 痹证的常见证候和机理

由于邪气性质及体质等差异，痹证可出现多种复杂证候。

（1）痛。

"痛者，寒气多也，有寒故痛也"，说明疼痛多由寒邪引起。寒气偏盛，寒凝血脉，气血阻滞，不通则痛；寒性收引，经络拘急，牵引而痛。

（2）不痛不仁。

不痛，多因痹证日久，营卫运行涩滞，体表经络空虚，气血郁结的状况相对缓解的缘故。故原文说："病久入深，荣卫之行涩，经络时疏，故不通。"

若肌肤失去了气血的正常营养，则会产生麻木不仁的症状，即原文所说："皮肤不营，故为不仁"。

（3）寒。

寒，指患处局部寒冷，或全身怕冷的症状。素体阳虚阴盛之人，感受风、寒、湿邪为痹，则阴盛之质与外感属阴之邪，两相结合，相互助长，从而使阴更盛而阳愈虚，故"寒"。

（4）热。

热，指患处局部发热，或全身发热的症状。素体阳盛阴虚之人，感受风、寒、湿邪之后，若阳气胜过阴邪，则邪从热化，阴寒转为阳热，故"热"。

（5）多汗而濡。

多汗而濡，指出汗较多而皮肤湿润的症状。素体阳虚阴盛之人，若感受湿邪较重，湿为阴邪，其性黏滞，与体内偏盛的阴气相结合，则阳气更伤，阳虚卫外不固，故"汗出而濡"。

3. 痹证与气候环境的关系

痹证病情的轻重缓急，与气候环境有着非常密切的关系，原文"凡痹之类，逢寒则急，逢热则纵"，便阐明了这个问题。痹证因风、寒、湿邪引起，若遇寒冷气候或潮湿环境，则会助长病气，故病情往往加重；若遇温热气候或干燥环境，则可抑遏病气，故病情常常缓解。

【参考资料】

张介宾："痹者，闭也。……故风寒湿三气杂至，则壅闭经络，血气不行而病为痹，即痛风不仁之属。风者善行数变，故为行痹，凡走注历节疼痛之类皆是也。阴寒之气，客于肌肉筋骨之间，则凝结不散，阳气不行，故痛不可当，即痛风也。著痹者，肢体重著不移，或为疼痛，或为顽木不仁，湿从土化，病多发于肌肉。""寒多则血脉凝滞，故必为痛，……荣卫之行涩而经络时疏，则血气衰少，血气衰少则滞逆亦少，故为不痛。《逆调论》曰：荣气虚则不仁，卫气虚则不用。凡病寒者，不必尽由于外寒，但阳气不足，阴气有余，则寒从中生，与病相益，故为寒证。遭，逢也。阳盛遭阴，则阴气不能胜之，故为痹热。"

五、《素问·痿论篇第四十四》

黄帝问曰：五脏使人痿，何也？岐伯对曰：肺主身之皮毛，心主身之血脉，肝主身之筋膜，脾主身之肌肉，肾主身之骨髓。故肺热叶焦，则皮毛虚弱急薄，著则生痿躄也。心气热，则下脉厥而上[1]，上则下脉虚，虚则生脉痿，枢折挈，胫纵而不任地也。肝气热，则胆泄口苦[2]，筋膜干，筋膜干则筋急而挛，发为筋痿。脾气热，则胃干而渴，肌肉不仁，发为肉痿。肾气热，则腰脊不举，骨枯而髓减，发为骨痿。

论言治痿者独取阳明，何也？岐伯曰：阳明者，五脏六腑之海，主润宗筋，宗筋主束骨而利机关也。冲脉者，经脉之海也，主渗灌溪谷，与阳明合于宗筋；阴阳总宗筋之会，会于气街，而阳明为之长，皆属于带脉而络于督脉。故阳明虚则宗筋纵，带脉不引[3]，故足痿不用也。帝曰：治之奈何？岐伯曰：各补其荥而通其俞，调其虚实，和其逆顺，筋脉骨肉，各以其时受月，则病已矣。

【词语解释】

[1] 厥而上：厥逆上行。

[2] 胆泄口苦：指胆气上溢而口中觉苦。

[3] 宗筋纵，带脉不引：指宗筋弛缓，带脉不能收持。

【原文分析】

本段论述了五体痿的病机、主证和治疗原则。

1. 五体痿的病机和主证

五体分属于不同的脏腑，"肺主身之皮毛，心主身之血脉，肝主身之筋膜，脾主身之肌肉，肾主身之骨髓"。由于五脏所主五体的不同，而五体痿的病机和主证各异。

（1）痿躄。

①主证：皮毛干枯痿弱，四肢痿废不用。

②机理：肺热叶焦，津枯不润。

"肺主身之皮毛"，肺热熏灼，津气受伤，不能输精于皮毛，则皮毛失润，干枯痿弱；不能输精于四肢，则四肢失养，痿废不用。

（2）脉痿。

①主证：足胫弛纵，痿弱不用。

②机理：心热血逆，下脉空虚。

"心主身之血脉"，心热迫血上行，下脉气血亦逆于上，导致下部经脉空虚，筋骨、关节失养，故足胫弛纵，痿弱不用。

（3）筋痿。

①主证：口苦，筋膜挛急，肢体痿弱。

②机理：肝热血伤，筋膜失养。

"肝主身之筋膜"，肝热胆气上溢，则口苦；肝热血液亏耗，筋膜失养，则筋膜挛急，肢体痿废失用。

（4）肉痿。

①主证：口渴，肌肉不仁，肢体不用。

②机理：脾热津伤，肌肉失养。

"脾主身之肌肉"，脾热犯胃，津液亏虚，则口干而渴；气血不荣，肌肉失养，则肌肉不仁，肢体不用。

（5）骨痿。

①主证：腰脊不举，两足痿弱。

②机理：肾热精亏，骨枯髓减。

"肾主身之骨髓"，肾热伤精，精亏无以生髓养骨，腰脊、下肢失养，则腰脊不举，两足痿弱不能任身。

2. 五体痿的治疗原则

（1）治痿独取阳明。

五体痿的形成，无非是皮毛、筋膜、肌肉、血脉、骨髓等失去气、血、津液、精的充足濡养而导致，尽管它主要与所属的脏腑有关，但是由于阳明胃（包括脾）主肌肉四肢，为"后天之本"，气血生化之源，故与痿证的关系也非常密切。从痿证本虚的病理，以及"后天之本"的角度，提出"治痿独取阳明"作为痿证的治疗原则之一，这正是《黄帝内经》"治病求本"精神的具体体现。为什么"治痿独取阳明"呢？原文从以下两个方面进行了阐述。

①阳明为五脏六腑之海："阳明者，五脏六腑之海"，阳明胃（脾）主受纳、运化水谷，化生气血，以资养五脏六腑，脾胃健则化源充，故脏热精伤所致的痿证，可以从阳明进行治疗。

②阳明为诸经脉及宗筋之长：原文说"宗筋主束骨而利机关也"，说明宗筋有约束骨骼、滑利关节而主司运动的功能。宗筋赖气血以养，与全身阴阳经脉关系密切，如：冲脉为"经脉之海"，主渗灌肌肉、腠理，与阳明相会于宗筋；全身多数阴阳经脉均汇聚于宗筋，复交会于阳明经的气街穴；阳明等阴阳经脉，又都联络于带脉和督脉。由于阳明为多气多血之经，气血生化之源，诸阴阳经脉多交会于气街而"阳明为之长"，居于主导地位，故阳明与宗筋及经脉关系最为密切，而有"主润宗筋"的说法。若阳明虚，则诸经脉气血不足，宗筋失养而弛纵，带脉不能收持，故足痿不用。此种情况，治疗便当"独取阳明"。

（2）一般针刺原则。

基于五体痿与五脏的关系，痿证的治疗还可针刺有关脏腑的经脉，其原则是：依据病情的虚实，补或泻其荥穴和俞穴；还要选择五脏当旺的时令进行治疗。如此则虚实调，逆顺和，病可愈，故原文说："各补其荥而通其俞，调其虚实，和其逆顺，筋脉骨肉，各以其时受月，则病已矣。"

【参考资料】

张介宾："阳明，胃脉也。主纳水谷，化气血，以资养表里，故为五脏六腑之海而下润宗筋。宗筋者，前阴所聚之筋也，为诸筋之会，凡腰脊溪谷之筋，皆属于此，故主束骨而利机关也。经脉之海者，冲脉为十二经脉之血海也，故主渗灌溪谷。冲脉起于气街，并少阴之经，夹脐上行，阳明脉亦夹脐旁，去中行二寸下行，故皆会于宗筋。宗筋聚于前阴，前阴者，足之三阴、阳明、少阳及冲、任、督、跷九脉之所会也。九者之中，则阳明为五脏六腑之海，冲为经脉之海，此一阴一阳总乎其间，故曰阴阳总宗筋之会也。会于气街者，气街为阳明之正脉，故阳明独为之长。……阳明虚则血气少，不能润养宗筋，故致弛纵。宗筋纵则带脉不能收引，故足痿不为用。此所以当治阳明也。""上文云独取阳明，此复云各补其荥而通其俞，盖治痿者当取阳明，又必察其所受之经而兼治之也。"

六、《素问·厥论篇第四十五》

黄帝问曰：厥之寒热者，何也？岐伯对曰：阳气衰于下则为寒厥，阴气衰于下则为热厥。

帝曰：寒厥何失而然也？岐伯曰：前阴者，宗筋之所聚，太阴阳明之所合也。春夏则阳气多而阴气少，秋冬则阴气盛而阳气衰[1]。此人者质壮，以秋冬夺于所用，下气上争不能复，精气溢下[2]，邪气因从之而上也，气因于中，阳气衰，不能渗营其经络，阳气日损，阴气独在，故手足为之寒也。帝曰：热厥何如而然也？岐伯曰：酒入于胃，则络脉满而经脉虚[3]，脾主为胃行其津液者也，阴气虚则阳气入，阳气入则胃不和，胃不和则精气竭，精气竭则不营其四支也。此人必数醉若饱以入房，气聚于脾中不得散，酒气与谷气相薄，热盛于中，故热遍于身，内热而溺赤也。夫酒气盛而慓悍，肾气有衰，阳气独胜，故手足为之热也。

帝曰：厥，或令人腹满，或令人暴不知人，或至半日远至一日乃知人者，何也？岐伯曰：阴气盛于上则下虚，下虚则腹胀满；阳气盛于上，则下气重上而邪气逆，逆则阳气乱，阳气乱则不知人也。

【词语解释】

[1] 春夏则阳气多而阴气少，秋冬则阴气盛而阳气衰：春夏阳气升发，故表现为阳气当旺，阴气偏少的状态；秋冬阳气敛藏，故表现为阴气偏盛，阳气偏衰的状态。人与天地相应，人身阴阳之气亦应自然而有相应的盛衰变化。

[2] 精气溢下：精气滑泄于阴器。

[3] 酒入于胃，则络脉满而经脉虚：张介宾"酒为热谷之液，其气悍而疾，故先充络脉。络脉满而经虚者，酒能伤阴，阳盛则阴衰也"。

【原文分析】

本段论述了寒厥热厥的病因、病机和主证，以及厥证出现腹满和暴不知人的机理。

1. 寒厥的病因、病机和主证

（1）主证。

手足厥冷。

（2）病因。

强力劳作或房事过度。

（3）病机。

在秋冬阳衰阴盛的时候，强力劳作或房事过度，以致肾中精气亏损，由于亏损太过，故虽上引中焦的精气以为资助，但仍不能恢复正常。肾气不复，固摄无权，则精气滑泄于下；气生于精，精气下泄，则阳气更衰，阴气更盛，因而下焦阴寒之气上逆于中焦，中焦受寒，损伤阳气，脾胃阳虚则不能将精气渗灌经络以温养四肢，四肢失煦，阳气日损，阴气独盛，故手足厥冷。

总之，寒厥由肾脾阳气亏虚所致，故曰"阳气衰于下则为寒厥"。

2. 热厥的病因、病机和主证

（1）主证。

手足发热，小便黄赤灼热。

（2）病因。

数醉或饱食后入房。

（3）病机。

酒为熟谷之液，其气悍疾属阳，经常醉饱则阴气内耗，入房则肾精复伤，因而肾阴亏虚；醉饱后入房不仅伤肾，而且伤脾，"脾主为胃行其津液"，脾伤则水谷不运，酒气与谷气搏结生热，热盛于中焦，则脾胃阴伤。脾胃阴虚，导致肾阴更加衰虚，阴气虚，阳独盛，故为四肢发热而小便黄赤灼热。

总之，热厥因肾脾阴气亏虚而产生，故曰"阴气衰于下则为热厥"。

3. 厥证出现腹满和暴不知人的机理

（1）腹满的机理。

原文说："阴气盛于上则下虚，下虚则腹胀满。"说明腹满的病机是阳虚阴盛，气失温通，气机阻滞。房劳过度，损伤阳气，则阳气亏虚而阴气偏盛，阴气偏盛则逆于上，阳气亏虚则损于下。阳司气化，性主温通，若下焦阳虚，不能温通气机，则气机阻滞，故发生腹部胀满。

（2）暴不知人的机理。

阳气亢盛于上部，则损及下部的阴气，由于阴虚不能制阳而复生内热，内热上逆与盛于上的阳气合并，则阳气逆乱加重，内扰神明，心神失守，故"暴不知人"。由于邪气逆乱及神明被扰有轻重的区别，因此，不知人的时间亦有长短的不同，故曰"阳气盛于上，则下气重上而邪气逆，逆则阳气乱，阳气乱则不知人也。"

【参考资料】

张介宾："质壮者有所恃，当秋冬阴盛之时，必多情欲之用以夺肾中之精气，精虚于下则取足于上，故下气上争也。去者太过，生者不及，故不能复也。精溢则气去，气去则阳虚，阳虚则阴盛为邪，故寒邪因而上逆矣。……数醉若饱入房者，既伤其脾，复伤其肾，皆阴虚也，故手足为热。"

七、《素问·水热穴论篇第六十一》

黄帝问曰：少阴何以主肾？肾何以主水？岐伯对曰：肾者至阴也，至阴者盛水也。肺者太阴也，少阴者冬脉也，故其本在肾，其末在肺，皆积水也。帝曰：肾何以能聚水[1]而生病？岐伯曰：肾者胃之关也，关门不利，故聚水而从其类[2]也。上下溢于皮肤，故为胕肿。胕肿者，聚水而生病也，帝曰：诸水皆生于肾乎？岐伯曰：肾者牝藏也，地气上者属于肾，而生水液也，故曰至阴。勇而劳甚则肾汗出，肾汗出逢于风，内不得入于脏腑，外不得越于皮肤，客于玄腑，行于皮里，传为胕肿，本之于肾，名曰风水。所谓玄腑者，汗空也。

故水病下为胕肿大腹[3]，上为喘呼不得卧者，标本俱病。故肺为喘呼，肾为水肿，肺为逆不得卧；分为相输，俱受者，水气之所留也。

【词语解释】

[1] 聚水：使水液停聚。

[2] 从其类：指肾气不化导致水液停聚而形成的水肿之类的病证。水液停聚为水病，是以类相从，故曰"从其类"。

[3] 大腹：腹部胀大。

【原文分析】

本段论述了肾脏主水的道理、水病的主证及其与肺肾的关系，以及风水的病因病机。

1. 肾脏主水的道理

肾居下焦，为阴中之阴，而有"至阴""牝藏"之称；肾在五行属水，旺于冬令，故又名"盛水""冬脉"。由此可见，肾与水液代谢的关系密切。

（1）肾为阴脏，主气化而布散水津。

"肾者牝藏也，地气上者属于肾，而生水液也"，说明肾为阴脏，位居下焦，有气化、布散水津的作用。肾的气化功能正常，则水津升腾四布而无留溢之患；若肾的气化功能失常，则水津不化而停聚为水。

（2）肾为胃之关，主气化而排泄水液。

肾开窍于前后二阴，其气化与二便的排泄密切相关；胃主受纳水谷，二便是水液等糟粕排出的主要途径。故曰"肾者胃之关"。肾的气化有常，则二便通调；若肾的气化不利，则二便滞塞，水液无从排出而停蓄体内，泛溢肌肤，形成浮肿。此即"关门不利，故聚水而从其类"的道理。

2. 水病的主证及其与肺肾的关系

（1）水病的主证。

肌肤浮肿，腹部胀大，喘促气逆，不能平卧。

（2）水病与肺肾的关系。

肺主通调水道，肾司气化水津，故水病与肺肾的关系密切。在二者之中，肺居上焦，肾居下焦；肺为阳中之少阴，肾为阴中之太阴；肺主气，司宣发肃降，肾为水脏，主管津液。总之，在津液的代谢过程中，肺为次为末，肾为主为本，故曰"其本在肾，其末在肺"。

若标本俱病，肾病而水气滞留于下，则为肌肤浮肿，腹部胀大；水上犯于肺，肺病气逆，则为喘促气逆，不能平卧。

3. 风水病的病因病机

（1）病因。

劳损肾气，外感风邪。

（2）病机。

勇而劳甚则肾汗泄出而肾气受伤，肾汗出时，外受风邪，腠理闭塞，则水津"内不得入于脏腑，外不得越于皮肤"，而与风邪搏结，"客于玄腑，行于皮里"，逐渐形成浮肿之证，此乃因风为水，故名"风水"。但必须注意，这里的风水病本于肾，与后世所谓主于肺之"风水"，在病机上是有所区别的。

【参考资料】

王冰："关者，所以司出入也。肾主下焦，膀胱为腑，主其分注关窍二阴，故肾气化则二阴通，二阴闭则胃填满，故云肾者胃之关也。""劳勇汗出则玄腑开，汗出逢风则玄腑复闭，玄腑闭已则余汗未出，内伏皮肤，传化为水，从风而水，故名风水。"

张介宾："勇而劳甚者，汗自阴分深处而发，故曰肾汗。汗出逢风则腠理闭，内已离于脏腑，外不得泄于皮肤，故客于玄腑而为胕肿。……肺主气，水在上则气不化，故肺为喘呼。肾主水，水在下则湿不分，故肾为水肿。然病水者必自下而升，上及于肺，其病剧矣，故肺为逆不得卧也。"

八、《素问·汤液醪醴论篇第十四》

帝曰：其有不从毫毛而生，五脏阳以竭也。津液充郭，其魄独居，精孤于内，气耗于外，形不可与衣相保，此四极急而动中，是气拒于内而形施于外。治之奈何？岐伯曰：平治于权衡。去宛陈莝，微动四极[1]，温衣[2]，缪刺其处，以复其形；开鬼门，洁净府，精以时服，五阳已布[3]，疏涤五脏。故精自生，形自盛，骨肉相保[4]，巨气乃平。

【词语解释】

[1] 微动四极：适当运动四肢。

[2] 温衣：谓注意保暖。

[3] 五阳已布：五脏的阳气正常布达。

[4] 骨肉相保：指形体各部相互协调。

【原文分析】

本段论述了水肿的基本病机、主证及其治则、治法。

1. 水肿的基本病机及主证

（1）基本病机。

水肿的基本病机，可以概括为五脏阳遏，气化不行，水邪泛溢。津液的运行赖阳气的推动和蒸化，若五脏阳气阻遏不行，则水津不化停蓄体内，泛溢肌肤而为水肿。故原文说："其有不从毫毛而生，五脏阳以竭也。"

（2）主证。

形体浮肿，四肢胀急，喘息，心悸。

五脏阳气阻遏，不能化气行水，则水液蓄溢为患，若水液泛溢于外，充斥形体四肢，则形体浮肿，四肢胀急，即所谓"津液充郭""形不可与衣相保""形施于外""四极急"；若水邪内犯脏腑，脏气失常，则可见喘息、心悸等证。此所谓"气拒于内"之"动中"者是。

2. 水肿的治则和治法

（1）治疗原则。

"平治于权衡"，提示了水肿病的基本治疗原则是通阳化气行水，以恢复人体阴阳形气的平衡。

（2）具体治法。

原文分为外治法和内治法两个方面，见图6-3。

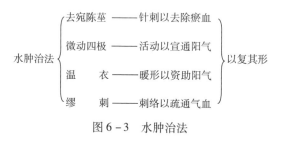

图6-3 水肿治法

通过内外综合治疗，外以驱除水邪，复其形体，内则疏涤五脏，布达阳气。形体复，阳气布，则精气生化不息，形体日趋强壮，各部组织协调，从而使失调的阴阳之气恢复平衡的正常状态。

【参考资料】

张介宾："今阳气既竭，不能通调水道，故津液妄行，充于郭也。魄者阴之属，形虽充而气则去，故其魄独居也。精中无气，则孤精于内。阴内无阳，则气耗于外。三焦闭塞，水道不通，皮肤胀满，身体羸败，故形不可与衣相保也。四肢者诸阳之本，阳气不行，故四肢多阴而胀急也。胀由阴滞，以胃中阳气不能制水，而肺肾俱病，喘咳继之，故动中也。此以阴气格拒于内，故水胀形施于外而为是病。"

九、《灵枢·胀论第三十五》

黄帝曰：夫气之令人胀也，在于血脉之中耶？脏腑之内乎？岐伯曰：三者皆存焉，然非胀之舍[1]也。黄帝曰：愿闻胀之舍。岐伯曰：夫胀者，皆在于脏腑之外，排脏腑而郭胸胁、胀皮肤，故命曰胀。

黄帝曰：愿闻胀形[2]。岐伯曰：夫心胀者，烦心短气，卧不安。肺胀者，虚满而喘咳。肝胀者，胁下满而痛引小腹。脾胀者，善哕，四肢烦悗，体重不能胜衣[3]，卧不安。肾胀者，腹满引背央央然，腰髀痛。六腑胀：胃胀者，腹满，胃脘痛，鼻闻焦臭，妨于食，大便难。大肠胀者，肠鸣而痛濯濯[4]，冬日重感于寒，则飧泄不化。小肠胀者，少腹䐜胀，引腰而痛。膀胱胀者，少腹满而气癃。三焦胀者，气满于皮肤中，轻轻然而不坚。胆胀者，胁下痛胀，口中苦，善太息。

【词语解释】

[1] 舍：张介宾"言留止之处也"。

[2] 胀形：胀的证候。

[3] 不能胜衣：指不能承受衣服的重量，形容自觉体重之甚。

[4] 肠鸣而痛濯濯：濯濯，形容肠鸣之水声。全句即肠鸣而疼痛。

【原文分析】

本段讨论了胀的概念、病机及五脏六腑胀的主要证候。

1. 胀的概念

胀，是指局部或全身胀满不舒的病证。

2. 胀的病机

胀的病机主要是气机阻滞，故曰"气之令人胀也"。

气机阻滞，责在脏腑、经络的功能失调，但是脏腑之内、经脉之中，并不是气机郁滞留止之处，胀的部位主要在脏腑本体之外，胸胁之中，皮肤之内。胀是邪气搏结于上述部位，导致营卫之气留止不行而产生。因此，原文指出："夫胀者，皆在于脏腑之外，排脏腑而郭胸胁、胀皮肤，故命曰胀。"

3. 五脏六腑胀的主要证候及其机理

根据原文简要归纳如图6-4所示。

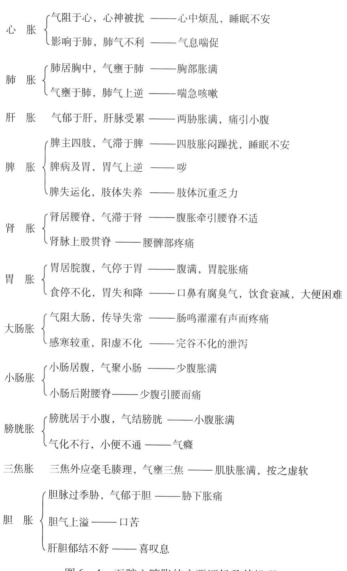

心　胀 { 气阻于心，心神被扰 —— 心中烦乱，睡眠不安
影响于肺，肺气不利 —— 气息喘促

肺　胀 { 肺居胸中，气壅于肺 —— 胸部胀满
气壅于肺，肺气上逆 —— 喘急咳嗽

肝　胀　气郁于肝，肝脉受累 —— 两胁胀满，痛引小腹

脾　胀 { 脾主四肢，气滞于脾 —— 四肢胀闷躁扰，睡眠不安
脾病及胃，胃气上逆 —— 哕
脾失运化，肢体失养 —— 肢体沉重乏力

肾　胀 { 肾居腰脊，气滞于肾 —— 腹胀牵引腰脊不适
肾脉上股贯脊 —— 腰髀部疼痛

胃　胀 { 胃居脘腹，气停于胃 —— 腹满，胃脘胀痛
食停不化，胃失和降 —— 口鼻有腐臭气，饮食衰减，大便困难

大肠胀 { 气阻大肠，传导失常 —— 肠鸣濯濯有声而疼痛
感寒较重，阳虚不化 —— 完谷不化的泄泻

小肠胀 { 小肠居腹，气聚小肠 —— 少腹胀满
小肠后附腰脊 —— 少腹引腰而痛

膀胱胀 { 膀胱居小腹，气结膀胱 —— 小腹胀满
气化不行，小便不通 —— 气癃

三焦胀　三焦外应毫毛腠理，气壅三焦 —— 肌肤胀满，按之虚软

胆　胀 { 胆脉过季胁，气郁于胆 —— 胁下胀痛
胆气上溢 —— 口苦
肝胆郁结不舒 —— 喜叹息

图6-4　五脏六腑胀的主要证候及其机理

张介宾："排挤于脏腑之外，以胸胁为郭，而居于皮肤之中，是即胀之舍。"

十、《素问·奇病论篇第四十七》

帝曰：有病口甘者，病名为何？何以得之？岐伯曰：此五气之溢[1]也，名曰脾瘅[2]。夫五味入口，藏于胃，脾为之行其精气；津液在脾，故令人口甘也。此肥美之所发也。此人必数食甘美而多肥也，肥者令人内热，甘者令人中满[3]，故其气上溢，转为消渴。治之以兰，除陈气也。

【词语解释】

[1] 溢：泛溢。

[2] 脾瘅：瘅，热病也。脾瘅，即脾热病。

[3] 肥者令人内热，甘者令人中满：张琦说"食肥则阳气滞而不达，故内热；食甘则中气缓而善留，故中满。"

【原文分析】

本段介绍了脾瘅的主证、病因、病机，以及治法、预后。

1. 脾瘅的主证和病因病机

（1）主证。

口甘黏腻，脘腹胀满。

（2）病因病机。

"数食甘美而多肥"，说明过食肥甘厚味，是脾瘅的主要病因。脾主为胃"行其精气"，若过食肥甘厚味，肥则阳滞而热生，甘则气缓而湿聚。湿热相合，困阻脾阳，脾失健运，则水谷精气不布，留脾生湿，上溢口舌，故口甜而黏腻；湿阻气机，则脘腹胀满。

由此可见，本病的病机是过食肥甘，酿湿化热，湿热困脾，脾湿上泛。病本于湿热困脾，故曰"脾瘅"。

2. 脾瘅的治法和预后

（1）治法。

"治之以兰，除陈气也"，即用兰草一味煎服，以芳香化湿，健脾除满。由于湿性黏滞，故湿热合邪后往往纠结难解，治以芳化为先，湿化则热孤而易除。

（2）预后。

若病久不愈，湿热化燥，损伤阴气，则可"转为消渴"。

【参考资料】

王冰："瘅，谓热也。……生因脾热，故曰脾瘅。"

张介宾："脾主为胃行其津液者也，故五味入胃，则津液在脾。脾属土，其味甘，脾气通于口，故令人口甘也。肥者，味厚助阳，故能生热。甘者，性缓不散，故能留中。热留不去，久必伤阴，其气上溢，故转变为消渴之病。"

十一、《灵枢·邪客第七十一》

今厥气客于五脏六腑，则卫气独卫其外，行于阳，不得入于阴。行于阳则阳气盛，阳气盛则阳跷陷；不得入于阴，阴虚故目不瞑。黄帝曰：善。治之奈何？伯高曰：补其不足，泻其有余，调其虚实，以通其道[1]而去其邪，饮以半夏汤一剂，阴阳已通，其卧立至。黄帝曰：善。此所谓决渎壅塞，经络大通，阴阳和得者也。愿闻其方。伯高曰：其汤方以流水千里以外[2]者八升，扬之万遍，取其清五升[3]煮之，炊以苇薪火，沸[4]置秫米一升，治半夏[5]五合，徐炊[6]，令竭为一升半，去其滓，饮汁一小杯，日三稍益，以知为度。故其病新发者，复杯则卧，汗出则已矣；久者，三饮而已也。

【词语解释】

[1] 以通其道：用来疏通卫气运行的通路。

[2] 流水千里以外：指源远流长之水，即长流水。

[3] 取其清五升：取其上面的清液五升。

[4] 沸：煮沸。

[5] 治半夏：李中梓"犹言制过半夏也"。

[6] 徐炊：缓煎。

【原文分析】

本段论述了失眠的病机、治法和方药。

1. 失眠的病机

邪客五脏，卫不入阴，阳盛阴虚，阴阳不和。

原文说："厥气客于五脏六腑，则卫气独卫其外，行于阳不得入于阴，行于阳则阳气盛，阳气盛则阳跷陷；不得入于阴，阴虚故目不瞑。"从卫气的角度阐明了失眠的机理。

人之寤寐，与卫气和跷脉关系密切，卫气昼行于阳，阳跷脉盛，则人动而寤；夜行于阴，阴阳和合，则人静而卧。以人身来说，体表为阳，脏腑属阴，若邪气客于五脏六腑，则格拒卫气，使卫气只能行于阳分而不能入于阴分。卫气在阳，则阳气盛而阳跷满，外部的阳气盛，则内部的阴气相对偏虚，阳盛阴虚，两者不和，故不寐。

2. 失眠的治则和方药

（1）治则。

扶正祛邪，通调阴阳。

（2）具体方法。

①针刺：补阴跷所出之足少阴的照海穴，泻阳跷所出之足太阳的申脉穴，以调和阴阳。

②方药：半夏汤，其中半夏祛邪降逆，辛温通阳；秫米甘凉益胃，养营补阴，二味合用则具有祛邪补阴、调和阴阳之效，即"决渎壅塞，经络大通，阴阳和得"之谓。另用"流水千里"的长流水，扬之万遍，制成"甘澜水"煎药，亦寓疏通下达，交通上下内外之意。

此外，药物的煎服法也有可取之处。先用武火，后用文火，取其性味不失，药力集中。服法是每次一小杯，日服三次，直至痊愈。服药后若见微汗出，是阴阳和合的正常反应，这还可以作为判断药效的标准之一。服药的疗效，一般是新病一次可愈，久病三次则已。

【参考资料】

李中梓："凡人之寤寐，由于卫气，卫气者，昼行于阳，则动而为寤；夜行于阴，则静而为寐。""千里流水，取其流长源远，有疏通下达之义也。扬之万遍，令水珠盈溢，为甘澜水，可以调和阴阳，炊以苇薪者，取其火烈也。"

第六章 病 证

十二、《素问·病能论篇第四十六》

帝曰：有病怒狂者，此病安生？岐伯曰：生于阳也。帝曰：阳何以使人狂？岐伯曰：阳气者，因暴折而难决，故善怒也，病名曰阳厥[1]。帝曰：何以知之？岐伯曰：阳明者常动，巨阳少阳不动，不动而动大疾，此其候也。帝曰：治之奈何？岐伯曰：夺其食即已。夫食入于阴，长气于阳，故夺其食即已。使之服以生铁洛为饮。夫生铁洛者，下气疾也。

【词语解释】

[1] 阳：怒狂病的别名。厥，逆也。本病因为阳气抑郁化火，厥逆为患，故名"阳厥"。

【原文分析】

本段论述了怒狂病的病因、病机、主证、治法和方药。

1. 怒狂病的主证

多怒，狂乱，三阳脉大而数。

2. 怒狂病的病因、病机

（1）病因。

突然遭受精神上的挫折。

（2）病机。

情志暴抑，阳郁化火，心肝火盛，扰乱神志。

原文说："阳气者，因暴折而难决，故善怒也，病名曰阳厥。"阳气性喜流通畅达而恶抑郁，心主神明，肝主情志，二脏与精神活动密切相关，若突遇精神挫折，则阳气郁结化火，心肝火盛，扰乱神志，则多怒、狂乱；阳主躁动，阳热内盛，故三阳脉大而数。

3. 怒狂病的治法和方药

怒狂病的治法，原则上是泻其阳热。具体方法有以下两种。

一是夺其食：暂时减少或停止饮食。"食入于阴，长气于阳"，饮食进入体内，其精气输布于四肢体表等组织以资助正气；若体内阳热亢盛，水谷化生的精气就会助长阳热之邪而加重病情，故宜"夺其食"以辅助治疗。

二是服生铁洛饮：生铁洛体重气寒，一味水煎为饮，能重镇下气，平心肝火邪。

【参考资料】

张介宾："怒狂者，多怒而狂也，即骂詈不避亲疏之谓。……阳气宜于畅达，若暴有折判，则志无所伸，或事有难决，则阳气被抑，逆而上行，故为怒狂，病名阳厥。阳明常动者，谓如下关、地仓、大迎、人迎、气冲、冲阳之类，皆有脉常动者也。巨阳、少阳不动者，谓巨阳惟委中、昆仑，少阳惟听会、悬钟，其脉虽微动，而动不甚也。于其不甚动者而动且大疾，则其常动者更甚矣，此即阳厥怒狂之候。……食少则气衰，故节夺其食，不使胃火复助阳邪，则阳厥怒狂者可已。"

十三、《灵枢·百病始生第六十六》

黄帝曰：积之始生，至其已成，奈何？岐伯曰：积之始生，得寒乃生，厥乃成积也。

黄帝曰：其成积奈何？岐伯曰：厥气生足悗，悗生胫寒，胫寒则血脉凝涩，血脉凝涩则寒气上入于肠胃，入于肠胃则䐜胀，䐜胀则肠外之汁沫迫聚不得散，日以成积。卒然多食饮则肠满，起居不节、用力过度则络脉伤，阳络伤则血外溢，血外溢则衄血，阴络伤则血内溢，血内溢则后血，肠胃之络伤，则血溢肠外，肠外有寒，汁沫与血相抟，则并合凝聚不得散，而积成矣。卒然外中于寒，若内伤于忧怒，则气上逆，气上逆则六输不通，温气[1]不行，凝血蕴里而不散，津液涩渗，著而不去，而积皆成矣。

【词语解释】

[1] 温气：阳气。

【原文分析】

本段论述了积的病因、病机及积病的形成举例。

1. 积的病因、病机

（1）积的病因。

从原文论述来看，积的病因比较广泛，有寒邪，如"得寒乃生"；有忧怒，如"内伤于忧怒"；有饮食、起居、劳倦，如"卒然多食饮则肠满，起居不节、用力过度则络脉伤"等方面。

（2）积的病机。

"厥乃成积"，指出了积的病机主要是气机逆乱、留滞。气为血帅，气能化津，若寒凝血脉，或忧怒伤气，或暴饮多食，起居不节，用力过度而伤络伤气，则气机逆乱、滞留，津、血瘀聚不散，可逐渐形成积病。

2. 积病的形成举例

本段举例论述了积病的形成，现简要归纳如图6-5～图6-7所示。

寒入肠胃 { 起于足，逆于腹 或直中于腹 } 䐜胀 —→ 汁沫迫聚肠外 —→ 日以成积

图6-5 因于寒气厥逆而成

暴饮多食 / 起居不节 / 用力过度 } 伤络 —→ 血溢肠外 —→ 寒、汁沫、血相抟 —→ 凝聚成积

图6-6 因于饮食、起居、劳伤而成

外中于寒 / 内伤忧怒 } 气上逆 —→ { 经输不通 / 阳气不行 } —→ 血凝津聚 —→ 著而成积

图6-7 因于寒邪兼忧怒而成

总之，积主要是由于寒邪、忧怒、饮食、起居等因素导致体内气机逆乱留滞，气、血、津等搏结不散而逐渐形成，它是一种慢性而比较顽固的病证。

【参考资料】

张介宾："厥气，逆气也。寒逆于下，故生足悗，谓肢节痛滞不便利也。由胫寒而血气凝涩，则寒气自下而上，渐入肠胃，肠胃寒则阳气不化，故为䐜胀。而肠外汁沫迫聚不散，则日以成积矣。……卒然多食饮，谓食不从缓，多而暴也。肠胃运化不及，则汁溢膜外，与血相抟，乃成食积，如婴童痞疾之类是也。又或起居用力过度，致伤阴阳之络以动其血，瘀血得寒，汁沫相聚于肠外，乃成血积，此必纵肆口腹及举动

不慎者多有之。……寒邪既中于外，忧怒复伤其内，气因寒逆，则六经之输不通，暖气不行则阴血凝聚，血因气逆而成积，此必情性乖戾者多有之也。"

十四、《素问·腹中论篇第四十》

帝曰：有病胸胁支满[1]者，妨于食[2]，病至[3]则先闻腥臊臭，出清液，先唾血，四支清[4]，目眩，时时前后血，病名为何？何以得之？岐伯曰：病名血枯。此得之年少时有所大脱血，若醉入房，中气竭肝伤，故月事衰少不来也。帝曰：治之奈何？复以何术？岐伯曰：以四乌贼骨一藘茹，二物并合之，丸以雀卵，大如小豆，以五丸为后饭，饮以鲍鱼汁，利肠中及伤肝也。

【词语解释】

[1] 胸胁支满：胸胁胀满而有支撑感。

[2] 妨于食：妨碍饮食。

[3] 病至：病发的意思。

[4] 四支清：四肢清冷。

【原文分析】

本段讨论了妇女血枯病的病因、病机、证候及治法、方药。

1. 血枯病的证候

胸胁支满，饮食减少，鼻闻腥臊臭，白带清稀，四肢清冷，头目眩晕，唾血及二便出血，月事衰少，甚至闭经。

2. 血枯病的病因、病机

（1）病因。

年轻时大脱血，或醉后入房纵欲。

（2）病机。

肝藏血，肾藏精，脾为气血生化之源，若年轻时大脱血或醉后入房纵欲，则精、气、血俱耗，肝、肾、脾均伤，因而月经衰少，甚至闭而不行。肝气伤，藏血失职，则上为唾血，下为二便出血；肝气不调，克犯脾土，则胸胁支满，饮食减少；肝肾精血不荣头目，则头目眩晕；精不化气，阴损及阳，阳虚失煦，则四肢清冷；气虚不能摄津，则白带清稀；在出血或流出白带时，还可闻到腥臊的臭气。

3. 血枯病的治法和方药

（1）治法。

补血填精，活血止血。

（2）方药。

四乌贼骨一藘茹丸，先药后饭，鲍鱼汁送服。乌贼骨入肝肾，涩精止血；茜根活血止血；雀卵益肝肾，补精血；鲍鱼汁益精气，通血脉。四味合用，肝肾得补，精血得复，血脉得通，是以血枯证能愈。

【参考资料】

王冰："清液，清水也，亦谓之清涕。清涕者，谓从窍漏中漫液而下，水出清冷也。眩，谓目视眩转也。前后血，谓前阴后阴出血也。"

张介宾："血枯者，月水断绝也。致此之由，其源有二：一则以少时有所大脱血，如胎产既多及崩淋吐衄之类皆是也；一则以醉后行房，血盛而热，因而纵肆，则阴精尽泄，精去则气去，故中气竭也。夫肾主闭藏，肝主疏泄，不惟伤肾，而且伤肝，及至其久，则三阴俱亏，所以有先见诸证如上文所云，而终必至于血枯，则月事衰少不来也。此虽以女子为言，若丈夫有犯前证，亦不免为精枯之病，则劳损之属皆是也。"

十五、《灵枢·痈疽第八十一》

夫血脉营卫，周流不休，上应星宿，下应经数。寒邪客于经络之中则血泣，血泣则不通，不通则卫气归之，不得复反，故痈肿。寒气化为热，热胜则腐肉，肉腐则为脓。脓不泻则烂筋[1]，筋烂则伤骨，骨伤则髓消，不当骨空，不得泄泻，血枯空虚，则筋骨肌肉不相荣[2]，经脉败漏，熏于五脏，脏伤故死矣。

【词语解释】

［1］脓不泻则烂筋：脓在肌肉，若不能外泻则进一步向里发展而损伤筋脉，甚至使筋脉溃烂。

［2］筋骨肌肉不相荣：指筋、骨、肌肉等组织失去气血的荣养。

【原文分析】

本段阐明了痈的形成机理及其传变过程和预后。

1. 痈的形成机理

"血脉营卫，周流不休，上应星宿，下应经数"，指出了血脉营卫在人体处于周流不息，上与星宿的运行相应，下与河水的流行相合的状态。一旦寒邪侵入经络，则血脉阻滞，营血凝涩；营卫阴阳相随，而行于脉之内外，营血不通，则卫气的运行受累，亦随之留滞不行。营卫壅聚不散，故形成痈肿。

总之，痈是由于寒客经络，凝滞血脉，营卫壅聚不散而形成。

2. 痈的传变过程及其预后

痈的传变过程，总的来说是由浅入深，最后传入五脏。其一般次序是：肌肉→筋脉→骨髓→五脏。

寒与卫气相搏，郁而化热，腐肉为脓。如果脓液不能及时排出，则正气进一步受伤而脓毒向里扩散，侵犯筋脉；毒在筋脉不能控制，则筋脉溃烂，进而向里损伤骨髓；若痈肿不当骨空的部位，则脓毒无从排出，更损津血精气，导致筋骨肌肉失养，经脉败坏，痈毒内传五脏。

五脏主藏精神血气，脏伤则精失神乱，故预后多不良。相反，若痈只在肌肉、筋脉，则预后一般较好。

【参考资料】

张介宾："卫气归之，不得复反，言其留聚不散也。"

李中梓："始受寒邪，血脉凝泣，久而不去，寒化为热，痈疽乃成，伤于脏者，死不治。"

小　结

本章研究了有关病证的原文十六段，具体讨论了伤寒、痹证、痿证、厥证、水肿、胀病、脾瘅、怒狂、积证等病证的病因、病机、证候，或治法、方药等内容。

第六章　病　证

（一）病因、病机

1. 病因

各种病证的病因归纳起来不外以下三种情况。

（1）外感。

伤寒——"人之伤于寒也，则为病热"；

痹证——"风寒湿三气杂至，合而为痹也"；

痈疽——"寒邪客于经络之中"。

（2）内伤。

怒狂——"阳气者，因暴折而难决"；

厥证——"此人者质壮，以秋冬夺于所用""此人必数醉若饱以入房"；

脾瘅——"数食甘美而多肥"；

血枯——"得之年少时，有所大脱血，若醉入房"。

（3）外感兼内伤。

风水——"勇而劳甚则肾汗出""逢于风"；

积证——"得寒乃生""多食饮""起居不节，用力过度""卒然外中于寒，若内伤于忧怒"。

2. 病机

主要可归纳为以下四个方面。

（1）脏腑功能失调。脏腑是人体生命活动的中心，一旦功能失调，则诸病由生。如：

咳嗽，"聚于胃，关于肺"，与五脏六腑有关；

水肿，"其本在肾，其末在肺""诸湿肿满，皆属于脾"；

脾瘅，"津液在脾"；

血枯，"中气竭，肝伤"。

（2）经络气机不利。经络内通脏腑，外联体表组织，主通行血气，抗御外邪。若邪气侵入经络，或脏腑功能失调，均可导致经络气机不利而为病。如：

外邪侵犯三阳、三阴经，可导致"伤寒"病；

"风寒湿三气杂至"，阻闭经络，则形成痹证。

（3）气血运行失常。人体的气血贵在调和而运行不息，若被邪阻而气血瘀滞或运行异常，则会变生诸病。如：

积为寒邪、忧怒、饮食等因素，导致气、血、津留聚不散而成；

胀由邪正搏结，导致气机阻滞于局部而成；

痛由于寒邪凝滞血脉，营卫瘀滞壅聚而成。

（4）阴阳偏盛偏衰。阴阳平衡协调，是人体生命的根本和不病的关键，阴阳一有偏盛偏衰便可导致疾病。如：

厥证，阴偏虚者为热厥，阳偏虚者为寒厥；

失眠，责在阳盛阴虚，阴阳不和；

怒狂，生于阳郁化火。

（二）证候

可以分为主证和兼证两大类，《黄帝内经》对疾病证候的记载多属于主证方面的内容。下面仅举数例复习一下。

1. 热病"阴阳交"

汗出辄复热，脉躁疾，狂言，不能食。

2. 厥证

寒厥——手足厥冷。

热厥——手足发热。

3. 脾瘅

口甘黏腻，脘腹胀满。

4. 怒狂证

多怒，狂乱，三阳脉大而数。

（三）治法和方药

重点是讨论治法，部分病证也简略介绍了方药及煎服法等内容。

1. 治法

对伤寒提出了"各通其脏脉"及"汗""泄"两法；对水肿提出了"平治于权衡"及"去宛陈莝""开鬼门""洁净府"等治法；对痿证

提出了"独取阳明"等治法。

2. 方药

这方面论述比较简略，如有治怒狂的"生铁洛饮"，治失眠的"半夏汤"，治血枯的"四乌贼骨一蘆茹丸"等。

3. 针刺

如治痿证的"补其荥，通其俞"，治水肿的"去宛陈莝""缪刺其处"等。

4. 其他

有导引、饮食等方面。如治水肿的"微动四极"，治怒狂的"夺其食"，以及治水肿的"温衣"等。

此外，对疾病的预后原文也有所论述，如伤寒热病"热虽甚不死"，而"三阴三阳，五脏六腑皆受病，荣卫不行，五脏不通，则死矣"；热病"阴阳交"的"见三死，不见一生，虽愈必死"；痈的"脏伤故死"等。但是，对"死"应活看，它主要视病情严重，应当引起重视，及时救治。

第七章 诊 法

第一节 概 述

一、诊法的含义

所谓诊法，就是诊察疾病、收集病情资料的手段和方法。在《黄帝内经》的原文中，诊法不是独立成篇的，它的内容散见于各篇之中，"诊法"，作为一个诊察疾病的专用名词，首见于《素问》的《脉要精微论》《经脉别论》等篇，如"黄帝问曰：诊法何如？岐伯对曰：诊法常以平旦……"诊法和辨证共同构成了中医诊断学。诊法是临证的首务，也是辨证的前提；而辨证是诊法的目的，又是施治的依据。因此，诊法、辨证和施治是临床实践中三个不可分离的基本环节。

二、《黄帝内经》诊法的基本内容

《黄帝内经》中有关诊法的记载，包括了察色视形、听声嗅气、询问病情、切脉按肤等多方面内容，后人将其归纳为望、闻、问、切四个方面，又称为"四诊"。

望诊：包括视精明、察五色、审神气、观形态等方面。

闻诊：包括听和嗅两个部分，即听喘息、语言、咳嗽、肠鸣等声音和嗅病气及排泄物（如大小便、痰液等）的气味。

问诊：《黄帝内经》中有关问诊方面的原文虽然不多，但所述内容还是比较具体的，其问诊范围大致可以归纳为问生活环境、饮食及个人嗜好、过去病史、现在病史、自觉症状等方面。

切诊：有脉诊和触诊两个方面。脉诊分三部九候全身诊脉法和独取寸口局部诊脉法等；触诊包括触按尺肤、虚里、胸腹等部位，了解寒热、痛胀、润燥等内容。

三、《黄帝内经》诊法的主要特点

可归纳为以下两个方面。

从外察内，探求病机。基于"有诸内，必形诸外"的观点，《黄帝内经》认为体内脏腑、经络、气血等的变化，可以通过体表组织器官反映出来。因此，临床上诊察体表组织器官的异常表现，便能够得知体内脏腑气血的病变，故《黄帝内经》强调指出："视其外应，以知其内脏，则知所病矣。"

四诊合参，尤重色脉。《黄帝内经》认为，四诊各有侧重，只有参合运用，相互补充，才能全面地了解病情，把握疾病的本质，故主张四诊合参，而反对"卒持寸口"及"诊病不问其始"等不良医疗作风。在四诊之中，色脉是脏腑精气的直接反映，对于诊断脏腑的病变具有重要价值，故《黄帝内经》尤其重视色、脉二诊，而谓"能合色脉，可以万全"。

第二节　原文精选

一、《素问·阴阳应象大论篇第五》

善诊者，察色按脉，先别阴阳。审清浊而知部分；视喘息、听音声而知所苦；观权衡规矩[1]而知病所主；按尺寸、观浮沉滑涩而知病所生。以治无过，以诊则不失矣。

【词语解释】

[1] 权衡规矩：权，本指秤砣；衡，即秤杆；规，即圆规；矩，即角尺。此处借以形容随四时而变化的正常脉象。马莳说："春应中规，言阳气柔软，如规之圆也；夏应中矩，言阳气之强盛，如矩之方也；秋应中衡，言阴升阳降，高下必平；冬应中权，言阳气居下，如权之

重也。"

【原文分析】

提出了诊法的基本范围及其意义，明确了先别阴阳是诊法的纲领。

1. 诊法的基本范围及其意义

望、闻、问、切四个方面，是诊察疾病所必须采用的手段和方法，是诊法的基本范围。本节经文，从审清浊、视喘息、听音声、观权衡规矩、察色、按脉等方面，举例介绍了望、闻、问、切的基本内容。

本段原文，在"审""视""听""观""察""按"的基础上，突出地提到了四个"知"字，即"知部分""知所苦""知病所主""知病所生"，目的在于强调全面收集、分析病情资料，以找出疾病的病因、病位、病性等，即审证以求因（机）。

原文在最后画龙点睛，一语中的："以治无过，以诊则不失矣"，即通过这些诊法相互参合地运用去分析归纳病机，在诊断和治疗上就不会发生差错。

2. "别阴阳"是诊法的纲领

一切疾病在其发展过程中，反映出来的证候是错综复杂、千变万化的，但概括起来，总不外乎阴证和阳证两大类型，故原文强调"察色按脉，先别阴阳"，以"别阴阳"作为诊法的纲领。

辨色和辨脉阴阳如图 7 - 1 和图 7 - 2 所示。

$$色\begin{cases}明润光泽 —— 病在阳分 —— 病浅、脏气未伤\\晦暗枯槁 —— 病在阴分 —— 病深、脏气大伤\end{cases}$$

图 7 - 1 　辨色的阴阳

$$脉\begin{cases}浮、数、滑、实 —— 阳\\沉、迟、涩、弱 —— 阴\end{cases}$$

图 7 - 2 　辨脉的阴阳

本节原文是以浮、沉、滑、涩为例，以示脉有阴阳之别。推而论之，各种脉象均可以分为阴阳两类，如大脉为阳，细脉为阴；长脉为阳，短脉为阴等。

第七章　诊　法

总之，本段原文，纲领性地说明了各种诊法的作用，对运用各种诊法做了一些原则性的指示，于临床诊治疾病是有启发的。

【参考资料】

张介宾："诊之一字，所该者广，如下文审清浊，知部分，视喘息，听声音，观权衡规矩，总皆诊法，非独指诊脉为言也，然无非欲辨阴阳耳。前节言针治之阴阳，此言脉色之阴阳，皆医家之最要者，故曰先别阴阳，以见其不可缓也。""权衡规矩，……此四者，所包者多，不独在脉。盖权言其重，衡言其轻，规言其圆，矩言其方。能说明方圆轻重之理，则知变通之道矣。"

吴昆："色清而明，病在阳分；色浊而暗，病在阴分。"

二、《素问·脉要精微论篇第十七》

黄帝问曰：诊法何如？岐伯对曰：诊法常以平旦，阴气未动，阳气未散，饮食未进，经脉未盛，络脉调匀，气血未乱，故乃可诊有过之脉[1]。切脉动静而视精明，察五色，观五脏有余不足，六腑强弱，形之盛衰，以此参伍[2]，决死生之分。

【词语解释】

[1] 有过之脉：马莳"盖人之有病，如事之有过误，故曰有过之脉"。

[2] 参伍：彼此参合，互相印证。张介宾："夫参伍之义，以三相较谓之参，以伍相类谓之伍，盖彼此反观，异同互证，而必欲搜其隐微之谓。"

【原文分析】

指出平旦是诊脉最适宜的时间，并提出了脉色参伍、全面诊察的重要性。

1. 诊脉的最佳时间

人身作为一个小天地，与外界环境息息相关，在不同的环境中，人的机体会产生不同的反映。脉搏是整个机体活动的一个组成部分，因此，机体在内外因素的作用下，其脉搏形象也必然会随之发生变化。

由于清晨人刚起床，脏腑气血尚未受到疾病以外的因素的干扰，所以原文提出"诊法常以平旦"，指出"平旦"是诊脉的最佳时间，见图

7 – 3。

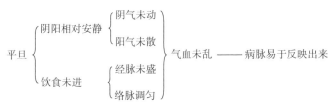

图 7 – 3　诊法常以平旦

总的来讲，人在安静或饮食未进的时候，脏腑病态的真实情况容易从脉搏上反映出来，故云"乃可诊有过之脉"。

必须指出，我们在临床上不能机械地都在"平旦"时诊脉，而是必须遵循原文的基本精神，在诊察疾病时，应使患者及诊病环境安静，尽量减少内外的干扰因素，以诊得患者真实的脉象。

2. 脉色参伍，全面诊察的重要性

脉为血之府，色为脏腑精气之外华，在诊察疾病时，若既"切脉动静"，又运用望诊"视精明""察五色"，则能够比较全面地掌握五脏的虚实、六腑的强弱、形体的盛衰等情况。运用这种脉色参伍的方法来诊断疾病，就可获得正确的诊断；运用这种方法来判断预后，则疾病的吉凶可明，故原文说："以此参伍，决死生之分"。可见，脉色参伍，全面诊察，在临床上具有十分重要的意义。

【参考资料】

张介宾："平旦者，阴阳之交也。阳主昼，阴主夜；阳主表，阴主里。凡人身营卫之气，一昼一夜五十周于身，昼则行于阳分，夜则行于阴分，迨至平旦，复皆会于寸口，……《营卫生会篇》曰：平旦阴尽而阳受气矣，日中而阳陇，日西而阳衰，日入阳尽而阴受气矣。《口问篇》曰：阳气尽，阴气盛，则目暝；阴气尽而阳气盛，则寤矣。故诊法当于平旦初寤之时。""视目之精明，诊神气也，……故凡诊病者，必合脉色内外，参伍以求，则阴阳表里、虚实寒热之情无所遁，而先后缓急、真假逆从之治必无差，故可以决死生之分。"

张志聪："夫饮食入胃，淫精于脉，脉气流经，经脉盛则络脉虚，是以饮食未进，则经络调匀，血气未乱。"

姚止庵："视精明者，谓视目精之明暗，而知人之精气也。"

三、《素问·脉要精微论篇第十七》

夫五脏者，身之强也[1]。头者精明之府[2]，头倾视深，精神将夺矣。背者胸中之府，背曲肩随，腑将坏矣。腰者肾之府，转摇不能，肾将惫矣。膝者筋之府[3]，屈伸不能，行则偻附，筋将惫矣。骨者髓之府，不能久立，行则振掉，骨将惫矣。得强则生，失强则死[4]。

【词语解释】

[1] 五脏者，身之强也：五脏精气充足，身体才能强健，故称五脏为"身之强"。

[2] 头者精明之府：头部是精髓、神气所聚集的处所。

[3] 膝者筋之府：许多筋膜会聚于膝关节上下，所以称膝为"筋之府"。

[4] 得强则生，失强则死：各种病证的转归和预后，皆取决于五脏精气之是否充足（强盛），即五脏精气强者则虽病可生（预后好），反之则死（预后差）。

【原文分析】

本段论述了几种反常体态的诊断意义及五脏精气盛衰对疾病预后的重要作用。

1. 从形态异常诊察五脏病变的举例

五脏合五体、通九窍，五脏精气的衰旺及病变，可以通过体态的变化反映出来。因此，诊察反常的体态，便可以测知五脏精气的盛衰情况。如图 7－4 ~ 图 7－8 所示。

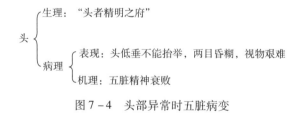

图 7－4　头部异常时五脏病变

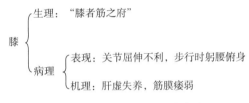

图 7-5　肩背部异常时五脏病变

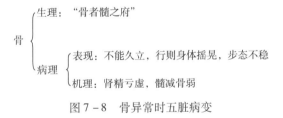

图 7-6　腰部异常时五脏病变

```
        ┌ 生理："膝者筋之府"
   膝  ┤          ┌ 表现：关节屈伸不利，步行时躬腰俯身
        └ 病理 ┤
                  └ 机理：肝虚失养，筋膜痿弱
```

图 7-7　膝部异常时五脏病变

```
        ┌ 生理："骨者髓之府"
   骨  ┤          ┌ 表现：不能久立，行则身体摇晃，步态不稳
        └ 病理 ┤
                  └ 机理：肾精亏虚，髓减骨弱
```

图 7-8　骨异常时五脏病变

以上论述了头、背、腰、膝、骨等部位与五脏的密切关系，并从病理的角度反证了五脏为形体之本，对于临床诊断和治疗内脏疾病有重要的价值。

2. 五脏精气盛衰对疾病预后的意义

五脏为形体之本，"得强则生，失强则死"是强调五脏气盛对疾病预后起着重要作用，见图 7-9。

五脏合五体、舍五神。在生理上，五体（皮、肉、筋、骨、脉）、五神（神、魂、魄、意、志）之所以能进行其正常的功能活动，全赖于五脏精气的充养。在病理上，若五脏精气充足，虽病而预后良好；反

```
        ┌─ 五脏精气充足 ── 神旺、五体健壮 ── 得强则生（预后好）
    预后 ┤
        └─ 五脏精气不足 ── 神衰、五体反常 ── 失强则死（预后差）
```

图 7-9　五脏精气盛衰对疾病预后的意义

之，则预后不好。所以说"得强则生，失强则死"。

【参考资料】

张介宾："脏气充则形体强，故五脏为身之强。""五脏六腑之精气，皆上升于头，以成七窍之用，故头为精明之府。""脏强则气强，故生，失强则气竭，故死。"

张志聪："心肺居于胸中，而俞在肩背，故背为胸之府。""两肾在于腰内，故腰为肾之外府。""筋会阳陵泉，膝乃筋之会府也。偻，曲其身；附，依附而行也。""髓藏于骨，故骨为髓之府。"

高世栻："人身精气上会于头，神明上出于目，故头者精明之府。"

吴昆："惫与'败'同，坏也。"

《新校正》："按别本附，一作俯。"

姚止庵："常强则疾病不起，一弱则疾病随之。"

四、《素问·五脏生成篇第十》

五脏之气：故色见青如草兹者死，黄如枳实者死，黑如炲者死，赤如衃血者死，白如枯骨[1]者死，此五色之见死也[2]。青如翠羽者生，赤如鸡冠者生，黄如蟹腹者生，白如豕膏者生，黑如乌羽者生，此五色之见生也[3]。

【词语解释】

[1] 白如枯骨：白而晦暗。王冰："白而枯槁，如干骨之白也。"

[2] 此五色之见死也：五色枯槁无华，是内脏精气衰败的表现，见之者，预后多不良。

[3] 此五色之见生也：五色明润光彩，是内脏精气充盛的表现，虽病而预后亦良。

【原文分析】

强调五色的明润和枯槁是诊断五脏精气盛衰和判断疾病预后的重要

依据。

1. 五色与五脏的关系

青、黄、赤、白、黑五色内应五脏，《灵枢·五色》曰："以五色命脏，青为肝，赤为心，白为肺，黄为脾，黑为肾。"指出这五种气色，是五脏精气表现于外的征象；它的动态变化，与五脏六腑气血的盛衰有着密切联系。因此，脏腑发生了病变，就可以从皮肤色泽的变化上反映出来。见图 7 - 10。

五色 { 常：光华润泽，隐然含蓄——气血充盛——"此五色之见生也"
变：枯槁晦暗，脏真毕露——气血衰败——"此五色之见死也"

图 7 - 10　五色常变推测疾病预后

2. 以五色常变推测疾病预后

凡五色光华润泽，且隐然含蓄者，预后多良好，这是内脏气血充盈的表现；如果五色枯槁晦暗，或过于外露，毫无含蓄，则是内脏气血衰败，五脏精微之气泄而不藏的表现，预后多不良。所以青色要像翠鸟的羽毛一样青绿而光泽隐隐，不可像死草之色，青而带白；黄色要像蟹腹一样，黄而润泽，不可像枳实色黄而带青；黑色要像乌鸦的羽毛一样，黑而润泽明亮，不可像煤烟的灰，黑而带黄；赤色要像鸡冠一样，红润隐隐，不可像败恶凝聚之血色赤而带黑；白色要像猪之油脂，色白而光润，不可像枯骨白而灰暗。这是古人借用常见物的颜色，来比喻说明面部五色的正常与异常，并以此推断内脏精气的盛衰，从而判断疾病的预后。

【参考资料】

张介宾："脏气败于中，则神色夭于外。《三部九候论》曰：五脏已败，其色必夭，夭必死矣。""此皆五色之明润光彩者，故见之者生。"

张志聪："五色干枯，而兼有所胜之色，故死。"

五、《灵枢·五色第四十九》

沉浊为内，浮泽为外[1]；黄赤为风，青黑为痛，白为寒，黄而膏润为脓，赤甚者为血。

五色各见其部。察其浮沉，以知浅深；察其泽夭，以观成败；察其散抟，以知远近；视色上下，以知病处；积神于心，以知往今。

【词语解释】

[1] 沉浊为内，浮泽为外：面色沉滞、晦浊的为病在里在脏，轻浮光泽的为病在表在腑。

【原文分析】

介绍了五色主病的一般规律及其察色的要点。

1. 五色主病的一般规律

（1）黄赤为风。

本篇前文从总的方面叙述了五色的主病，并明确提出"黄赤为热"，似乎两不相符，其实并不矛盾。所谓"为风""为热"，二者恰恰说明：黄赤之色所主多为风热阳邪。所以这种黄而兼赤的颜色，临床上多见于风热性疾患。例如：风温证的面色，多黄而兼赤，说明了黄赤之色，多主风主热。如果黄赤二色不并见，则其主病就有所不同了。

（2）青黑为痛。

色现青黑，多为寒凝血滞的表现。《素问·经络论》曰："寒多则凝泣，凝泣则青黑。"所谓"凝泣"即是说明人被寒邪所伤，会导致经脉运行不畅，血行凝涩，则色现青黑；气血不能正常流通，不通则痛。《素问·痹论》说"痛者寒气多也，有寒故痛也。"

（3）白为寒。

白色多见于阳虚阴盛之体。阳微而阴盛，人体气血不能为阳气鼓动而充华于外，故为白色。临床上一般虚寒证多有此种现象。但也不尽如此，如"脱血""夺气""亡津液"等病证，往往也会出现白色。因此，必须结合其他症状来加以辨别。

（4）黄而膏润为脓，赤甚者为血。

这是指外科局部疮疡的诊断。如患疮痈处局部色黄而膏润，是因其疮痈已化脓且病位较浅而有欲破溃的趋势，若按之，则软而有波动感。赤甚者为血，是因热毒壅遏营血而瘀积局部，故外现深红或紫红之色，多为热毒疮疡初期尚未成脓的局部表现。

2. 察色的要点

（1）察其浮沉，以知浅深。

观察不同病色的或浮或沉，可以了解疾病的轻重浅深。一般来说，其色浮现易察者病轻浅在表，其色沉滞难辨者病深重在里。

（2）察其泽夭，以观成败。

从气色的润泽与枯夭可以判断疾病发展趋势的吉凶。一般来说，色明润光泽，示精气旺盛，抗邪有力，而预后较好；色晦暗枯槁者，为精气衰败，无力抗邪，而预后较差。这就说明，色的润泽和枯夭，是内脏精气盛衰的真实反映。因此，可以依此而决定治疗的难易成败了。

（3）察其散抟，以知远近。

观察病色的散漫或结聚，可以推断病程的长短。一般来说，病色散在均匀的，主病轻而病程短，愈期较近；病色抟聚不匀的，主病重而病程长，愈期较远。临床所见，如麻疹顺证，疹色多为红活匀润（散）；其逆证，则可见疹色紫暗不匀或成块（抟）。

（4）视色上下，以知病处。

说明根据面部所现色泽的部位或上或下，可以测知其病变的脏腑及传变。这是以面部不同的部位与五脏相合来观察疾病的一种诊断方法。

【参考资料】

张介宾："浮者病浅，沉者病深；泽者无伤，夭者必败；散者病近，抟者病远；上者病在上，下者病在下。"

李中梓："润泽者有成，枯夭者必败。"

张志聪："白者清肃之气，故为寒也。"

六、《灵枢·论疾诊尺第七十四》

诊血脉[1]者，多赤多热，多青多痛，多黑为久痹，多赤、多黑、多青皆见者，寒热。身痛而色微黄，齿垢黄，爪甲上黄，黄疸也。安卧，小便黄赤，脉小而涩者，不嗜食。

婴儿病，其头毛皆逆上[2]者，必死。耳间青脉起者，掣痛。大便赤瓣，飧泄，脉小者，手足寒，难已；飧泄，脉小，手足温，泄易已。

【词语解释】

[1] 诊血脉：诊视肤表外现络脉的颜色变化。

[2] 头毛皆逆上：先天禀赋不足或后天营养不良的小儿，精血亏乏，不能上荣于发；故头发如草之干枯、稀疏而直竖上逆。

【原文分析】

列举从络脉、身形等处的颜色变化测知病情的望诊法，并介绍部分婴儿病的临床特征。

1. 络脉望诊法

（1）络赤多热。

邪热侵入血分，致血液运行急疾且充溢于络脉，所以络脉色赤主有热。

（2）络青多痛。

寒邪客于经络，使气血凝滞而不通，凝则络脉色青，不通则为疼痛。所以说："多青多痛。"

（3）络黑多久痹。

邪气久留而不去，致气滞血瘀日久不除而加重，故络脉色渐黯黑。临床上多见于长期不愈的痹证之类。《甲乙经·卷二第一》："凡诊络脉……其暴黑者，留久痹也。"

（4）赤、黑、青并见多为寒热身痛。

赤为热，青黑多寒而主痛，故赤、黑、青并现，多为寒热相兼而伴有身体疼痛的病证。

以上为诊视络脉颜色而测知病情的举例。但必须指出，络脉分布在不同的部位，与不同的脏腑有联系，其络脉大小、长短的改变等亦有不同的意义。如本篇前面原文曾提到"鱼上白肉有青血脉者，胃中有寒"。《甲乙经·卷二第一》："胃中有热，则鱼际之络赤……其青而小短者，少气也。"

2. 黄疸诊断法

原文从望诊的角度，提出了黄疸病的主要证候是面黄，齿垢黄，爪甲上黄，小便黄赤，还提到了"安卧""脉小而涩""不嗜食"等兼证。黄疸一证，在《黄帝内经》中论述颇详，如《素问·平人气象论》"溺黄赤，安卧者，黄疸。……目黄者，曰黄疸"等。这些论述至今仍指导着临床。

3. 婴儿病诊法举例

婴儿病诊断举例如图 7 - 11。

{
望诊：耳轮间青脉隆起

主病：多有肢体抽掣作痛

机理：胆经绕耳，肝合胆、色青、主筋、青色主痛
}

图 7 - 11　婴儿病诊断举例

耳为足少阳胆经循行之处，肝胆表里相合，青色乃肝之本色，而青主痛，肝主筋。因此，耳轮间有青脉隆起的，可见于肢体抽掣作痛的病证。

婴儿病预后举例如图 7 - 12。

头毛逆上 { 先天禀赋不足 / 后天化源不济 } 精血亏乏 ——→ 预后多不良

便泄清水，完谷不化，脉小 { 四肢冷 —— 脾肾阳微 —— 难愈 / 四肢温 —— 阳未大虚 —— 易愈 }

图 7 - 12　婴儿病预后举例

婴幼儿的生理特点是脏腑娇嫩，形体未充，属稚阴稚阳之体。其体质是否健强，取决于先天的禀赋及后天的调养，因而推断病变预后，重在了解其脾肾虚实情况。所谓"头毛皆逆上者，必死"，即显示先天禀赋不足，后天化源不济，精血极度亏乏的病机，"必死"二字宜活看，示预后不良而已，原文在区别婴幼儿便泄易愈、难愈的问题上，亦是以脾肾阳气的虚实为根据，如"手足寒，难已"即指脾肾阳微、正气不足，故难以治愈或预后较差；"手足温，泄易已"为脾肾阳气未大虚，正气尚充，故预后良好。所谓"耳间青脉起者，掣痛"是望色诊断婴儿疾病之一例。

【参考资料】

张介宾："血脉者，言各部之络脉也。赤黑青皆见者，阴阳互胜之

色，故或寒或热。""黄疸，黄病也。疸有阴阳，脉小而涩者为阴疸。阴疸者，脾土弱也，故不嗜食。""婴儿渐成，水为之本；发者肾水之荣；头毛逆上者，水不足则发干焦，如草之枯者必劲直而竖也。"

七、《素问·脉要精微论篇第十七》

五脏者，中之守也。中盛藏满、气胜伤恐者，声如从室中言，是中气之湿也[1]。言而微，终日乃复言者，此夺气也[2]。衣被不敛、言语善恶，不避亲疏者，此神明之乱也。仓廪不藏者，是门户不要也；水泉不止者，是膀胱不藏也。得守者生，失守者死。

【词语解释】

[1] 声如从室中言，是中气之湿也：说话的声音好像是从内室发出的那样沉闷而重浊，这是中焦湿气内阻所致。

[2] 言而微，终日乃复言者，此夺气也：说话的声音低微，而又反复说同一内容的话，这是内脏精衰、元气大亏的表现。

【原文分析】

从闻诊、问诊两个方面了解声音、语言及二便的异常表现，从而推断脏腑的病变。

1. 从语声异常推断病情

（1）声如从室中言。

声如从室中言，如图7-13。

> 证候：声音低沉重浊不清，如在密闭的房内说话
> 机理：脾湿伤肾，湿阻气机

图7-13 声如从室中言

原文所论，是脾脏湿邪盛而影响到胃，胃受邪则制化无权，水道不利，进一步导致湿邪内聚，因湿性重浊，阻遏气机，故声音重浊而不清晰，不能响亮地播扬于外。

（2）言而微，终日乃复言。

言而微，终日乃复言，如图7-14。

多为久病或热性病后期，心、肺、肾等脏腑精气耗损所致。肺为气

> 证候：声音低微，语言重复，断续无力
>
> 机理：夺气——内脏精气大亏

图 7 - 14　言而微，终日乃复言

之主，肾为气之根，肺肾气虚则言而微。心气耗损，心神失守则终乃复言。后世《伤寒论》所谓"虚则郑声"，即属于此类。

（3）言语善恶不避亲疏。

言语善恶不避亲疏，如图 7 - 15。

> 证候：言语善恶，不分亲疏，衣着散乱
>
> 机理：神明错乱

图 7 - 15　言语善恶不避亲疏

《素问·阳明脉解篇》说："阳盛则使人妄言骂詈，不避亲疏。"可见，这种情况是由于阳盛，多为实热内扰心神所致，故原文说"此神明之乱也"。《伤寒论》中"实则谵语"，即属于此类。临床上，多见于阳明实证或痰火互结、内扰心神之证。

2. 二便不固与脏腑的关系

（1）仓廪不藏。

仓廪不藏，如图 7 - 16。

> 证候：大便泄利无度，不能摄止
>
> 机理：脾胃运化失司，仓廪门户不约

图 7 - 16　仓廪不藏

脾胃为后天之本，主受纳、输布水谷精微，升清而降浊。如果脾胃虚弱，则运化失司，门户失约，必然导致清浊不分，泄利无度。所以说"仓廪不藏者，是门户不要也"。

（2）水泉不止。

水泉不止，如图 7 - 17。

膀胱主藏津液，其升清而降浊、排泄小便的功能有赖于肾阳的气化，如果肾阳虚失于蒸化，则膀胱失藏，津液下流而不升，出现所谓"水泉不止"的症状。

$$\left\{\begin{array}{l}\text{证候：小便余沥不尽，甚至失禁}\\\text{机理：肾虚固摄无权，膀胱津液不藏}\end{array}\right.$$

图 7 - 17　水泉不止

3. 五脏精气内守的重要性

五脏精气内守的重要性，如图 7 - 18。

$$\text{五脏}\left\{\begin{array}{l}\text{得守：精气藏守于内——生}\\\text{失守：精气不守而外泄——死}\end{array}\right.$$

图 7 - 18　五脏精气内守的重要性

原文第一句"五脏者，中之守也"，高度地概括了五脏精气而守持于内的生理特点。接着列举了五脏失守的病理。最后，结论为"得守者生，失守者死"。实际上是强调了疾病及其预后与五脏精气的密切关系。一般来说，五脏精气内守则不易发病，或病亦易愈；五脏精气失守则易于发病，或病而难愈。

【参考资料】

张介宾："五脏者，各有所藏，藏而勿失，则精神完固，故为中之守也。""中，胸腹也。脏，脏腑也。盛、满，胀急也。""神明将脱，故昏乱若此，心脏之失守也。"

姚止庵："腑为阳，属表；脏为阴，属里。惟属里故曰中。守者，注云'五神安守之所'，是矣。"

王冰："如在室中者，皆腹中有湿气乃尔也。"

唐容川："肾中之阳能化湿气，则水达膀胱；气行肢脊，若久坐湿地，则湿气太甚，而肾阳反受其伤。"

张志聪："此言五脏之精气虚而发声之如是也。微者声气衰微也。终日复言者，气不接续也。"

八、《素问·移精变气论篇第十三》

闭户[1]塞牖，系之病者，数问其情，以从其意。得神[2]者昌，失神[2]者亡。

【词语解释】

[1] 户：这里指门。

[2] 得神、失神：得神，即有神气，表示脏腑气血旺盛，抗病力强，疾病容易治愈，预后好。失神，即神气衰败，与得神相反。

【原文分析】

简要地介绍了问诊的方法和态度，并指出了审察神气的重要意义。

1. 问诊的方法和态度

问诊的方法和态度，如图7-19。

$$方法 \begin{cases} 闭户塞牖（环境安静）\\ 以从其意（循循善诱）\end{cases}$$

$$态度 \begin{cases} 系之病者 —— 医生精神专注于患者\\ 数问其情 —— 耐心细致地了解病情 \end{cases}$$

图7-19　问诊的方法和态度

问诊时，要选择安静的环境。医生的精力要专注于患者，耐心细致、循循善诱地从多方面询问病情，使患者毫无顾虑地倾诉自己的病情。

2. 审察神气的重要意义

审察神气的重要意义，如图7-20。

$$\begin{cases} 得神者昌 —— 预后好\\ 失神者亡 —— 预后差 \end{cases}$$

图7-20　审察神气的重要意义

神是对生命活动的高度概括，是五脏精气的外在表现。审察神的情况是判断疾病轻重和预后吉凶的重要内容。例如目光精采，神思不乱，言语清晰，面色润泽，气息平顺，肌肉丰满，二便调畅，脉象柔缓，皆谓之得神而预后良好。当生命活动严重障碍、五脏精气衰败时，出现目睛昏暗，形羸色败，喘息异常，神志昏乱，脉象劲疾坚硬或结代，或周身大肉已脱，或两手循衣摸床，或卒倒而眼闭口开、手撒遗尿等，皆为失神。"得神者昌，失神者亡"，明确指出了神气之得失是决定疾病预后好坏的根本依据。

【参考资料】

张介宾："闭户塞牖系之病者，欲其静而无扰也。然后从容询其情，委曲顺其意，盖必欲得其欢心，则问者不觉烦，病者不知厌，庶可悉其本末之因而治无误也。"

高世栻："临病患，观死生，视听不妄，言动不苟，一似闭户塞牖，其心专系之病者然。数问其病情，以从其志意。情意之中，神所居也。有病而得神则生，失神则死，故得神者昌，失神者亡。审察其神，则得其因，得其因则得其要矣。"

九、《素问·征四失论篇第七十八》

诊病不问其始，忧患饮食之失节，起居之过度，或伤于毒，不先言此，卒持寸口[1]，何病能中？妄言作名，为粗所穷。

【词语解释】

[1] 卒持寸口：卒，通猝。全句是说不通过问诊便仓猝持脉。

【原文分析】

强调了问诊的重要性，批评了单凭切脉就下诊断的不负责任的态度，提出了问诊的重点内容。

1. "问其始"是问诊的重点内容之一

问诊是搜集病情资料的方法之一，内容范围涉及甚广，后世张介宾、陈修园等在《黄帝内经》的基础上分别归纳为"十问"，临床颇切实用。

本段原文的"问其始"，是讲通过问诊了解起病的有关情况及病情经过，以利于掌握病因病机，所以是问诊的重要内容之一，见图7-21。

通过问诊对以上几方面情况的了解，一般就能找出导致疾病的线索，有助于探求病因，以达到掌握疾病本质的目的。

2. 切脉与问诊的关系

"切""问"同属四诊，二者是相互补充的关系。或先问后切，或先切后问，不可偏废。严格地讲，应当先问后切。《素问·三部九候

忧患：了解七情是否失调

饮食：有无饥饱失常或偏嗜习惯

问其始

起居：外感六淫侵袭情况

或伤于毒：了解饮食清洁与否及有无被其他毒物伤害的情况

图 7 - 21   问诊的主要方面

论》指出："必审问其所始病，与今之所方病，而后各切循其脉。"这就说明"切诊"应在望、闻、问三诊的基础上进行。明代李中梓在《医宗必读》中指出："世有切脉而不问证，其失可胜言哉。"本段原文批评了这种"妄言作名"对患者不负责任的态度。所以说："卒持寸口，何病能中？妄言作名，为粗所穷。"

【参考资料】

李中梓："此言临脉者，必先察致病之因，而后参之以脉，则阴阳虚实，不致淆讹。若不问其始，是不求其生也。如忧患饮食，内因也。起居过度，外因也。伤于毒者，不内外因也。不先察其因，而卒持寸口，自谓脉神，无假于问，岂知真假逆从？脉病原有不合者，仓卒一诊，安能尽中病情？妄言作名，欺世卖俗，误治伤生，损德不小矣。"

十、《素问·三部九候论篇第二十》

故人有三部，部有三候，以决死生，以处百病，以调虚实，而除邪疾。帝曰：何调三部？岐伯曰：有下部，有中部，有上部，部各有三候。三候者，有天有地有人也。必指而导之，乃以为真[1]。上部天，两额之动脉；上部地，两颊之动脉；上部人，耳前之动脉。中部天，手太阴也；中部地，手阳明也；中部人，手少阴也。下部天，足厥阴也；下部地，足少阴也；下部人，足太阴也。故下部之天以候肝，地以候肾，人以候脾胃之气。帝曰：中部之候奈何？岐伯曰：亦有天，亦有地，亦有人。天以候肺，地以候胸中之气，人以候心。帝曰：上部以何候之？岐伯曰：亦有天，亦有地，亦有人。天以候头角之气，地以候口齿之气，人以候耳目之气。

【词语解释】

[1] 指而导之，乃以为真：张介宾："必受师之指授，庶得其真也。"是言必须有老师的当面指导、传授，才能掌握诊脉的要领。

【原文分析】

介绍了古代三部九候诊脉法的具体部位和内容。

1. 三部九候诊脉法的含义

三部九候诊脉法，是古代用以诊断疾病的一种全身遍诊法。它把整个人体分为上、中、下三部，每一部又分天、地、人三候，三三得九，而成九候之数，左右合起来为十八诊，是一种细致的诊脉方法。它分别反映脏腑、经脉的生理功能和病理变化，是《黄帝内经》切诊的重要组成部分。《伤寒论》序文里曾经批判"按寸不及尺，握手不及足，人迎趺阳，三部不参，动数发息，不满五十"等只图省事，不负责任的错误态度。但是，现在普遍采用的乃是《难经·十八难》中提出的寸口三部九候诊脉法，即"三部者，寸关尺也。九候者，浮中沉也"。这与《黄帝内经》中的三部九候诊脉法是不同的。

2. 三部九候诊脉法的部位及内容

由于诊察脉搏的部位不同，在诊断的意义上也就不一样。三部中之上部候头面五官疾患；中部候心肺疾患；下部候肝、脾、肾疾患。这是将整个人体划分为三部来诊察的，在三部中又各分三候，其所候的病变部位就划分得更细了，见图7－22。

总之，全身三部九候诊脉法，是古代诊脉法中的一种，尽管目前并不常用，但仍有一定的参考价值，如对某些危重疾病，在通过诊寸口脉难以诊断清楚的时候，便可根据疾病情况，配合全身三部九候诊脉法，诊察其他部位的脉象，对疾病的诊断和预后的判断，是有一定帮助的。

【参考资料】

张介宾："以天地人言上中下，谓之三才。以人身而言上中下，谓之三部，于三部中而各分其三，谓之三候，三而三之，是谓三部九候。其通身经隧由此出入，故可以决死生，处百病，调虚实，而除邪疾也。愚按：三部九候，本经明指人身上、中、下动脉如下文所云者，盖上古诊法，于人身三部九候之脉，各有所候，以诊诸脏之气，而针除邪疾，

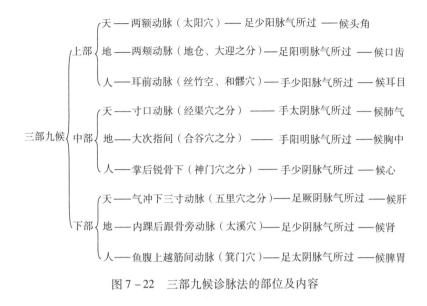

图 7-22　三部九候诊脉法的部位及内容

非独以寸口为言也。如仲景脉法，上取寸口，下取趺阳，是亦此意。观《十八难》曰：'三部者，寸关尺也，九候者，浮中沉也'，乃单以寸口而分三部九候之诊，后世言脉者，皆宗之，虽亦诊家捷法，然非轩岐本旨，学人当并详其义。"

十一、《素问·脉要精微论篇第十七》

夫脉者，血之府[1]也。长则气治，短则气病，数则烦心，大则病进，上盛则气高，下盛则气胀，代则气衰，细则气少，涩则心痛。浑浑革至如涌泉，病进而色弊，绵绵其去如弦绝，死。

【词语解释】

[1] 血之府：府，藏聚之处。血聚于经脉之中，脉管是血液运行的通道，所以说"脉者，血之府也"。王冰："府，聚也；言血之多少皆聚见于经脉之中也。"此虽言血，气亦包括其中。

【原文分析】

说明了脉和血的关系，介绍了十一种脉象的临床意义。

1. 脉和血的关系

脉是血液通行的道路。《灵枢·决气》说："壅遏营气，令无所避，是谓脉。"所以说："脉者，血之府也。"脉象和气血的关系，是外和内、标和本，即现象和本质的关系。正如张介宾所说："夫脉者，气血之先也，气血盛则脉盛，气血衰则脉衰，气血热则脉数，气血寒则脉迟，气血微则脉弱，气血平则脉和。"从而不难理解，气血发生了病变是可以从脉象上反映出来的。

2. 十一种脉象的临床意义

（1）长则气治。

长脉则气治，如图 7 - 23。

长脉 { 形象：超过本位 ／ 临床意义 { 正常：长而和缓 —— 气血充盛（气治） ／ 异常：长而洪大实 —— 正盛邪实

图 7 - 23　长脉则气治

（2）短则气病。

短脉则气病见图 7 - 24。

短脉 { 形象：不及本位 ／ 临床意义：气虚血行无力 } 气病（虚或滞）

图 7 - 24　短脉则气病

（3）数则烦心。

数脉则烦心如图 7 - 25。

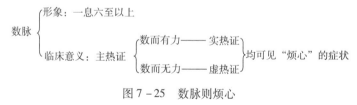

数脉 { 形象：一息六至以上 ／ 临床意义：主热证 { 数而有力 —— 实热证 ／ 数而无力 —— 虚热证 } 均可见"烦心"的症状

图 7 - 25　数脉则烦心

但必须说明，见到烦心的症状，不一定都能见到数脉，如中焦虚衰，胃脘不适的香砂六君子汤证，就有"烦心"的症状，但其脉不数。数脉一般多为阳热偏盛，而"烦心"仅是热证的一个症状而已。

（4）大则病进。

大脉与洪脉相似，"进"，含有进展的意思，亦即病势发展。大脉也可以分正常和异常两个方面，见图 7 – 26。

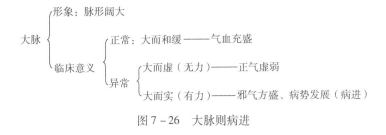

图 7 – 26　大脉则病进

　　总之，大脉只有见到大而无力或大而躁疾，才是病理性的，主病势发展；如果大而和缓，则属于气血充盛，身体健康的表现。

　　（5）上盛则气高，下盛则气胀。

　　上、下指浮取、沉取。上盛即指浮而有力的脉象，下盛指沉实有力的脉象，见图 7 – 27。

$$上盛\begin{cases}形象：浮而有力，轻按即得\\临床意义：上焦邪盛，气机壅塞而咳喘气逆\end{cases}\Big\}则气高$$

$$下盛\begin{cases}形象：沉而有力，重按乃得\\临床意义：下焦邪盛，腹部胀满\end{cases}\Big\}则气胀$$

图 7 – 27　上盛则气高，下盛则气胀

　　（6）代则气衰。

　　代脉则气衰，如图 7 – 28。

$$代脉\begin{cases}形象：脉动而中止，止有定数\\临床意义：脏气衰败\end{cases}\Big\}则气衰$$

图 7 – 28　代脉则气衰

　　"代则气衰"的观点，对后世影响很大，《伤寒论》中的"脉结代"用复脉汤（炙甘草汤）治疗，就是以"气衰"的认识作为立法配方的理论依据的。但必须注意，代脉，作为脉象的一个名称，在《黄帝内经》中有截然不同的两个概念，如《素问·宣明五气篇》所论之代脉，其形态为微软弱之象，是脾的正常脉象。本段所说的代脉，其形态是动

而中止，止有定数，为脏气衰败的表现。二者同名而异类，不可混淆。

（7）细则气少。

细脉则气少，如图7-29。

$$细脉\begin{cases}形象：细如发丝，应指无力\\临床意义：气（血）虚\end{cases}则气少$$

图7-29 细脉则气少

一般来说，细脉多主血虚，但血虚与气虚关系密切，所以，细脉为病，总由气虚血不足所致。

（8）涩则心痛。

涩脉则心痛，如图7-30。

$$涩脉\begin{cases}形象：往来涩滞不畅\\临床意义：血瘀气滞\end{cases}则心痛$$

图7-30 涩脉则心痛

这里的"心痛"也应看作气血瘀滞的证候之一。另外，涩脉也可由血虚所致。

（9）浑浑革至如涌泉，绵绵其去如弦绝。

这是形容胃气已竭的两种危脉。一种表现为脉象来势急速，如泉水一样汹涌而至数不清；一种表现为脉象微细如丝，似有似无，像弓弦断绝而不能复至。这两种情况都是真气已竭，濒临死亡的征象，而后者较前者更加危殆。

以上十一种脉象的临床意义，是《黄帝内经》中有关脉诊记载的一部分。晋代王叔和在《脉经》中总结的二十四种脉象，从形态到主病，正是在《黄帝内经》的基础上发展起来的。

【参考资料】

李中梓："营行脉中，故为血府；然行是血者，是气为之司也。《逆顺》篇云：脉之盛衰者，所以候血气之虚实。则知此举一血，而气在其中，即下文气治、气病，义益见矣。"

张介宾："脉多变更不常者曰代，气虚无主也。"

张志聪："《辨脉篇》曰，脉萦萦如蜘蛛丝者，阳气衰也，言脉中之荣气宗气不足，是以脉细如丝。"

十二、《灵枢·邪气脏腑病形第四》

诸急者多寒，缓者多热，大者多气少血[1]，小者血气皆少，滑者阳气盛，微有热，涩者多血少气[2]，微有寒。

【词语解释】

[1] 多气少血：多气，阳气偏盛；少血，阴血偏虚。

[2] 多血少气：多血，为瘀血；少气，即气虚。

【原文分析】

论述了急、缓、大、小、滑、涩六种脉象的临床意义。

（1）急者多寒。

急者，脉紧急之谓。寒性收引凝敛，寒邪伤人，则腠理致密，经脉敛缩，故脉象多紧张而急迫，如弦紧之类。

（2）缓者多热。

此指纵缓之脉，非后世迟缓之谓。张介宾："凡纵缓之脉多中热"。临床多见于阳明经病未解而腑实已成的实热证。热气弥散，热邪亢盛，故脉形松浮而纵缓。

（3）大者多气少血。

脉大为阳盛，阳盛则阴虚。阳盛则气盛，阴虚则血少。所以说多气少血。

（4）小者血气皆少。

小脉又称细脉，多为气虚血少，不足以充盈脉管，乃至于脉细如丝。切按时，应指明显，脉形窄而波动小。一般来说，小脉属虚证主脉，但临床亦有湿邪阻滞，致脉道狭窄，而出现小脉的，不可一概而论。

（5）滑者阳气盛，微有热。

滑脉是阳气旺盛、气血充实的反映。病理上，多见于热性病或痰食内滞等邪气盛而正气不虚的病证；生理上，如孕妇因气血涌盛以及健康无病、气血充盛之人，均可见滑脉。

（6）涩者多血少气，微有寒。

涩脉是阳气虚弱、血行涩滞而不畅的表现，故多由阴寒偏盛所致。

所谓"多血少气"，其"少气"即指阳气虚，"多血"指由气虚导致的血瘀。临床所见涩脉，其机理不越三条：一者气滞血瘀，二者气虚血瘀，三者气血俱虚（包括精伤血少）。

【参考资料】

张介宾："急者，弦紧之谓。仲景曰：'脉浮而紧者，名曰弦也，紧则为寒。'""缓者，纵缓之状，非后世迟缓之谓。仲景曰：'缓则阳气长'。又曰：'缓者胃气有余'。故凡纵缓之脉多中热，而气化从乎脾胃也。""滑脉为阳，气血实也，故为阳气盛而微有热。仲景曰：'滑者胃气实。'""涩为气滞，为血少，气血俱虚，则阳气不足，故微有寒也。仲景曰：'涩者荣气不足'，亦血少之谓，而此曰多血，似乎有误，观下文刺涩者，无令其血出，少可知矣。"

十三、《素问·玉机真藏论篇第十九》

凡治病，察其形气[1]色泽，脉之盛衰，病之新故，乃治之，无后其时[2]。形气相得，谓之可治；色泽以浮[3]，谓之易已；脉从四时[4]，谓之可治；脉弱以滑，是有胃气，命曰易治，取之以时。形气相失，谓之难治；色夭不泽，谓之难已；脉实以坚，谓之益甚；脉逆四时，为不可治。必察四难[5]，而明告之。

【词语解释】

[1] 形气：形，即形体，气，指神气。

[2] 无后其时：意指早期进行治疗，不要延误时机。

[3] 色泽以浮：张介宾"泽，润也；浮，明也。颜色明润者，病必易已也"。

[4] 脉从四时：从，顺也。谓脉象顺应四时的变化，如春弦、夏洪、秋毛、冬石是也。

[5] 四难：上文"形气相失""色夭不泽""脉实以坚""脉逆四时"等四种预后不良的情况。

【原文分析】

本段论述了四诊合参和早期治疗的重要性，并讨论了逆、顺证的判断方法，其中特别强调了脉有胃气的主要表现及其诊断意义。

1. 四诊合参、早期治疗的意义

要对疾病进行治疗，首先就要明确诊断，因此，必须观察患者形体的强弱、神气的旺衰、色泽的润枯、脉搏的虚实，并了解疾病的新久。实际上，就是要四诊合参，全面分析，综合判断。在此基础上，抓住时机，争取早期治疗。这样就可使患者减少痛苦，早日恢复健康。否则，贻误病机，就会导致轻病转重，重病致死。所以本段经文告诉我们"凡治病，察其形气色泽，脉之盛衰，病之新故，乃治之，无后其时。"还强调了要"取之以时"，即紧紧抓住疾病发展不同阶段的时机，因势利导，给予适时的治疗。由此可见，古人对四诊合参、早期治疗是非常重视的，用这一思想来指导我们的临床医疗工作，仍有十分重要的现实意义。

2. 顺逆证的判断方法

原文举"四易""四难"为例，提示了判断顺证、逆证的要点。

（1）形气的得失。

形气的得失，如图 7 - 31。

$$形与气\begin{cases}相得——形盛气盛，形瘦气弱——可治\\相失——形盛气虚，形瘦气盛——难治\end{cases}$$

图 7 - 31　形气的得失

形属阴，气属阳，阴阳贵在协调平衡，所以形气相称，则健康无病。如形盛气盛、形瘦气弱、阳证得阳脉、阴证得阴脉，均属形气相得，原文所云"可治"，概言顺证而预后较好。反之，形体与神气不相称，即阴阳严重失调，如形盛气虚，形瘦气盛，以及《三部九候论》中所说的"形盛脉细，少气不足以息者危。形瘦脉大，胸中多气者死""形肉已脱，九候虽调者犹死"之类，均属形气相失，所谓"难治""危""死"，无非言逆证而预后较差。

（2）五色的泽夭。

五色的泽夭，如图 7 - 32。

五色是脏腑精气外荣的表现，故凡气色明润光泽者，标志着脏腑精气旺盛，而其邪在浅表，多属新病、轻病，所以说"色泽以浮，谓之易

色 { 明润光泽——新、表、轻、浅——精气充足
晦暗枯槁——久、里、重、深——精气衰败 }

图 7 - 32　五色的泽夭

已"。若气色晦暗枯槁，则表明脏腑精气衰败，而邪已深入在里，多属久病、重病，所以说"色夭不泽，谓之难已"。

（3）脉象与四时的逆从。

脉象与四时的逆从，如图 7 - 33。

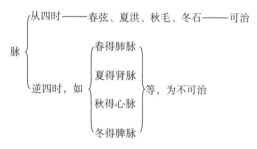

图 7 - 33　脉象与四时的逆从

人的机体与外界环境息息相关，在不断适应外界环境变化的过程中，人体内在机能也会产生不同的反应，表现在脉象上，就出现春弦、夏洪、秋毛、冬石的不同变化。临床上，见到这些与四时相应的脉象，表明病轻，预后好，即所谓"脉从四时，谓之可治"。相反，如果脉逆四时，则说明病情重，预后差。所谓逆四时之脉，主要有以下三种表现：其一，四时各得相克之脏脉，如春得肺脉、夏得肾脉等；其二，脉无胃气，如脉来悬绝无根，或沉涩不起，而皆无雍容和缓之象；其三，春夏得阴脉，秋冬得阳脉，如春夏而脉沉涩，秋冬而脉浮大等。脉逆四时，说明脏气衰败，已不能适应外界环境的变化，故病多危重，此即"脉逆四时，为不可治"的道理。

（4）脉象胃气的有无。

脉象胃气的有无，如图 7 - 34。

人体生命活动主要依赖胃中水谷精微之气的濡养才得以维持，胃气充盛，则五脏精气充足，因而，脉象表现为有胃气。所谓脉有胃气，即微弦、钩、代、毛、石，这些四时五脏特定的脉象都兼有和缓、滑利、

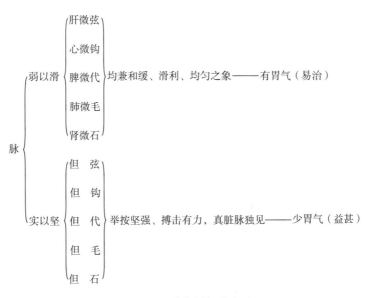

图 7 – 34　脉象胃气的有无

均匀之象，也就是原文概括的"弱以滑"的形象。脉有胃气，则无病或病亦轻浅而容易治愈。反之，重病患者，由于大量地耗损五脏精气，而又不能充足地摄取饮食物，日久则导致五脏精气严重不足，就会出现弦硬劲急之类少胃气或者无胃气的脉象，这是由于胃气衰败而表现出来的真脏脉，亦即邪胜正衰的表现，所以原文说"脉实以坚，谓之益甚"。

【参考资料】

王冰："气色浮润，血气相营，故易已。""夭谓不明而恶，不泽谓枯槁。""脉实以坚是邪气盛，故益甚也。"

高世栻："四难，形气色脉也。试以形气色脉之逆者言之，形弱气强，形强气弱，是相失也，病必难治；面色夭折，无有润泽，病必难已；脉实以坚，是无胃气，病必益甚；脉逆四时，脏气受刑，病不可治。形气色脉皆逆，虽新病亦不可治。"

张介宾："必察其详而明告病家，欲其预知吉凶，庶无后怨。"

十四、《素问·玉机真藏论篇第十九》

黄帝曰：余闻虚实以决死生，愿闻其情。岐伯曰：五实死，五虚死。帝曰：愿闻五实五虚。岐伯曰：脉盛，皮热，腹胀，前后不通，闷瞀[1]，此谓五实。脉细，皮寒，气少[2]，泄利前后，饮食不入，此谓五虚。帝曰：其时有生者，何也？岐伯曰：浆粥入胃，泄注止，则虚者活；身汗得后利[3]，则实者活。此其候也。

【词语解释】

[1] 闷瞀：胸中窒闷，眼目昏花。

[2] 气少：指肝气虚，导致精疲力竭的症状。

[3] 得后利：指二便通利。

【原文分析】

以五实、五虚为例，强调了五脏在病理中的重要地位，同时指出了虚实证好转之机的要点：实证重在邪有出路，虚证重在恢复胃气。

1. 五实、五虚证的证候表现

邪气闭塞，阻遏五脏气机为五实证；五脏精气极虚，脏气衰败为五虚证。这两种证情是疾病发展到严重阶段的表现，所以原文断之为死候，现以表 7 - 1 分类鉴别如下。

表 7 - 1　五实、五虚证的证候表现

五脏	五实	五虚	理论根据
心	脉盛	脉细	心主血脉，藏神
肺	皮热	皮寒	肺主皮毛，宣发卫气
脾	腹胀	饮食不入	脾主运化，为仓廪之本
肾	前后不通	泄利前后	肾主二阴，为胃之关
肝	闷瞀	气少	肝主升发，为罢极之本

人之生命以五脏为根本，五脏皆病，本不能固，则生命危殆，故曰"五实死，五虚死"。但五实、五虚证，是否完全就是死证而没有好转的希望呢？这正是我们要讨论的第二个问题。

2. 五虚、五实证向愈的转归

原文指出："浆粥入胃，泄注止，则虚者活；身汗得后利，则实者活。"可见，五实证、五虚证的转归好坏，各取决于不同的条件。

五虚证：调养得法，脾胃机能恢复，即胃气来复则生，反之则死。

如图 7-35。

五实证：气机通利，邪有出路，即正气能驱邪外出则生，反之则死。如图 7-36。

$$
五虚证\begin{cases} 浆粥入胃（胃能受纳）\\ 便\ 泄\ 止（脾能运化）\end{cases}胃气渐复，五脏得养——虚者活
$$

图 7-35　五虚证向愈的转归

$$
五实证\begin{cases} 身体得汗（表邪解）\\ 二便通利（里邪除）\end{cases}邪有出路，表里之气通调——实者活
$$

图 7-36　五实证向愈的转归

以上分析，说明虚实两证预后的好坏，分别取决于胃气是否能恢复和邪气是否有出路两个方面，胃气来复则五虚证有好转之机，邪有出路则五实证有病愈之望。

【参考资料】

王冰："实谓邪气盛实，然脉盛心也，皮热肺也，腹胀脾也，前后不通肾也，闷瞀肝也。虚谓真气不足也，然脉细心也，皮寒肺也，气少肝也，泄利前后肾也，饮食不入脾也。"

张介宾："治之者能使浆粥入胃，则脾渐苏；泄注止，则肾渐固，根本气回，故虚者活也。得身汗，则表邪解；得后利，则里邪除，内外通和，故实者活也。"

十五、《灵枢·玉版第六十》

黄帝曰：诸病皆有顺逆，可得闻乎？岐伯曰：腹胀，身热，脉大，是一逆也；腹鸣而满，四肢清，泄[1]，其脉大，是二逆也；衄而不止，脉大，是三逆也；咳且溲血[2]脱形，其脉小劲，是四逆也；咳，脱形身热，脉小以疾，是谓五逆也。

【词语解释】

[1] 四肢清，泄：清，指四肢清冷；泄，指泄泻。

[2] 溲血：尿血。

【原文分析】

从脉证互参的角度，举例介绍了五种逆证。根据原文概括如图 7－37。

一逆 { 脉证：腹胀，身热，脉大
机理：热邪充斥，有增无减 } 表里邪盛

二逆 { 脉证：腹胀，肠鸣，肢冷，泄泻，脉大
机理：阳虚阴盛，虚阳欲脱 } 脉证相反

三逆 { 脉证：衄血不止，脉大
机理：阴血亏耗，孤阳外浮 } 脉证相反

四逆 { 脉证：咳嗽，尿血，形体消瘦，脉小弦硬
机理：正气衰败，邪气亢盛 } 正不胜邪

五逆 { 脉证：咳嗽，形体消瘦，发热，脉小而数
机理：真阴大亏，邪火炽盛 } 正不胜邪

图 7－37　五种逆证的脉象及机理

从以上分析，我们可以知道，所谓"逆证"，是指病情严重而预后不良的病证，究其病机，则或病邪亢盛，表里俱实；或正虚邪盛，正不胜邪；或脉证相反，正气欲脱等。此外在诊察逆证时，还应结合前面提到的"形气相失""色夭不泽""脉逆四时""脉实以坚""五实证""五虚证"等进行综合判断，才能得出比较正确的结论。

【参考资料】

张介宾："身热脉大而加以腹胀，表里之邪俱盛也，是为一逆。腹鸣而满，四肢清冷而兼后泄，阴证也，脉不宜大而大者，脉证相反也，是为二逆。鼻衄在阴，脉大为阳，阳实阴虚，是谓三逆。咳而溲血脱形者，正气已衰，脉小而急者，邪气仍在，邪正不能相当，是为四逆。脱形身热，真阴已亏而火犹不清也，其脉细小疾数，邪盛正衰之候，是为五逆。"

小　结

本章研究了有关诊法的原文共十五段，初步体现了《黄帝内经》诊法的基本内容和学术特点。现分为五部分小结如下。

（一）望诊方面

《黄帝内经》的望诊，既重视局部（如头面、目等），又注意全身（如头、背、腰等），在内容上则涉及了神、色、形、态等方面。

1. 观形态

包括形体强弱、动态变化、形与气的关系等内容。

（1）体态方面：如"头倾视深""背曲肩随""转摇不能""行则偻附""不能久立"等均反映了五脏精气神衰败的变化。

（2）形气方面：如"形气相得，谓之可治""形气相失，谓之难治"等对于判断疾病的轻重及预后均具有一定的意义。

2. 审面色

主要研究了以下三个方面的内容。

（1）五色主病：如"黄赤为风，青黑为痛，白为寒，黄而膏润为脓，赤甚者为血"，络脉"多赤多热，多青多痛，多黑为久痹"等。

（2）五色分部：提出了"五色各见其部"和"视色上下，以知病处"等诊断方法。

（3）察色要点：如"察其浮沉，以知浅深；察其泽夭，以观成败；察其散抟，以知远近"等。

3. 望眼睛、牙齿、毛发、络脉、二便等的变化

（1）眼睛：如"头倾视深，精神将夺矣"。

（2）牙齿：如"齿垢黄，……黄疸也"。

（3）毛发：如"婴儿病，其头毛皆逆上者，必死"。

（4）络脉：如"诊血脉者，多赤多热"等。

（5）二便：如"小便黄赤""大便青瓣"等。

（二）闻诊方面

主要研究了听音声和辨语言等内容。

1. 听音声

包括听语音的高低、清浊，喘息的声音以及肠鸣、哕等声音。如"视喘息，听音声，而知所苦""声如从室中言，是中气之湿也""腹鸣"等。

2. 辨语言

本章主要是辨别语言的错乱和重复等情况，以诊察神气的虚实及常变。如"言而微，终日乃复言者，此夺气也。衣被不敛，言语善恶，不避亲疏者，此神明之乱也"。

（三）问诊方面

研究了问诊的态度和方法、基本内容、重要性等。

1. 问诊的重要性

如"诊病不问其始，……卒持寸口，何病能中"。

2. 问诊的态度和方法

如"闭户塞牖，系之病者，数问其情，以从其意"等。

3. 问诊的基本内容

包括病因、病史、症状等方面。

（1）病因及病史：如"问其始""忧患、饮食之失节，起居之过度，或伤于毒""病之新故"等。

（2）症状：具体表现多种多样，包括寒热、胸腹、汗、饮食、二便等多方面。如"皮寒""皮热""腹鸣""仓廪不藏""水泉不止""身汗得后利""饮食不入"等均可通过问诊而得到。

（四）切诊方面

主要研究了以下三个方面的内容。

1. 脉诊的时间、部位和原理

（1）时间："诊法常以平旦"。

（2）部位："寸口""人有三部，部有三候"。

（3）原理："脉者，血之府也""阴气未动，阳气未散，饮食未进，经脉未盛，络脉调匀，气血未乱，故乃可诊有过之脉"等。

2. 常见脉象及其临床意义

"长则气治，短则气病，数则烦心，大则病进，上盛则气高，下盛则气胀，代则气衰，细则气少，涩则心痛"等。

3. 脉象的判断原则

脉象的逆顺主要从脉象胃气的有无、脉与四时阴阳及脉与证的逆从关系上来判断。

（1）脉与胃气："脉弱以滑，是有胃气，命曰易治""脉实以坚，谓之益甚"。

（2）脉与四时阴阳："脉从四时，谓之可治""脉逆四时，为不可治""观权衡规矩，而知病所主"等。

（3）脉与证：脉证相合为顺，如"形气相得，谓之可治"；脉证相失为逆，如"衄血不止，脉大，是三逆也"等。

此外，还研究了尺肤等处切按法。

（五）《黄帝内经》诊法的要点

1. 以"别阴阳"为纲领，辨神气为根本

"善诊者，察色按脉，先别阴阳""得神者昌，失神者亡""头倾视深，精神将夺矣"。

2. 以察五脏为中心，审虚实为重点

原文"切脉动静而视精明，察五色，观五脏有余不足，……决死生之分""夫五脏者，身之强也。……得强则生，失强则死""五实死，五虚死"等均反映了这一基本思想。

3. 四诊合参、综合运用

《黄帝内经》强调四诊合参，认为诊病若能综合运用"审清浊""视喘息，听音声""观权衡规矩""按尺寸，观浮沉滑涩"等四种诊断方法，则诊治就不会发生差错。否则，"卒持寸口，何病能中？"只能增加诊治上的失误。

第八章 论 治

第一节 概 述

一、论治的范畴及其与辨证的关系

"论治"是后世医家概括出来的名词。所谓论治，即论述治疗中的有关问题，是诊治疾病过程中的最后一个步骤。它包括治疗的基本原则、具体方法、方剂组合、药物运用、针刺补泻手法等方面的理论和知识，内容相当广泛。

辨证与论治的关系，概括地说，即辨证是论治的依据，论治必须在辨证的基础上进行。所谓"辨证求因""审因论治"，概括了由辨证到论治的过程。从某种意义上讲，论治就是中医的治疗学，也是祖国医学基本理论的重要组成部分。

二、《黄帝内经》治则的基本内容

治则，即治疗疾病的基本原则，对疾病的治疗具有指导意义。《黄帝内经》中有关治则的论述，包括早期治疗、治病求本（谨守病机）、三因（因地、因人、因时）制宜、扶正祛邪、标本治法、正治反治等重要内容。

三、《黄帝内经》治法的基本内容

治法，即治疗的具体方法，是在基本原则指导下，针对具体病证的治疗立法和所选用的治疗手段。《黄帝内经》治法的内容十分丰富，如治疗立法有寒者热之，热者寒之，虚者补之，实者泻之，燥者濡之，急者缓之，坚者削之，留者攻之，等等；治疗手段（措施）有针灸、服药、导引（气功）、按摩、熨帖、熏浴等等。其中，《黄帝内经》对针刺疗法论述较详，而对于其他疗法则论述较略。

第二节　原文精选

一、《素问·至真要大论篇第七十四》

谨守[1]病机，各司其属，有者求之，无者求之，盛者责之，虚者责之[2]，必先五胜，疏其血气，令其条达，而致和平。

【词语解释】

[1] 谨守：谨，即慎重、细心；守，即掌握、把握。

[2] 盛者责之，虚者责之：盛者、虚者，分别指实证和虚证；责，追究、弄清之意。全句意思为：弄清形成实证和虚证的病变机理。

【原文分析】

本段强调掌握病机是确定治疗的依据。

1. 掌握病机是确定治疗的依据

"谨守病机，各司其属"，这是施治的前提。由于证候是疾病的外在表现，病机是疾病的本质，因而在对疾病进行治疗之前，必须首先准确地掌握其病机，明确各种证候同病因、病性、病位等的内在联系，即把握治疗的关键所在。然后在此基础上确定治法，给予针对性的治疗，或扶正补虚，或祛邪泻实，使经络气血得以正常运行，脏腑气机得以调和畅达，从而达到恢复身体的平衡协调的目的。即原文"疏其血气，令其条达，而致和平"之意。若不明病机，势必立法不当而施治盲目，治疗也不可能取得效果。

2. 探求病机的基本方法

如何探求病机，原文列举了三个具体方法。

（1）审察证候，探求病因。

证候是疾病的外在表现，而任何疾病皆由一定的因素所导致，只有通过审察证候，才能弄清其病因，即所谓"审证求因"。若病由外邪所致，则应辨别其邪是何性质；若无外邪者，则应辨明是七情、饮食、劳倦等内伤中的何因致病。故原文指出要"有者求之，无者求之"。

（2）辨别虚实，明确病性。

每个疾病的证候表现虽然是错综复杂的，但概而言之，疾病的性质无非有实证和虚证两大类。"邪气盛则实，精气夺则虚"，说明实由邪气盛，虚为正气不足。故病之表现为实证者，应研究是什么邪气及其盛势如何；其表现为虚证者，亦应弄清何气之虚，及其虚的程度。如是则可对其病理变化了如指掌，故原文指出要"盛者责之，虚者责之"。至于虚实夹杂之证，临床亦不少见，仍可循法而辨之。

（3）整体分析，确定病位。

人体与自然息息相关，天之五气通于人之五脏。五气的太过或不及，均可导致五脏的偏盛偏衰而为病。掌握了五气、五脏和五行更胜规律，便可明确何气为患，何脏受病，及其相互关系，从而确定疾病的部位，原文"必先五胜"即为此义。

综上所述，本节原文之大意可概括为图8－1。

图 8 － 1　掌握、探求病机

【参考资料】

张介宾："凡或有或无，皆谓之机，有者言其实，无者言其虚。求之者，求有无之本也……泻其盛气，责其有也；培其衰气，责其无也。求得所本而直探其赜，则排难解纷，如拾芥也。"

李中梓："有者求之二句，言一遇病证，便当审其所属之有无也。盛者责之二句，是一章之大纲，于各属有无之间，分别虚实而处治也。然至虚似实，大实似虚，此又不可不译为之辨也。必先五胜者，如木欲实，金当平之之类是也。疏其血气，非专以攻伐为事，或补之而血气方行，或温之而血气方和，或清之而血气方治，或通之而血气方调，正须随机应变，不得执一定之法，以应无穷之变也。此治虚实之大法，一部《内经》之关要也。"

二、《素问·阴阳应象大论篇第五》

故邪风[1]之至，疾[2]如风雨。故善治者治皮毛，其次治肌肤，其次治筋脉，其次治六腑，其次治五脏。治五脏者，半死半生也。

【词语解释】

[1] 邪风：虚邪贼风，此处泛指外感邪气。

[2] 疾：迅猛急骤，且传变极快。

【原文分析】

本段论述外感病的发展过程和早期治疗的重要性。

1. 外感疾病的发展过程

邪风，即虚邪贼风，由于它是四时不正之气，致病力强，而"风为百病之长""善行而数变"，因此它伤人致病不仅来势迅猛，而且传变亦速，故原文说"邪风之至，疾如风雨"。当其侵袭人体而导致发病后，病情的发展过程一般是由浅入深的，即：

邪风→皮毛→肌肤→筋脉→六腑→五脏。

2. 早期治疗的重要性

外邪致病后，由于病邪传变的一般规律是由浅入深，病情亦会由轻变重。因此当病邪首犯皮毛，而病情较轻时，则应早期进行治疗，以截断病邪向纵深传变的途径，控制病情的发展。因为当病邪尚浅，病情较轻之时，人体的正气受伤亦微，治疗亦易获效。否则，病邪势必逐步深入，乃至伤及脏腑，人体正气大伤，不独治疗难以收效，甚则造成生命危险。故原文强调说："善治者治皮毛，……其次治五脏。治五脏者，半死半生也"。

【参考资料】

马莳："善治邪者，图之贵早，正以天地之邪，各有所害，而不得不治也。故邪风之至于人身也，犹之风雨之速，即《上古天真论》之虚邪贼风，《风论》云风者善行而数变也。其至由皮毛而入肌肤，入筋脉，入六腑，入五脏，其行甚速也。善治者，方其入皮毛时，即从皮毛而治之；其次者，则从肌肤而治之；又其次者，则从筋脉而治之；又其次者，则从六腑而治之；又其次者，则从五脏而治之。但治五脏者，邪已入深，猝难为力，诚半死而半生也。"

三、《素问·五常政大论篇第七十》

必先岁气，无伐天和。无盛盛，无虚虚，而遗人夭殃[1]；无致邪[2]，无失正[3]，绝人长命。

【词语解释】

[1] 遗人夭殃：遗，遗留，可理解为"造成"。全句意思是：给患者造成夭折之祸。

[2] 致邪：招致或助长病邪。

[3] 失正：损伤正气。

【原文分析】

本段推出治病必须因时制宜和勿犯虚虚实实之戒。

1. 治病必须因时制宜

由于自然界每年的气候变化有一定的特点，季节时令的递移有一定的规律，而人体的生理活动亦随之而发生相应的变化。例如春夏气候温热，则人体腠理开泄而阳气外达；秋冬气候寒冷，则人体腠理关闭而阳气潜藏。因此，治病时必须首先掌握和运用这一点，注意春夏使人阳气外泄，但不可发泄过度，当慎用麻黄、桂枝之类；秋冬使人阳气收敛，而不宜伤伐阳气，当慎用石膏、芩、连之品。如此才能保持人与自然相应的生理状态，即正气得助，则邪气自去，疗效显然。故原文指出要"必先岁气，无伐天和"，就是强调必须根据时令气候变化的具体情况而遵循"因时治宜"的治疗原则。

2. 治病犯"虚虚""实实"之戒

虚实病证的治疗立法是"虚者补之，盛者泻之"。若治实证，当泻而反补，则必助长邪气而使实者更实；若治虚证，当补而反泻，则必损伤正气而使虚者更虚。如是将会造成患者夭折短命，故原文告诫说："无盛盛，无虚虚，而遗人夭殃；无致邪，无失正，绝人长命。"概要如图8-2。

$$盛（实证）———当泻反补（盛盛）\longrightarrow 致邪$$
$$虚（虚证）———当补反泻（虚虚）\longrightarrow 失正$$

遗人夭殃
绝人长命

图 8-2　虚实病证的治疗立法

【参考资料】

张介宾："五运有纪，六气有序，四时有令，阴阳有节，皆岁气也。人气应之以生长收藏，即天和也。设不知岁气变迁而妄呼寒热，则邪正盛衰无所辨，未免于犯岁气，伐天和矣！夭枉之由，此其为甚。……邪气实者复助之，盛其盛矣；正气夺者复攻之，虚其虚矣。不知虚实，妄施攻补，以致盛者愈盛，虚者愈虚，真气日消，则病气日甚，遗人夭殃，医之咎也。盛其盛，是致邪也。虚其虚，是失正也。重言之者，所以深戒夫伐天和而绝人长命，以见岁气不可不慎也。"

马莳："凡用药以治病者，必先岁气，无伐天和可也。又当知病有虚实，如邪气实者而又补之，是之谓盛盛也，又谓之致邪也；正气虚者而又泻之，是之谓虚虚也，又谓之失正也。"

四、《素问·血气形志篇第二十四》

形乐志苦，病生于脉，治之以灸刺；形乐志乐，病生于肉，治之以针石[1]；形苦志乐，病生于筋，治之以熨引；形苦志苦，病生于咽嗌，治之以百药[2]；形数惊恐，经络不通，病生于不仁，治之以按摩、醪药。是谓五形志也。

【词语解释】

[1] 针石：微针和砭石。

[2] 百药：此处泛指内服药物。

【原文分析】

本段说明因形志苦乐不同而治疗必须因人制宜。

由于精神、形体的苦乐对人体脏腑气血的影响不同，其导致的病证及其机理亦各有别，因而必须根据具体患者而选用不同的治疗手段。原文举例说明了这一道理，概要如图 8-3。

第八章　论治

形乐志苦 {
 病证：生于脉（经脉郁滞）
 病机：忧思太过，气滞血瘀
 治疗：灸刺（疏通经脉，调畅气血）
}

形乐志乐 {
 病证：生于肉（痈肿、痰核等）
 病机：体逸食肥，气血壅遏，化热腐肉
 治疗：针石（行气活血，泄热散结）
}

形苦志乐 {
 病证：生于筋（筋骨疼酸等）
 病机：劳力过度，损伤筋骨
 治疗：熨引（温养气血，舒筋活络）
}

形苦志苦 {
 病证：生于咽嗌（形羸神疲，少气无力等）
 病机：形神俱伤，阴阳皆损
 治疗：百药（补养气血，调和阴阳）
}

形数惊恐 {
 病证：生于不仁（肌肤麻木不仁）
 病机：气血散乱，经络滞涩，肌肤失养
 治疗：按摩，醪药（理气活血，扶正祛邪）
}

图8-3　因形志苦乐不同而治疗必须因人制宜

由图8-3可见，人之形志有苦乐之殊，脏腑经络、阴阳气血所伤不同，病有在脉、在肉、在筋和咽嗌、不仁之别，而治疗当分别选用灸刺、针石、熨引、百药和按摩、醪药等适宜的方法，这就是治疗必须"因人制宜"的一个例证。

【参考资料】

张介宾："形乐者逸，志乐者闲。饱食终日，无所运用，多伤于脾，脾主肌肉，故病生焉。肉病者，或为卫气留，或为脓血聚，故当用针石以取之。石，砭石也。……惊者气乱，恐则气下，数有惊恐，则气血散乱而经络不通，故病不仁。不仁者，顽痹爽弱也，故治宜按摩以导气行血，醪药以养正除邪。"

王冰："夫按摩者，所以开通闭塞，导引阴阳。醪药者，所以养正祛邪，调中理气。"

五、《素问·标本病传论篇第六十五》

黄帝问曰：病有标本，刺有逆从[1]，奈何？岐伯对曰：凡刺之方，必别阴阳，前后相应，逆从得施[2]，标本相移。故曰：有其在标，而求之于标；有其在本，而求之于本；有其在本，而求之于标；有其在标，而求之于本。故治有取标而得者，有取本而得者，有逆取而得者，有从取而得者。故知逆与从，正行无问；知标本者，万举万当；不知标本，是谓妄行。

【词语解释】

[1] 逆从：此处是根据病之标本而施行的两种治疗法则。即病在本治本、在标治标，为从治；病在本治标、在标治本，为逆治。从治为常法，逆治为变法。

[2] 得施：意即逆治、从治原则得以正确实施。

【原文分析】

本段论述了标本逆从治则的概念和重要性。

1. 标本逆从治则的概念

（1）病分标本。

"标本"作为一个相对的概念，在《黄帝内经》中运用甚广，虽然在不同的地方所指内容不同，但其基本含义不外表明事物的主与次两方面的关系。而本段原文所说的"病有标本"，则主要是用标本来概括和说明疾病过程中先与后、因与果等两个方面的联系。先病为本，后病为标。

（2）治遵逆从。

由于病有标本（后病与先病）之分，施治当与之相应而有逆取、从取之别，故原文指出要"刺有逆从"。本段原文所论"逆从得施"的含义见图 8-4。

由上不难看出，本文"从取"（从治）、"逆取"（逆治）是就治疗方向与病之标本的相从或相逆关系而言的，这与《中医学基础》里所谓的

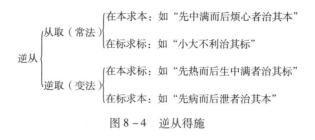

图 8 - 4　逆从得施

"逆治"（正治）、"从治"（反治）法的含义不同，不能混为一谈。

2. 掌握标本逆从治则的重要性

原文从正、反两个方面强调掌握标本逆从治则的重要性，见图 8 - 5。

知标本逆从 ⟶ 逆从得施 ⟶ 正行无问 ⟶ 治疗成功
　　　　　　标本相移　　万举万当

不知标本逆从 ⟶ 标本不分 ⟶ 是谓妄行 ⟶ 治疗失败
　　　　　　　逆从颠倒

图 8 - 5　标本逆从治则的重要性

这就是说，由于掌握了标本逆从的原则，分清了先后缓急之次序，就可大胆无疑地进行治疗，或治标，或治本，或逆治，或从治，灵活运用，正确得当，从而将收到预期的疗效。否则，便是心中无数，盲目施治，而达不到治疗效果。

【参考资料】

马莳："此言病有标本，刺有逆从也。标者病之后生，本者病之先成，此乃病体之不同也。逆者，如病在本而求之于标，病在标而求之于本；从者，如在本求本，在标求标，此乃治法之不同也。"

张介宾："取其前则后应，取其后则前应，故或逆或从，得施其法，而在标在本，可相移易矣。""既知标本逆从之道，尚何疑问？又何不当？此甚言标本之不可不知也。"

六、《素问·至真要大论篇第七十四》

病有中外，何如？岐伯曰：从内之外者，调其内；从外之内者，治其外；从内之外而盛于外者[1]，先调其内而后治其外；从外之内而盛于内者，先治其外而后调其内。中外不相及，则治主病[2]。

【词语解释】

［1］从内之外而盛于外者：盛，甚也，重也。全句意思是由内部病变传变到外部，而外证重于内证。下文"从外之内而盛于内者"，意同此例。

［2］主病：此处指患者表现出的主要病证。

【原文分析】

本段论述了内外先后病证的治疗原则。

1. **疾病内外相传时的先后治疗原则**

疾病的发生，有内外先后的不同，而在其发展过程中，内外病证又可以相互传变而表现为复杂的病情。亦可能内外互不影响，而表现为单一的病证。因此，治疗时必须分清标本主次，遵守治病求本的原则，方可绝断传变之源。

（1）疾病由内传外时的治则。

若内部病证传变到外部时，当治其内部病证。因为内病是因，为本；而外病是果，为标。只要消除其内病之因，则外病即可随之而愈。故原文说："从内之外者，调其内。"同时，当内部病导致外病而外证较重时，若只先治其内往往外证不能尽去，故还当后治其外，这是先本后标。原文"从内之外而盛于外者，先调其内而后治其外"，即为此意。

（2）疾病由外传内时的治则。

若外部病证传变到内部时，应治其外部病证。外病是因，为本；而内病是果，为标。只要消除外病之因，则内病亦随之而愈，故原文指出："从外之内者，治其外。"同样道理，当外病导致内病而内证较重时，应先治其外，而后治其内。故原文又说："从外之内而盛于内者，先治其外而后调其内。"

2. **内外病证不相关联的治疗原则**

原文说："中外不相及，则治主病"，是说当内外之病互不相关时，只需根据其主证的在外或在内，或独治外，或独治内，亦是治本之法。

【参考资料】

张介宾："从内之外者内为本，从外之内者外为本，但治其本，无不愈矣。病虽盛于标，治必先其本，而后可愈，此治病之大法也，故曰治病必求其本。中外不相及，谓既不从内，又不从外，则但求其见在所主之病而治之。"

张志聪："从内之外而盛于外者，此内因之病发于外，而与外邪相合，故盛于外也，是当先调其内病，而后治其外邪；从外之内而盛于内者，此外因之邪及于内，而与内病相合，故盛于内也，又当先治其外邪，而后调其内病。"

七、《素问·六元正纪大论篇第七十一》

木郁达[1]之，火郁发[2]之，土郁夺之，金郁泄之，水郁折之，然调其气。过者折之，以其畏也，所谓泻之。

【词语解释】

[1] 达：畅达也。此处指疏泄条达之法。

[2] 发：发散也。此处指发扬升散之法。

【原文分析】

本段论述了五郁证的治法。

1. 五郁证的基本治则

五郁证由脏腑气机郁结不行所致，多为邪实之病，因而在治疗上应针对各种郁证的特点采取行郁气、损有余的基本治则，故原文说："过者折之，以其畏也，所谓泻之。"

2. 五郁证的具体治法

由于脏气之性能不同，郁结之病证有别，因而其祛邪消郁的治法亦各具特点，故原文指出："木郁达之，火郁发之，土郁夺之，金郁泄之，水郁折之，然调其气。"具体说明如图 8 - 6。

以上所列病证及方药，仅为举例而已，旨在举一反三。由此可见，"五郁"之病势不同，祛邪的方法各异，切不可千篇一律地对待。通过以上"调其气"的治疗后，脏气郁结解除，气机调和，各种郁证即可消失。

【参考资料】

张介宾："达，畅达也。……但使气得通行皆谓之达。……发，发越也。……凡火所居，其有结聚敛伏者，不宜蔽遏，故当因其势而解之、散之、升之、扬之，如开其窗，如揭其被，皆谓发之，非独止于汗

木郁（肝胆气郁）如胁肋胀痛 —— 达之（疏泄条达）如四逆散

火郁（心火郁结）如痈肿疮疡 —— 发之（发散）如仙方活命饮

土郁（脾胃积滞）如脘腹胀痛 —— 夺之（吐、消、下）如枳实导滞丸

金郁（肺壅肠闭）如喘咳便秘 —— 泄之（宣泄肺气）如葶苈大枣泻肺汤

水郁（肾气不化）如水肿尿少 —— 折之（化气行水）如五苓散

图 8-6　郁结之病证治法

也。""土畏壅滞，凡滞在上者夺其上，吐之可也；滞在中者夺其中，伐之可也；滞在下者夺其下，泻之可也。凡此皆谓之夺，非独止于下也。故或解其表，或破其气，或通其便，凡在表在里、在上在下皆可谓之泄也。"

张志聪："调治之法，木郁则舒达之，火郁则发散之，土郁则疏夺之，金郁则泄利之，水郁则折流之。"

八、《素问·阴阳应象大论篇第五》

病之始起也，可刺而已；其盛，可待衰而已[1]。故因其轻而扬之，因其重而减之，因其衰而彰之。形不足者，温之以气[2]；精不足者，补之以味。其高者，因而越之；其下者，引而竭之；中满者，泻之于内；其有邪者，渍形以为汗；其在皮者，汗而发之；其慓悍者，按而收之。其实者，散而泻之。审其阴阳，以别柔刚，阳病治阴，阴病治阳；定其血气，各守其乡，血实宜决之[3]，气虚宜掣引之。

【词语解释】

[1] 其盛，可待衰而已：当正邪交争，病势正盛之时，可等待病势稍衰减后，因势利导以治之。

[2] 形不足者，温之以气：气充形，形见于外，形不足即阳气不足。全句意为：阳气虚不足以充养形体的，宜用气厚的药食益气养形。

[3] 血实宜决之：血实，即血脉壅滞瘀阻之证。决，即开泄疏通之意，此处指放血破瘀等治法。

【原文分析】

本段论述了扶正祛邪的多种治法和诊治疾病的基本要求。

1. 祛邪的多种治法

原文说"其实者，散而泻之"，这从总体上指明了实证当祛邪的治疗原则。但由于病邪所客有表里上下之分，病情有轻浅深重之别，因而又当根据具体情况采用不同的方法以祛其邪。若新感在表的证，可"发散"祛其邪；若邪气已传于内的病证，可"攻泻"以祛其邪。根据原文所述，归纳如下图8-7。

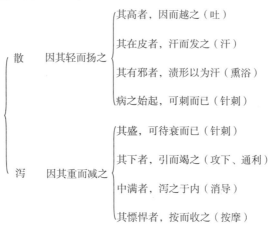

图8-7　实证的治疗原则

由上可见，虽然祛邪法的内容广，手段多，但就其祛邪的作用趋势而言，皆可概括在"散"和"泻"两大法之中。其"散"包括了使邪从上从外而出的多种方法，并非单指汗法；其"泻"包括了使邪从下从内而去的多种方法，亦非独为下法。

2. 扶正的多种方法

人体正气虚衰之病，概而言之，无非阴阳气血不足为患，治疗当以扶正为原则，补益阴阳气血而使之恢复正常，见图8-8。

扶正法：因其衰而彰之 ｛形不足者，温之以气 —— 益气补阳
　　　　　　　　　　　　精不足者，补之以味 —— 滋阴填精

图8-8　扶正法

但应明确"温之以气"只是益气补阳法的概括，其具体方法较多，如益气、健中、温肾、助阳等法皆是；而"补之以味"也仅是滋阴填

精法的概括，其具体方法亦广，如养血、生津、滋肾、益髓等法皆是。

3. 诊治疾病的基本要求

诊治疾病的要求是"谨守病机，各司其属"，原文从如下两个方面阐发了这一原则。

（1）审察阴阳盛衰。

疾病的变化虽很复杂，但其基本病理之一是阴阳的盛衰。因此，在诊治疾病时，必须明辨疾病的阴阳盛衰，方能根据病情采用适当的补虚泻实之法治疗。概要如图 8 - 9。

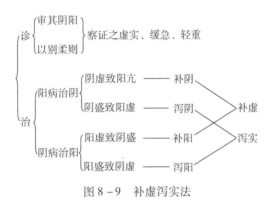

图 8 - 9　补虚泻实法

由上可见，阳病可由阴虚或阴盛而致，故治疗即可以补阴或调阴为法；阴病可由阳虚或阳盛而致，故治疗即可以补阳或泻阳为法。然其宗旨，无非正确施用补虚泻实法以治病求本而已。

（2）判断气血病位。

准确地判断病变是在气分还是在血分，即可明确病位的重要内容。若病在血分，即治血，病在气分，即治气，从而有的放矢地治疗，方能直取病所而获效。然而气病血病皆有虚实之分，治疗或补或泻，亦应各得其宜。原文对此做了举例说明，概要如下图 8 - 10。

总之，临证治病必须首先辨清病性和病位，才能正确施治，这是诊治疾病的基本要求，亦即"治病必求于本"的意思。

【参考资料】

张介宾："轻者浮于表，故宜扬之。扬者，散也。重者实于内，故宜减之。减者，泻也。衰者气血虚，故宜彰之。彰者，补之益之而使气血复彰

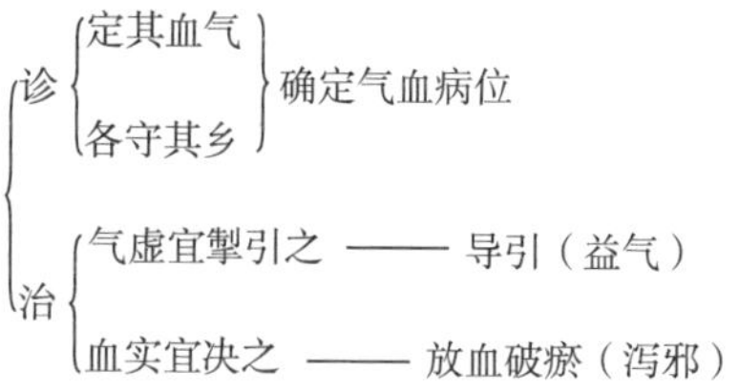

$$
诊\begin{cases}定其血气\\各守其乡\end{cases}确定气血病位
$$

$$
治\begin{cases}气虚宜掣引之 \quad\text{——}\quad 导引（益气）\\血实宜决之 \quad\text{——}\quad 放血破瘀（泻邪）\end{cases}
$$

图 8-10 判断气血病位

也……。形不足者，阳之衰也，非气不足以达表而温之；精之不足者，阴之衰也，非味不足以实中而补之。……决，谓泄去其血，如决水之义。"

张志聪："渍，浸也。古者用汤液浸渍，取汗以去其邪，此言有邪之在表也。……阳实者宜散之，阴实者宜泻之，此言病之有表里阴阳，而治之亦有法也。"

九、《素问·至真要大论篇第七十四》

帝曰：论言治寒以热，治热以寒，而方士不能废绳墨而更其道也。有病热者，寒之而热，有病寒者，热之而寒，二者皆在，新病复起[1]，奈何治？岐伯曰：诸寒之而热者取之阴，热之而寒者取之阳，所谓求其属也。

帝曰：善。服寒而反热，服热而反寒，其何故也？岐伯曰：治其王气，是以反也。

帝曰：不治王而然者何也？岐伯曰：悉乎哉问也！不治五味属也。夫五味入胃，各归所喜，故酸先入肝，苦先入心，甘先入脾，辛先入肺，咸先入肾。久而增气，物化之常也；气增而久，夭之由也。

【词语解释】

[1] 新病复起：王冰"谓治之而病不衰退，反因药寒热而随生寒热，病之新者也。"意即因治疗不当反而引起新的病证。

【原文分析】

本段通过阴阳偏衰所致的寒热病证的治误，强调治病求本和掌握药食性能的重要性。

1. 阴阳偏衰所致寒热病证的治本原则

对寒热病证的治疗，一般是"治热以寒，治寒以热"，即治热证用寒性药，治寒证用热性药。但寒热病证各有其虚实不同的病机，临床上必须针对病机而确立相应的治法，即要治病求本。本节原文从不求其本，但治其"王气"，因而造成不良后果的角度，强调了阴阳偏衰所产生的寒热病证的治本原则。

（1）阴虚热证。

阴虚热证的本质是阴虚，其"病热"乃阳气相对偏亢的虚热。若用苦寒药但泻其偏亢之阳热，则阴愈伤而火愈炽，不仅热仍不退，甚至还会产生新的病证，只有针对其阴虚之本，以"壮水之主，以制阳光"之法为治，其热自退。故原文指出"诸寒之而热者取之阴"，概述如图8-11。

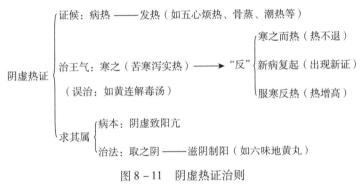

图8-11　阴虚热证治则

（2）阳虚寒证。

阳虚寒证的病本是阳虚，而其"病寒"乃为阴气相对偏盛的虚寒。若用辛温发散以祛其偏盛之阴寒，则阳愈耗而寒愈甚，不独寒仍不除，反而可能产生新的病证。唯有针对其阳虚之本，治以"益火之源，以消阴翳"之法，其寒自消。故原文指出"热之而寒者取之阳"，概述如图8-12。

2. 治疗必须掌握药食性能

结合原文论述，可以从以下两个方面理解。

（1）五味先入所喜之脏。

原文："五味入胃，各归所喜，故酸先入肝，苦先入心，甘先入脾，辛先入肺，咸先入肾"，说明药食五味入胃后，具有各自先入所喜之脏的性能，临床用药若能明此，便可根据何脏为病，而选用气味与之相投的药食进行调治。例如肝阴不足之证，常宜选用白芍、枣皮等味酸入肝

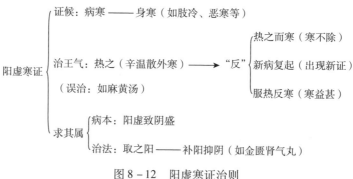

图 8 - 12　阳虚寒证治则

之药。否则，病在此脏而治用入彼脏之药食，犹如张冠李戴，不仅不能取效，甚至还可导致"服寒反热，服热反寒"等不良后果，即因于"不治五味属也"。

（2）五味作用具有两重性。

原文"久而增气，物化之常也"，说明久服某种气味的药食，能逐渐补益某一脏之气，故有酸生肝、苦生心、甘生脾、辛生肺、咸生肾之说，这是药食生化的一般规律，即五味对人体五脏有利的一面。但是，如果长期偏食某种气味的药食，使某脏之气补益过度而偏亢时，又会破坏脏气之间的平衡协调而致病，甚至还会引起死亡。故原文说"气增而久，夭之由也。"这是五味对人体有害的一面。概述如图 8 - 13。

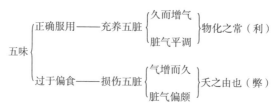

图 8 - 13　五味作用的两重性

由此可见，治病必须正确认识和运用药食的性能，用之得当，则可调治脏腑而除病；过于偏食，则会破坏脏气平衡而造成不良后果。

【参考资料】

张介宾："诸寒之而热者，谓以苦寒治热而热反增，非火之有余，乃真阴之不足也。阴不足则阳有余而为热，故当取之于阴，谓不宜治火也，只补阴以配其阳，则阴气复而热自退矣。热之而寒者，谓以辛热治寒而寒反甚，非寒之有余，乃真阳之不足也。阳不足则阴有余而为寒，故当取之于阳，谓不宜攻寒也，但补水中之火，则阳气复而寒自消也。"

十、《素问·至真要大论篇第七十四》

寒者热之，热者寒之。微者逆之，甚者从之，坚者削之，客者除之[1]，劳者温之，结者散之，留者攻之，燥者濡之，急者缓之[2]，散者收之，损者温之，逸者行之[3]，惊者平之。上之下之，摩之浴之，薄之劫之，开之发之，适事为故[4]。

帝曰：何谓逆从？岐伯曰：逆者正治，从者反治，从少从多，观其事也[5]。帝曰：反治何谓？岐伯曰：热因寒用，寒因热用，塞因塞用，通因通用。必伏其所主，而先其所因，其始则同，其终则异，可使破积，可使溃坚，可使气和，可使必已。

【词语解释】

[1] 客者除之：客，指邪气侵入；除，即祛邪法。

[2] 急者缓之：急，指病势急剧；缓，即缓解法。

[3] 逸者行之：逸，指形体安闲，此处指气血运行滞涩；行，指行气活血法。

[4] 适事为故：以适合病情为准则。

[5] 观其事也：视其病情而定。

【原文分析】

本段论述了正治反治原则的含义、适用范围、具体内容和运用要点。

1. 正治

（1）含义。

"逆者正治"，即治疗时所选用的药物之性与疾病表现（证候）的性质相反，如寒证用热药等，这种治则叫正治，又称"逆治"。

（2）运用范围。

"微者逆之"，即病势较轻，证候单纯而与病机完全一致的，就用逆治（正治）。

（3）运用要点。

正治运用要点如图 8 – 14。

适事为故 {
上之下之 —— 升提、涌吐、降逆、泻下
摩之浴之 —— 按摩、洗浴
薄之劫之 —— 渐消、猛攻
开之发之 —— 开闭、散邪
}

图 8 – 14　正治运用要点

（4）具体内容（治法）。

正治内容如图 8 – 15。

正治 {
寒者热之：如表寒用麻黄汤，里寒用四逆汤
热者寒之：如表热用银翘散，里热用三黄石膏汤
坚者削之：如积聚用鳖甲煎丸
客者除之：如风湿痹证用羌活胜湿汤
劳者温之：如虚劳气怯证用人参养荣丸
结者散之：如"梅核气"证用半夏厚朴汤
留者攻之：如膀胱蓄血证用桃仁承气汤
燥者濡之：如老年便秘用增液承气汤
急者缓之：如惊风证用羚角钩藤汤
散者收之：如盗汗滑精用金锁固精丸
损者温之：如气血亏虚用八珍汤
逸者行之：如肢体痿废用补阳还五汤
惊者平之：如失眠惊悸用朱砂安神丸
}

图 8 – 15　正治内容

正治包括了多种治疗方法，在治疗中选用何法及具体如何运用，都必须以适合病情为准则。

2. 反治

（1）含义。

"从者反治"，即治疗时用的药物之性与疾病的某些证候（假象）性质相一致。如"热"象用热药等。这种治则叫反治，又称从治。

（2）适用范围。

"甚者从之"，即病势较重、病情复杂而且有些证候与病机不一致（有假象存在），宜用反治（从治）。

（3）运用要点。

反治运用要点如图 8 – 16。

$$\left\{\begin{array}{l}\text{必伏其所主，先其所因 —— 先求病因，治其病本}\\\text{从少从多，观其事也—— 反治用药多少，视病情而定}\end{array}\right.$$

图 8 – 16　反治运用要点

（4）具体内容（治法）

反治具体内容如图 8 – 17。

$$\text{反治}\left\{\begin{array}{l}\text{寒因寒用：如热深厥深证用白虎汤}\\\text{热因热用：如阴盛格阳证用通脉四逆汤}\\\text{塞因塞用：如中虚腹胀用补中益气汤}\\\text{通因通用：如湿热积滞下利用木香槟榔丸}\end{array}\right.$$

图 8 –17　反治内容

这是强调在运用反治时，必须首先探求其致病原因，掌握病机的关键所在，即仍然是针对疾病的本质治疗。同时，所用反治药物的多少，又必须视具体病情而定，若病势重而假象多的可从多，而病势不甚重且假象少的则从少。

还应明确，反治法所用药性虽与疾病的某些证候（假象）相一致，但实质上与真正的病性（本质）则仍是相反的，所以它和正治法一样，都是针对疾病本质的治则，若运用切当，同样具有破积消坚，调和气机，使病痊愈的作用，故原文说："其始则同，其终则异，可使破积，可使溃坚，可使气和，可使必已。"

【参考资料】

张介宾："治寒以热，治热以寒，此正治法也。病之微者，如阳病则热，阴病则寒，其形易见，其病则微，故可逆之。逆，即上文之正治也。病之甚者，如热极反寒，寒极反热，假证难辨，其病则甚，故当从之。从，即下文之反治也。"

姚止庵："坚者，积块也；客者，外邪也。除之，谓表而驱之也。温之，谓温养之也。"

张志聪："温者，补也，盖补药多属甘温，泻药多属苦寒；摩者，上古多用膏摩而取汗；浴者，用汤液浸渍也。"

高世栻："反治之道，必以热治热，服药宜凉，是热因寒用也；以寒治寒，服药宜温，是寒因热用也；补药治中满，是塞因塞用也；攻药治下利，是通因通用也。此寒热通塞之治，后必伏其所主之病，而先其所因以投之，热治热，寒治寒，塞用塞，通用通，是其始则同；热者寒，寒者热，塞者通，通者塞，是其终则异。塞因塞用，则正气自强，故可使破积，可使溃坚；通因通用，则邪不能容，故可使气和，可使必已。此反治之道也。"

十一、《素问·至真要大论篇第七十四》

帝曰：请言其制。岐伯曰：君一臣二，制之小也；君一臣三佐五，制之中也；君一臣三佐九，制之大也。

方制君臣何谓也？岐伯曰：主病[1]之谓君，佐君之谓臣，应臣之谓使，非上下三品之谓也。

【词语解释】

[1] 主病：此处指方剂中起主要治疗作用的药物。

【原文分析】

本段主要说明了大、中、小方的组合法度和君、臣、使药的不同作用。

1. 大、中、小方的组合法度

一般而言，君臣佐使的配合是组药成方的基本原则，而就其在方剂中各自所占药味的多少来看，方剂又可分成大、中、小三种类型，而且各有一定的组成法度。原文所述之意概括如图 8 - 18。

总之，大方的药味多，具多种作用，故用于治疗较复杂的疾病。中、小方药味较少，药力较集中，多用于治疗较单纯的疾病。

$$
\left\{
\begin{array}{l}
\text{君一臣二——小方} \\
\text{君一臣三佐五——中方} \\
\text{君一臣三佐九——大方}
\end{array}
\right.
$$

图 8 - 18　大、中、小方的组合

2. 君、臣、使药的不同作用

原文所论概括如图 8 - 19。

$$
\left\{
\begin{array}{l}
\text{主病（治病主药）——君（如麻黄汤中之麻黄）} \\
\text{佐君（辅助主药）——臣（如麻黄汤中之桂枝）} \\
\text{应臣（配合臣药）——使（如麻黄汤中之甘草）}
\end{array}
\right.
$$

图 8 - 19　君、臣、使药的不同作用

应该明确，原文之君、臣、佐、使是用以说明药物在组方中的主辅关系的。这与按毒性大小及是否有补益作用将药物分为上、中、下三类是不一样的。故说"非上下三品之谓也"。

【参考资料】

张介宾："主病者，对证之要药也，故谓之君。君者，味数少而分量重，赖之以为主也。佐君者谓之臣，味数稍多而分量稍轻，所以匡君之不迨也。应臣者谓之使，数可出入而分量更轻，所以备通行向导之使也。"

十二、《素问·至真要大论篇第七十四》

五味阴阳之用何如？岐伯曰：辛甘发散为阳，酸苦涌泄为阴，咸味涌泄为阴，淡味渗泄为阳。六者或收或散，或缓或急[1]，或燥或润，或耎或坚，以所利而行之[2]，调其气使其平也。

【词语解释】

[1] 急：紧急之意，例如酸味有"收敛"之用，为"急"之一意。

〔2〕以所利而行之：根据五味各自的功用，结合病情所宜而选用的意思。

【原文分析】

本段论述了药食五味的阴阳属性及其功用和选用药味的基本原则。

1. 药食五味的阴阳属性及其功用

根据原文所述，药食虽有酸、苦、甘、辛、咸、淡等六味，而淡味多隶属于甘，常甘淡并称，因此一般仍称为五味。将原文所述概括如图8-20。

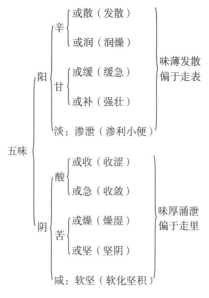

图8-20　药食五味的阴阳属性及其功用

由图8-20可见，药食五味可根据其作用特点分为阴阳两类，即辛、甘、淡味薄发散，偏于走表而属阳；酸、苦、咸味厚涌泄，偏于走里而属阴。至于五味的个别功用，则辛能散、能润，甘能缓、能补，淡能渗泄，酸能收、能涩，苦能燥、能坚，咸能软坚。总而言之，正确运用药食五味，便能调整脏腑经络气血的偏盛偏衰，使机体恢复正常。但必须指出，本段所述五味功用不够全面，当结合《藏气法时论》和《阴阳应象大论》等篇中的有关论述进行学习。

2. 选用药食五味的基本原则

原文"以所利而行之",指出药食五味各有其功用,因而临证治疗时,则必须根据病情需要而分别选用药食性味,这便是选用药食五味的基本原则。

【参考资料】

张介宾:"涌,吐也。泄,泻也。渗泄,利小便及通窍也。辛甘酸苦咸淡六者之性:辛主散主润,甘主缓,酸主收主急,苦主燥主坚,咸主软,淡主渗泄。……五味之用,升而轻者为阳,降而重者为阴,各因其利而行之,则气可调而平矣。"

十三、《素问·五常政大论篇第七十》

气反者,病在上,取之下;病在下,取之上;病在中,傍取之。治热以寒,温而行之[1];治寒以热,凉而行之;治温以清,冷而行之;治清以温,热而行之。

【词语解释】

[1] 温而行之:药汁温服之意。下文"凉而行之""冷而行之""热而行之"之意仿此。

【原文分析】

本段介绍了"气反"的治则和几种服药方法。

1. "气反"的治则举例

"气反",是指一些病情复杂、病机与证候表现在部位上不完全一致的病证非一般常法所能治愈,必须相应地采取特殊的治疗方法。

(1)一上病治下。

"病在上,取之下",这是说有的病,证候表现在上部,而主要病机却关乎下部,故可从下部治疗。例如肝肾阴虚而导致阳亢的头痛,治必滋补肝肾之阴,以潜降偏亢之阳,方可奏效。又如肾虚喘证,治必以补肾纳气之法,才能取效。

(2)下病治上。

"病在下,取之上",说明有的病,证候表现在下部,而主要病机却关乎上部,故可从上部治疗。例如肺气不宣而致的小便癃闭,若治以开提肺气，则小便乃利。

（3）内病治外。

"病在中，傍取之"，是说有的病证表现在胸腹内（脏腑），而其病理机转却与体表四肢有关，当从体表四肢治疗。例如临床上见下痢而有表证者，治以人参败毒散，是邪本从表而陷里，仍使其由里出表，即所谓"逆流挽舟"之法。

总之，本文中有关"气反"的治疗法则，仍是"治病求本"的原则，也体现了治疗学的整体观念。

2. 不同病情的服药方法

根据原文所述，服药方法可概括为如下两种。

（1）反佐服法。

反佐服药法如图 8－21。

$$\left.\begin{array}{l}\text{治热以寒，温而行之——寒药温服}\\\text{治寒以热，凉而行之——热药凉服}\end{array}\right\}\text{避免格拒}$$

图 8－21　反佐服药法

应当明确，反佐服药法，是一种特殊的服药方法，多用于病势严重而出现真寒假热或真热假寒时，避免产生病气与药性格拒，出现呕吐而不能受药的现象。后世所谓"承气热服"和"姜附寒饮"，即属此种服药方法。从治疗原则来看，反佐服药法属于反治的范畴。

（2）一般服法。

一般服药法如图 8－22。

$$\left.\begin{array}{l}\text{治温以清，冷而行之——凉药冷服}\\\text{治清以温，热而行之——热药温服}\end{array}\right\}\text{增强药力}$$

图 8－22　一般服药法

这种服药方法临床运用广泛，是一般疾病的服药方法，属于正治的范畴。

【参考资料】

张介宾："其病既反，其治亦宜反。故病在上取之下，谓如阳病者

治其阴，上壅者疏其下也；病在下取之上，谓如阴病者治其阳，下滞者
宜其上也。"

张志聪："治热以寒，温而行之者，盖寒性与热气不合，故当温而行
之。……此反治之法也；治温以清，冷而行之，治清以温，热而行之，此
正治之法也。盖竟以清冷治温热，以温热治清冷，所谓逆者正治是也。"

姚止庵："此分解求病之法也。气反谓本寒似热，本热似寒，本实
似虚，本虚似实之类也。即如阳浮于上者，气涌火腾，病在于上矣；而
不知其为阴虚不能维阳之所致，则补阴配阳与夫敛火归原之法可用也。
又如泄利下注者，流滑不已，病在于下矣；而不知其为气虚下脱所致，
则升阳益胃与夫补中益气之剂宜施也。"

十四、《素问·五常政大论篇第七十》

帝曰：有毒无毒，服有约乎？岐伯曰：病有久新，方有大小，有毒
无毒，固宜常制矣。大毒治病十去其六，常毒治病十去其七，小毒治病
十去其八，无毒治病十去其九。谷肉果菜，食养尽之，无使过之，伤其
正也。不尽，行复如法。

【原文分析】
本段论述了确定药物用量的一般原则和饮食调养的作用。

1. 确定药物用量的一般原则
原文强调使用药量要有一定限度和必须遵循一定的原则，概括如图
8－23。

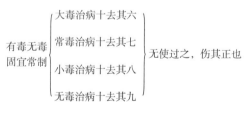

图 8－23　药物用量的一般原则

这就是说，病有新旧之异，制方有大小之别，服用药物时，应根据
药性的峻缓而确定药物用量的限度和掌握一定的原则，即要做到"有毒
无毒，固宜常制"和"无使过之，伤其正也"。由于药性皆偏，虽能祛

邪疗疾，然而过量必伤正。因此，原文举例指出，服用大毒、常毒、小毒及无毒等峻缓性质不同的药物治病，都必须分别在病去其十分之六、七、八、九时即停服，适可而止，以免伤伐正气，增加患者痛苦。

2. 饮食调养的作用

原文"谷肉果菜，食养尽之"，强调药物中病停服后，余下之病，可选用五谷、五果、五菜、五畜等食物来调养五脏精气，使正气恢复而余邪自去，突出了饮食调养在治疗过程中助正祛邪的作用。

【参考资料】

张介宾："约，度也。《禁服》篇曰：夫约方者，犹约囊也，囊满而弗约则输泄。方成弗约则神与弗俱。""然毒药虽有约制，而饮食亦贵得宜，皆不可使之太过，过则反伤其正也。"

王冰："大毒之性烈，其为伤也多；小毒之性和，其为伤也小；常毒之性，减大毒之性一等，加小毒之性一等，所伤可知也。故至约必止之，以待来证尔。然无毒之药，性虽平和，久而多之，则气有偏胜，则有偏绝，久攻之则脏气偏弱，既弱且困，不可长也？故十去其九而止。服至约已，则以五谷、五肉、五果、五菜，随五脏宜者食养尽之。"

十五、《素问·六元正纪大论篇第七十一》

黄帝问曰：妇人重身[1]，毒之何如？岐伯曰：有故[2]无殒，亦无殒也。帝曰：愿闻其故何谓也？岐伯曰：大积大聚，其可犯[3]也，衰其大半而止，过者死。

【词语解释】

[1] 重身：王冰注《素问·奇病论》说"重身，谓身中有身，则怀妊者也。"即怀孕之意。

[2] 有故：故，原因、缘故，指患有需用峻猛药物的病证。

[3] 可犯：可用峻猛药物攻邪。

【原文分析】

本段指出了孕妇患病使用峻猛药物的原则。

一般而言，治疗孕妇之病，应当慎用或禁用峻烈药物。但在特殊情况下也不能拘执一端，仍可根据病情需要而适当选用。故此，原文提出原则，如图 8 - 24 所示。

妇人重身
而毒之 ｛ 辨证施治，非攻不可 —— 大积大聚，其可犯也
控制药量，严防伤正 —— 衰其大半而止，过者死 ｝ 有故无殒，亦无殒也
（母子俱安）

图 8 - 24　孕妇患病使用峻猛药物的原则

即是说，当孕妇患有必用峻猛药物的病证时（如大积大聚），仍可在辨证施治的基础上，运用峻猛药物以攻其邪。但由于峻猛药物具有伤正害胎之弊，故又当严格控制药量，至病"衰其大半而止"，不可过用，再易平和之药，或以饮食调养以善其后。如此，则既无害于孕妇，亦无损于胎儿，从而收到除病不伤正，母子皆平安的效果。若违背上述原则，攻伐太过，就会危及孕妇和胎儿的生命。

【参考资料】

张介宾："毒之，谓峻利药也。故，如下文大积大聚之故。有是故而用是药，所谓有病则病受之，故孕妇可以无殒，而胎气亦无殒也。殒，伤也。""身虽孕而有大积大聚，非用毒药不能攻，攻亦无害，故可犯也。然但宜衰其大半，便当止药，如上篇云大毒治病，十去其六者是也。若或过用，则病未必尽而胎已受伤，多致死矣。"

十六、《灵枢·邪客第七十一》

持针之道，欲端以正，安以静。先知虚实，而行疾徐[1]；左手执骨，右手循之，无与肉果；泻欲端以正，补必闭肤；辅针导气，邪得淫泆，真气得居[2]。

【词语解释】

[1] 疾徐：此处指进出针的一种补泻手法，即徐入疾出为补，疾入徐出为泻。

[2] 真气得居：真气得以恢复正常。

【原文分析】

本段论述了针刺操作的基本要求及要领。

1. 针刺操作的基本要求

针刺操作，也与选药组方一样，必须遵守一定的原则，因而原文对

针刺操作提出如图 8 - 25 所示要求。

$$针刺\begin{cases}欲端以正，安以静——态度端正，神情安静\\先知虚实，而行疾徐——辨病虚实，施以补泻手法\end{cases}$$

图 8 - 25　针刺操作要求

因为只有态度认真，心专神静，才能审慎从容，避免误刺。同时，也只有辨清疾病的虚实性质，方可正确实施补泻手法。

2. 针刺操作的要领

原文从取穴进针和补泻手法等方面指出了针刺操作的要领，概括如图 8 - 26。

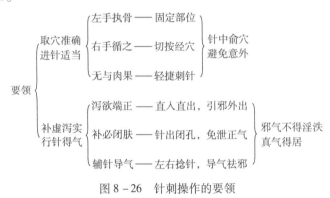

图 8 - 26　针刺操作的要领

只要按照上述方法进行针刺，就能疏利经气，从而使邪气不能蔓延深入，真气得以正常地充行于体内。

【参考资料】

张介宾："持针之道，宜审而慎，必从和缓从容，庶可无误。故欲端以正，安以静，先知病之虚实，以施疾徐之法。左手执之，右手循之，必中其穴，无中其肉而与肉果。果，即裹也。泻者欲端以正，补去必闭其肤，以手辅针，导引其气，必使邪气淫泆而散，真气得复而居。"

十七、《灵枢·九针十二原第一》

凡用针者，虚则实之[1]，满则泄之，宛陈则除之，邪胜则虚之。《大要》曰：徐而疾则实，疾而徐则虚。

【词语解释】

［1］虚则实之：虚，指脉虚，即虚证；实之，使动用法，即“使之实”，指虚证用补法。下文“满则泄之”“宛陈则除之”“邪胜则虚之”之意均仿此。

【原文分析】

本段介绍了针刺的一些基本治法及徐疾补泻的手法。

1. 针刺的基本治法

针刺治疗虽与药物治疗方法不同，但其治疗法则与药物治疗大体相同。根据原文概括如图 8－27。

针刺治法
- 虚则实之——脉气空虚，刺补正气
- 满则泄之——脉气盛满，刺泻邪气
- 宛陈则除之——气血郁积，刺泄瘀血
- 邪胜则虚之——邪盛证实，刺泻邪气

} 补虚泻实　祛邪扶正

图 8－27　针刺治法

当然，临床上或补虚扶正，或泻实祛邪，或二者兼顺，须据病情而灵活运用。

2. 徐疾补泻的针刺手法

根据原文论述概括如图 8－28。

- 徐而疾则实——慢进速出——补法
- 疾而徐则虚——速进慢出——泻法

图 8－28　徐疾补泻的针刺手法

徐疾补泻仅是针刺补泻手法之一种，其他诸如“捻转补泻”“提插补泻”“开阖补泻”“迎随补泻”“呼吸补泻”“平补平泻”等，皆为临床常用的补泻基本手法，可根据具体情况而结合运用。

【参考资料】

张介宾：“此篇言用针之要，全凭虚实以为补泻，实即补也，泄即泻也。宛，郁同；陈，积也。除之去其滞，虚之泄其邪也。徐出针而疾按之为补，故虚者可实；疾出针而徐按之为泻，故实者可虚。"

张志聪："所谓虚则实之者，气口虚而当补之也；满则泄之者，气口盛而当泻之也；宛陈则除之者，去脉中之蓄血也；邪盛则虚之者，言诸经有盛者，皆泻其邪也。"

十八、《素问·阴阳应象大论篇第五》

故善用针者，从阴引阳，从阳引阴，以右治左，以左治右；以我知彼，以表知里，以观过与不及之理[1]，见微得过，用之不殆。

【词语解释】

[1] 以观过与不及之理：过，过盛也。全句意思是：审察邪气亢盛或正气不足的机理。

【原文分析】

本段论述了运用针刺应遵循的一些诊治原则。

原文所论针刺的诊治原则，可归纳为两个方面。

1. 审察病情，把握病机

如图 8 - 29。

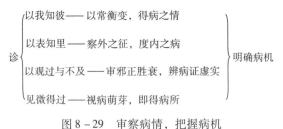

图 8 - 29　审察病情，把握病机

人体是一个有机的整体，若发生疾病，人的生理常态即遭到了破坏。体内的病变，可以从体表反映出来，因此，通过常人与患者的比较和观察患者体表的异常征象，就可了解内在的病变情况，进而分析邪正虚实的状况和发病初期的证候，掌握疾病的病因、病位及虚实性质，尽早把握治病的关键所在。

2. 疏通经气，调整阴阳

如图 8 - 30。

人体经脉有阴阳之分，阴经与阳经不仅互为表里，而且上下左右之脉

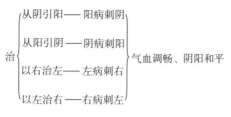

图 8-30 疏通经气，调整阴阳

交叉相贯而互有联络。因而阳经之病或病在左侧，可通过针刺阴经或右侧穴位而治之；阴经之病或病在右侧，亦可通过针刺阳经或左侧穴位而治之，从而沟通全身气血，达到调整阴阳、邪除正复而病愈的目的。按照这一原则进行针刺，就不会出现差错或发生危险，故原文说："用之不殆。"

【参考资料】

张介宾："阴阳之义，不止一端，如表里也，气血也，经络也，脏腑也，上下左右有分也，时日衰王有辨也。从阴引阳者，病在阳而治其阴也。从阳引阴者，病在阴而治其阳也。以右治左，以左治右者，缪刺之法也。以我知彼者，推己及人也。以表知里者，有无相求也。"

十九、《素问遗篇·刺法论篇第七十二》

所有自来肾有久病者，可以寅时面向南，净神不乱思，闭气不息七遍，以引颈咽气顺之[1]，如咽甚硬物，如此七遍后，饵舌下津令无数。

【词语解释】

[1] 引颈咽气顺之：伸颈将气吞咽下去。

【原文分析】

本段介绍了久患肾病的气功疗法。

原文对肾患久病的气功疗法，进行了具体的介绍，概括如图8-31。

气功疗法必须在环境安静，心无杂念，精神专一的情况下进行。同时要配合呼吸动作，才能达到养气还精、健身除病的目的。

【参考资料】

张介宾："此即养气还精之法也……久饵之，令深根固蒂也。故咽气津者，名天池之水，资精气血，荡涤六脏，先溉元海；一名离宫之水，一名玉池，一名神水，不可唾之，但可饵之，以补精血，可益元海也。"

第八章 论治

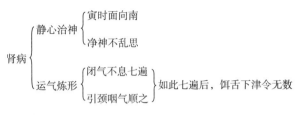

图 8-31 久患肾病的气功疗法

二十、《灵枢·师传第二十九》

黄帝曰：胃欲寒饮，肠欲热饮，两者相逆，便之奈何？且夫王公大人，血食之君，骄恣从欲，轻人[1]而无能禁之，禁之则逆其志，顺之则加其病，便之奈何？治之何先？岐伯曰：人之情，莫不恶[2]死而乐生，告之以其败，语之以其善，导之以其所便[3]，开之以其所苦[4]，虽有无道之人，恶[2]有不听者乎？

黄帝曰：便其相逆者奈何？岐伯曰：便此者，食饮衣服，亦欲适寒温。寒无凄怆，暑无出汗；食饮者，热无灼灼，寒无沧沧。寒温中适，故气将持，乃不致邪僻也。

【词语解释】

[1] 轻人：轻视、看不起别人。

[2] 恶：文中两见，前者读"务"（wù），即讨厌、不喜欢；后者读"乌"（wū），即怎么、哪里。

[3] 导之以其所便：导，教导，此处可理解为"介绍"。全句是向患者介绍适合其病情的调治方法。

[4] 开之以其所苦：开，开导，此处可理解为"解除"。苦，苦恼，痛苦，此处指思想顾虑。全句是说用言语解除患者的思想顾虑。

【原文分析】

本段论述了对患者进行说服开导的方法、必要性和病情复杂患者的正确调养方法。

1. 对患者说服开导的必要性及其方法

临床治病的方法很多，除药物、针刺、按摩、气功等疗法外，精神治疗法亦是必须重视的一个方面。原文以"王公大人，血食之君"为例，强调了对患者说服开导的必要性，并介绍了进行说服开导的方法。

（1）说服开导的必要性及其依据。

如图 8 - 32。

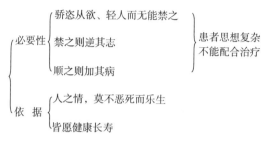

图 8 - 32　说服开导的必要性及其依据

封建贵族一贯养尊处优，骄奢放纵，轻视旁人，听不进医生的告诫，其不良习惯难以改变，不愿接受治疗。但他们又希望健康长寿。因此，医生可根据患者的这一心理活动，进行必要的说服开导工作，使其乐意接受治疗。

（2）说服开导的方法及其效果。

如图 8 - 33。

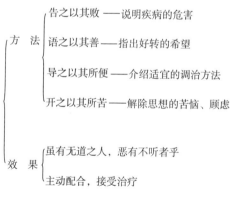

图 8 - 33　说服开导的方法及其效果

即是说，对于思想复杂而不易接受治疗的患者，医生应采取一定的方法，耐心诚恳地进行说服开导。即一方面要给患者讲明所患疾病的危害性，指出病有好转的可能，解除患者的思想顾虑，从而使患者既能认识疾病的严重性，又对治愈疾病充满希望，树立战胜疾病的信心和决心；另一方面还要结合病情给患者介绍适宜的调治方法，充分调动和发挥患者的主观能动性。通过正确的说服开导后，即使任性者，也一定会听从劝告而与医生配合，从而使各种治疗措施达到应有的效果。

2. 病情复杂患者的正确调养方法

原文对一种胃中有热而同时肠中有寒的复杂病情，从饮食衣着欲适寒温方面指出了正确的调养方法，见图8-34。

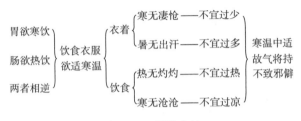

图 8-34　调养方法

可见衣着厚薄适度，饮食凉热得当，身体寒温适中，正气则能得到助益而充实于体内，从而有利于疾病的治疗及预防病邪的侵袭。

【参考资料】

张介宾："胃中热者欲寒饮，肠中寒者欲热饮，缓急之治当有先后，而喜恶之欲难于两从；且以贵人多任性，此顺之所以难，而治之当有法也。从，纵同……适，当也。此言必不得已而欲便病患之情者，于便之之中，而但欲得其当也。即如饮食衣服之类，法不宜寒而彼欲寒，但可令其微寒，而勿使至于凄怆；法不宜热而彼欲热者，但可令其微热，而勿使至于汗出。又如饮食之欲热者，亦不宜灼灼之过，欲寒者亦不沧沧之甚。寒热适其中和，则元气得以执持，邪僻无由而致，是即用顺之道也。"

小　结

本章共研究了《黄帝内经》有关论治的原文二十段，主要涉及以下几个问题。

（一）论治的基本指导思想

1. 针对病机治疗

《黄帝内经》强调"谨守病机，各司其属""必伏其所主，而先其所因""求其属"等，即要准确辨证，把握病机，并以此为依据而确立治法。这种针对病机进行治疗的原则，体现了治病求本的基本治疗思想，而且贯穿于全部论治理论之中。

2. 恢复阴阳气血的平衡协调

疾病是人体阴阳气血的平衡协调关系被破坏的表现，因此，治病的基本目标就是要运用各种治疗手段去"疏其血气，令其调达，而致和平""调其气，使其平也"，即调阴阳气血，使之在新的基础上实现其平衡协调。

（二）论治的基本原则和具体治法

1. 早期治疗（治未病）

未病先防和既病防变（早期治疗）都体现了《黄帝内经》的预防思想。经文"故善治者治皮毛，……治五脏者，半死半生也。"从正反两方面强调了早期治疗的重要性，体现了"治未病"的思想。

2. 因时因地因人制宜

因时因地因人制宜，是在人与自然相统一的整体观念指导下确立的治疗原则，体现了共性与个性、一般与特殊（即具体问题具体分析、具体对待）的辩证法观点。本章原文只研究了因时因人制宜的内容，而因地制宜的内容则可参照下篇《素问·异法方宜论》研究。

（1）因时制宜：时令和气候的变化对疾病可产生相应的影响，故治疗时应掌握"必先岁气，无伐天和"的原则。

（2）因人制宜：人所处的社会地位、生活条件及其性别、年龄等各不相同，其发病亦不一样，治疗必须因人制宜。如"形乐志苦……治之以按摩醪药"等是。

（3）因地制宜：如下篇《素问·异法方宜论》的五方病证治法各不相同。

总之，由于患者所处的内外环境有差别，其发病机理及其临床表现亦不一致，因此治疗上就要区别对待，即原文所说"故圣人杂合以治，各得其所宜，故治所以异而病皆愈者，得病之情，知治之大体也"。

3. 扶正祛邪

疾病过程，就是人体正气与病邪斗争的过程，正和邪力量的对比不同，病证的性质就有虚实的区别，所以诊治时必须"有者求之，无者求之，盛者责之，虚者责之""无盛盛，无虚虚，而遗人夭殃；无致邪，无失正，绝人长命"，从而指出扶助正气和祛除邪气是治病的两大基本原则。

（1）扶正："因其衰而彰之"，其具体法则很多，如"形不足者，温之以气；精不足者，补之以味""诸寒之而热者取之阴，热之而寒者取之阳"等。

（2）祛邪："其实者，散而泻之""故因其轻而扬之，因其重而减之""过者折之，以其畏也，所谓泻也"。其具体方法更广，如"其高者，因而越之；其下者，引而竭之；中满者，泻之于内；其有邪者，渍形以为汗；其在皮者，汗而发之""木郁达之……水郁折之"等皆是。

4. 正治反治

疾病在发展变化过程中，有的病势较轻，证候表现与其病机是一致的；也有的病势严重，证候表现与其病机不完全一致。因此，治疗时就必须运用正治和反治两种原则。

（1）正治：是逆病之征象而治的一般治疗原则，即"逆者正治"。其运用范围是"微者逆之"。具体方法甚多，如"寒者热之，热者寒之"及"坚者削之，客者除之……开之发之"等。

（2）反治：是顺从病证假象而治的特殊治疗原则，即"从者反治"。其应用范围是"甚者从之"。具体方法有"热因热用，寒因寒用，塞因塞用，通因通用"等。

（3）运用要领：正治反治原则的运用都必须适合病情，针对病机，即要"适事为故""必伏其所主，而先其所因"。

5. 标本逆从

（1）概念："病有标本"，标本是一个相对的概念，其含义甚广，如以疾病先后而言，则先病为本，而后病为标，这是本章所选原文的主要含义。"刺（治）有逆从"，其实质就是根据本病与标病的主次缓急而确定治疗的重点和先后次序。

（2）具体法则：标本治则涉及的内容很多，如有"有其在标而求之于标，有其在本而求之于本，有其在本而求之于标，有其在标而求之于本"；或"调其内"，或"治其外"，或"先调其内而后治其外"，或"先治其外而后调其内"；或"病在上，取之下"，或"病在下，取之上"等。

（3）掌握标本治法的重要性："知逆与从，正行无问，知标本者，万举万当，不知标本，是谓妄行。"

（三）药物治法的运用要点

1. 掌握药物：五味的性能和功用

（1）性能："辛甘发散为阳，酸苦涌泄为阴，咸味涌泄为阴，淡味渗泄为阳。""夫五味入胃，各归所喜，故酸先入肝，苦先入心，甘先入脾，辛先入肺，咸先入肾。"说明药物五味不同，而属性作用亦各异。

（2）功用："六者或收或散，或缓或急，或燥或润，或软或坚""久而增气，物化之常也；气增而久，夭之由也。"说明五味各有其具体功用，具有利与害的双重性，运用时必须"以其所利而行之"。

2. 药物与食物配合运用

"有毒无毒，固宜常制矣。大毒治病十去其六，常毒治病十去其七，小毒治病十去其八，无毒治病十去其九，谷肉果菜，食养尽之，无使过之，伤其正也。"强调药物治疗应有一定的限度，应配合食疗，方可达到"无使过之，伤其正也"的要求。

3. 选择适合病情的服药方法

"治热以寒，温而行之；治寒以热，凉而行之；治温以清，冷而行之；治清以温，热而行之。"

（四）针刺疗法的运用要点

1. 端正态度，掌握操作要领

"持针之道，欲端以正，安以静。……左手执骨，右手循之，无与肉果；泻欲端以正，补必闭肤。"

2. 根据病情施行补泻

"凡用针者""先知虚实，而行疾徐""虚则实之，满则泄之，宛陈则除之，邪胜则虚之。……徐而疾则实，疾而徐则虚"。

3. 疏导经气，调整阴阳

"故善用针者，从阴引阳，从阳引阴，以右治左，以左治右"，即是此意。

（五）方剂的组合法度

方剂虽有大小之分，但君臣佐使是组方的基本原则。"君一臣二，制之小也；君一臣三佐五，制之中也；君一臣三佐九，制之大也。""主病之谓君，佐君之谓臣，应臣之谓使。"

（六）孕妇患病的用药原则

"有故无殒，亦无殒也。""大积大聚，其可犯也，衰其大半而止，过者死。"

（七）其他疗法举例

1. 精神疗法

本章仅研究了对患者进行说服开导的方法，即"告之以其败，语之以其善，导之以其所便，开之以其所苦"。

2. 气功疗法（导引）

本章仅举例说明了肾病的养气还精法。其方法是"闭气不息七遍，以引颈咽气顺之，如咽甚硬物，如此七遍后，饵舌下津令无数"。